R.C. Bittner   K. Hazim   K. Helmig

CT, EBT, MRT und Angiographie

W0086821

R.C. Bittner   K. Hazim   K. Helmig

CT, EBT, MRT und Angiographie

Radiologische Untersuchungstechnik
für MTAR und Ärzte

Mit einem Geleitwort von Prof. Dr. Dr. h.c. R. Felix

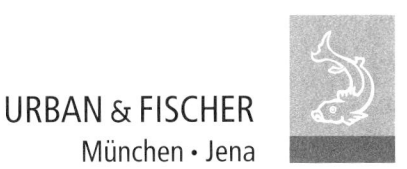

URBAN & FISCHER
München · Jena

Zuschriften und Kritik an:
Urban & Fischer, Lektorat Fachberufe, Karlstraße 45, 80333 München

Dr. med. Roland C. Bittner, Khaled Hazim, Klaus Helmig
Charité – Universitätsklinikum
der Humboldt-Universität zu Berlin
Campus Virchow-Klinikum
Strahlenklinik und Poliklinik
Augustenburger Platz 1
13353 Berlin

Wichtiger Hinweis für den Benutzer

Die Erkenntnisse in der Medizin unterliegen laufendem Wandel durch Forschung und klinische Erfahrungen. Die Autoren dieses Werkes haben große Sorgfalt darauf verwendet, dass die in diesem Werk gemachten therapeutischen Angaben (insbesondere hinsichtlich Indikation, Dosierung und unerwünschten Wirkungen) dem derzeitigen Wissensstand entsprechen. Das entbindet den Nutzer dieses Werkes aber nicht von der Verpflichtung, anhand der Beipackzettel zu verschreibender Präparate zu überprüfen, ob die dort gemachten Angaben von denen in diesem Buch abweichen und seine Verordnung in eigener Verantwortung zu treffen.

Wie allgemein üblich wurden Warenzeichen bzw. Namen (z. B. bei Pharmapräparaten) nicht besonders gekennzeichnet.

Bibliografische Information Der Deutschen Bibliothek

Die Deutsche Bibliothek verzeichnet diese Publikation in der Deutschen Nationalbibliografie; detaillierte bibliografische Daten sind im Internet über http://dnb.ddb.de abrufbar.

Um den Textfluss nicht zu stören, wurde bei Patienten und Berufsbezeichnungen die grammatikalisch maskuline Form gewählt. Selbstverständlich sind in diesen Fällen immer Frauen und Männer gemeint.

Projektmanagement: Christiane Tietze
Redaktion: Raphaela Kelemen
Herstellung: Hildegard Graf
Satz: klartext, Heidelberg
Druck: Druckerei Appl, Wemding
Fotos: Geräteabbildungen mit freundlicher Genehmigung der Firma GE Medical Systems Deutschland GmbH & Co. KG
Umschlaggestaltung: Spiesz-Design, Neu-Ulm
Titelfotografie: Mit freundlicher Genehmigung der Firma GE Medical Systems Deutschland GmbH & Co. KG

Printed in Germany

ISBN 3-437-46000-5

Aktuelle Informationen finden Sie im Internet unter http://www.urbanfischer.de

Geleitwort

Die Autoren Bittner, Hazim und Helmig haben es geschafft, für die Schnittbildverfahren CT, EBT und MRT sowie für die Angiographie eine radiologische „Rezeptsammlung" in Buchform zu gießen, die dem letzten Stand der Technik entspricht. Dabei ist es ihnen gelungen, aus einer geradezu unüberschaubaren Menge an MRT-Sequenzen, Einstelltechniken, Angiographie-Untersuchungsstrategien und CT-Protokollen diejenigen herauszusuchen und zusammenzustellen, die praktisch unabhängig von dem jeweiligen Hersteller des Untersuchungssystems ein adäquates Untersuchungsergebnis ermöglichen. Insbesondere für die MRT-Untersuchungen gilt heute leider, dass praktisch jede einzelne Klinik ihre eigenen organbezogenen Protokolle hat, die zum Teil erheblich differieren. Im Interesse einer Qualitätssicherung in der Radiologie und unter Bezug auf die gesetzlichen Vorgaben ist es jedoch absolut notwendig, eine gewisse Vereinheitlichung von organbezogenen Untersuchungsprotokollen im Sinne von Leitlinien insbesondere für die Schnittbildverfahren anzustreben. Hierzu haben die drei Autoren mit ihrem Werk einen wesentlichen Beitrag geleistet.

Dieses Buch wendet sich ohne Bevorzugung gleichermaßen an alle Mitarbeiter in der Radiologie, an medizinisch-technisches wie ärztliches Personal. Dabei ist besonderer Wert auf leicht verständliche und überschaubare Präsentation gelegt worden, die auch im Notfall eine schnelle Übernahme bzw. Adaption von Untersuchungsprotokollen ermöglicht. Besonderer Wert wurde auf die adäquate Aufklärung des Patienten und die Vorbereitung der Untersuchung gelegt. Es hat sich gezeigt, dass hier bereits im Vorfeld wesentliche Fehler durch adäquates Vorgehen vermieden werden können.

Im deutschsprachigen Raum gibt es derzeit kein vergleichbares aktuelles Werk, das Protokolle für die neuen Mehrzeilen-CT-Systeme und für die Elektronenstrahl-CT (EBT) beinhaltet. Es kann nicht die eigene praktische Erfahrung ersetzen, kann den Erwerb derselben jedoch unterstützen und wird sicher in schwierigen Situationen Entscheidungshilfe leisten können.

Ich wünsche dem Werk eine freudige Aufnahme bei allen Mitarbeitern in der Radiologie und einen dem Leitfaden Radiologie vergleichbar großen Erfolg.

Berlin, im Januar 2003   Roland Felix

Vorwort der Autoren

Die geradezu atemberaubende und unüberschaubare Entwicklung in der Schnittbilddiagnostik lässt viele medizinisch-technische und ärztliche Kollegen in der Radiologie in eine gewisse Lähmung verfallen, die sie nicht selten „hoffnungslos" zurückbleiben lässt. Es ist fast unmöglich, sich hinsichtlich der Untersuchungstechnik in allen radiologischen Organuntersuchungen auf dem letzten Stand zu halten. Insbesondere unter dem Eindruck der sich praktisch parallel zu diesem Buch etablierenden Technik der Mehrzeilen-CT haben wir daher versucht, unseren Erfahrungsschatz sowie den anderer Kollegen, das Wissen und die Erfahrung von vielen Firmentechnikern sowie die Erkenntnisse aktueller Publikationen zu einer Art „Kochbuch" in Taschenbuchformat zusammenzufassen. Viele Kollegen haben uns dazu ermuntert. Die hier aufgeführten Untersuchungsprotokolle sowie die allgemeinen Kommentare ermöglichen weitestgehend hersteller- bzw. systemunabhängig jeweils adäquate Organuntersuchungen eines Patienten in den Schnittbildverfahren CT, EBT und MRT sowie in der Angiographie.

Die Leser und Nutzer dieses Werkes sind gebeten und ermuntert, uns ihre Kritik, Anregungen, Kommentare und Verbesserungsvorschläge mitzuteilen.

Die Fertigstellung dieses Werkes wäre nicht möglich gewesen ohne die intensive Unterstützung durch unsere Kolleginnen und Kollegen. Stellvertretend für alle anderen möchten wir hier insbesondere Frau Silvia Fölz, Herrn Andreas Thomas und Frau cand. med. Alexandra Miersch danken, die sich zusammen mit uns im wahrsten Sinne des Wortes die „Nächte um die Ohren geschlagen" haben. Unser Dank gilt auch Frau Tietze und Frau Graf vom Verlag Urban & Fischer, die den Entstehungsprozess dieses Buches durch alle Höhen und Tiefen verständnisvoll, geduldig und konstruktiv unterstützend begleitet haben.

Berlin, im Januar 2003

Dr. med. R.C. Bittner
K. Hazim
K. Helmig
Charité – Universitätsklinikum
der Humboldt-Universität zu Berlin
Campus Virchow-Klinikum
Strahlenklinik und Poliklinik
Augustenburger Platz 1
13353 Berlin

Inhaltsverzeichnis

4
Angiographie 311

Kurze Nutzer-Einführung/ Gebrauchsanweisung

- Wir haben uns für eine Darstellung im Querformat entschieden, weil nur so die Lesbarkeit eines „Vorganges" auf einer Doppelseite realisierbar ist, ohne das Taschenbuchformat aufgeben oder ausgiebig blättern zu müssen.
- Die Untersuchungsparameter für alle Verfahren und Organregionen sind so ausgewählt, dass eine Anwendbarkeit auf allen gängigen Systemen der verschiedenen Hersteller möglich sein sollte.
- Das entbindet die Anwender, die sich auf unsere Untersuchungsprotokolle beziehen, nicht, im Einzelfalle auch erhebliche Parameter-Veränderungen in Absprache mit dem untersuchenden Radiologen vorzunehmen.
- **Fettgedrucktes** in den Texten und den Tabellen bedeutet: „wichtig"!
- In Klammern „(…)" Gesetztes bedeutet: Kann hilfreich sein, ist aber nicht unbedingt notwendig!

CT/EBT

- Die Unterteilung der CT-Untersuchungstechnik-Tabellen in „Einzeilen-CT" und „Mehrzeilen-CT" war notwendig wegen der sich sonst einstellenden Unübersichtlichkeit einer Einzeltabelle.
- Ein CT mehrerer Organe/Körperregionen innerhalb einer Untersuchung (Kapitel 1.10) kann suffizient nur mittels Mehrzeilen-Geräten durchgeführt werden. Bei Einzeilen-Geräten sollten die jeweiligen Organprotokolle hintereinander „abgearbeitet" werden.
- Je nach Hersteller sind Detektortyp sowie Rotationsgeschwindigkeit der Röhre unterschiedlich und bewirken differierende Scan-Zeiten sowie Schichtdicken bzw. Tischvorschübe. Deshalb die durch Schrägstrich (/) bzw. Bindestrich geteilten Angaben in den Tabellen.
- Der Start einer Untersuchung zu einem bestimmten Zeitpunkt nach KM-Gabe kann entweder zu einer vorher festgelegten Verzögerungszeit (**scan-delay**, z. B. 18 s) nach oder ohne Ermittlung eines **Flow-Peak** erfolgen oder zu dem Zeitpunkt, an dem die KM-Anreicherung in einem vorab gewählten Gefäß eine bestimmte vorgewählte Dichte erreicht (**Bolus-Tracking, smart prep, Care bolus** etc.). Beide Vorgehensweisen sind als **Alternativen zur jeweils anderen** anzusehen und nur **eine davon vorab** auszuwählen!
- Für EBT (EBCT)-Untersuchungen sind ausschließlich Herz-Fragestellungen protokolliert, andere Untersuchungen werden auch in aller Regel nicht durchgeführt.

MRT

- Die MRT-Sequenz-Parameter sind bereits auf Abteilungsebene sehr unterschiedlich, hier stand die breite Anwendbarkeit auf verschiedenen Systemen diverser Hersteller bei der Auswahl ganz im Vordergrund. Bei der ggf. notwendigen Modifikation der Parameter sollte vor allem darauf geachtet werden, dass die Wichtung der Sequenz stimmt!
- Kein Eintrag in der Zeile Flipwinkel bedeutet: **üblicher 90°-Winkel!**
- „Atemhalt" bedeutet: MRT-Sequenz in Atemanhalte-Technik (Inspiration!)
- Die Termini **Turbofaktor (TF)** und **Echo Train Length (ETL)** werden synonym bzw. gleichwertig verwendet.
- Die **Sättigung(en)** ist (sind) in die Sequenzeinstellungs-Abbildungen **transparent-rot** eingearbeitet.

Angio

- Bildserie mit mehr als einer Zahlenangabe: Serie-Beginn x Sekunden mit y Bildern/s (erste Zahlen), Serien-Fortsetzung über y Sekunden mit z Bildern/s (zweite Zahlen), usw.
- Angiographien können aus mehreren Einzeluntersuchungen bestehen, die selektiv aufgelistet sind, aber direkt hintereinander innerhalb einer Untersuchung durchgeführt werden.

Wir wünschen ein gutes Gelingen!

Vermeidung, Prophylaxe und Behandlung von KM-Zwischenfällen

(Empfehlung!, Änderungen möglich, Irrtum vorbehalten)

- Ausführliche KM-/Risikoanamnese vor der Untersuchung zwingend!
- Ausführliche, verständliche, schriftliche und mündliche Aufklärung des Patienten bzw. seiner/seines Erziehungsberechtigten über KM-Risiken in adäquatem zeitlichen Abstand zur Untersuchung rechtlich vorgeschrieben. Handschriftliche Ergänzungen des Aufklärungsbogens durch den aufklärenden *Arzt* gelten u. U. juristisch als Aufklärungsnachweis!
- Schriftliches Einverständnis des Patienten bzw. seiner/seines Erziehungsberechtigten! Ausnahme: nicht kooperationsfähiger Patient/Notfall, stellvertretend schriftliches Einverständnis des zuweisenden/betreuenden Arztes (nur im Ausnahmefall der Untersucher!).
- Bei Kindern unter 16 Jahren schriftliches Einverständnis beider anwesenden Erziehungsberechtigten bzw. schriftliches Einverständnis eines anwesenden Erziehungsberechtigten (gegebenenfalls für beide!). Ausnahme: Notfall, stellvertretend schriftliches Einverständnis des zuweisenden/betreuenden Arztes (nur im Ausnahmefall der Untersucher!).

Risikopotenzialabschätzung

Kinder bzw. > 65. Lebensjahr, Schilddrüsenerkrankung, Nierenfunktionsstörung, Paraproteinämie, schwerer Hypertonus, kardiopulmonale Erkrankung, Leberinsuffizienz, Diabetes mellitus, bekannte Allergie, Heuschnupfen, Asthma, bekannte leichte Unverträglichkeitsreaktion bei vorheriger KM-Gabe, anamnestisch schwere Unverträglichkeitsreaktion, Interleukin-II-Therapie!

Immer nichtionisches KM! Bei Kindern bzw. bei Patienten über 65 Lebensjahre geringstmögliche Menge. Risikopotenzial bestimmen/ausschließen. **Vor der Untersuchung immer peripheren großlumigen venösen Zugang legen!**

Vorliegende Laborwerte bzw. empfohlene Diagnostik vor Applikation von jodhaltigem KM: TSH-basal und Schilddrüsenhormone T_4 (+ T_3).

Schilddrüsenerkrankung/-überfunktion und jodhaltiges KM

- Bei Notfällen und Verdacht auf Schilddrüsenerkrankung **ca. 30 min vor** KM-Gabe 40 Tropfen (ca. 800 mg) Perchlorat (Irenat), **nach 2 bis 4 Stunden** weitere 25 Tropfen (ca. 500 mg), **danach über eine Woche** 3×15 Tropfen/Tag (3×300 mg).
- Bei latenter Hyperthyreose (peripher euthyreot, TSH-basal supprimiert) **2 bis 4 Stunden vor** KM-Gabe 25 Tropfen (ca. 500 mg) Perchlorat (Irenat), **nach 2 bis 4 Stunden** weitere 25 Tropfen (ca. 500 mg), weiterhin über eine Woche 3×15 Tropfen/Tag.
- **Bei manifester Hyperthyreose KM-Gabe nur bei vitaler Indikation! 2 bis 4 Stunden vor** KM-Gabe 25 Tropfen (ca. 500 mg) Perchlorat (Irenat) + **40 mg Thiamazol, nach 2 bis 4 Stunden** weitere 25 Tropfen (ca. 500 mg), weiterhin über eine Woche bis 10 Tage 3×15 Tropfen/Tag + **40 mg Thiamazol/Tag.** Zusätzlich engmaschige klinische Kontrolle und Kontrolle der Laborwerte notwendig!

Nierenerkrankung und jodhaltiges KM

Bei Kreatinin > 1,3 mg/dl eventuell KM-unterstütztes MRT erwägen. Bei bekannter Niereninsuffizienz und Kreatinin > 1,5 mg/dl über 24 Stunden 5 Liter Hydrierung, soweit kardial vertretbar. Nach KM-Gabe forcierte Diurese, gegebenenfalls Dialyse/Plasmapherese organisieren.

Nierenerkrankung und Gd-haltiges KM

KM-Gabe bis Kreatininwerte um 3 mg/dl problemlos, darüber Reduktion auf geringstmögliche Menge. Bei bekannter dekompensierter Niereninsuffizienz und Kreatinin > 3 mg/dl über 24 Stunden 5 Liter Hydrierung, soweit kardial vertretbar. Nach KM-Gabe forcierte Diurese, gegebenenfalls Dialyse/Plasmapherese organisieren.

Prophylaxe bei Allergieanamnese ohne bekannte KM-Unverträglichkeit

Körpergewicht/Alter	H1-Antagonist (z.B.: Fenistil)	H2-Antagonist (z.B.: Tagamet)
Kinder, 1.–8. Lebensjahr	bis 16 Tropfen peroral	–
Kinder > 8. Lebensjahr/< 45 kg	1 Amp./4 mg	1 Amp./200 mg
45–90 kg	2 Amp./8 mg	2 Amp./400 mg
> 90 kg	3 Amp./12 mg	3 Amp./600 mg

→ i.v. Infusion beider Substanzen in 50 ml physiologischer NaCl über 3 bis 5 min!
→ KM-Gabe frühestens nach 15 min, besser erst nach 30 min beginnen!
→ Cave! Sedationseffekt des H1-Antagonisten!

Bekannte KM-Unverträglichkeit

KM-Gabe nur bei vitaler Indikation!
Gegebenenfalls Absicherung durch verantwortlichen Chefarzt bzw. Oberarzt/Hintergrunddienst! Obligat H_1- und H_2-Antagonisten-Infusion, zusätzlich obligat i.v Fortecortin (mono) 40 mg 15 bis 30 min vor KM-Gabe. Anästhesiebereitschaft, Notfallausrüstung bereitstellen!

Komplikationen

Behandlung der KM-Reaktion ohne Kreislaufreaktion:
Leichte Unverträglichkeitsreaktion: Unruhe, Übelkeit, Erbrechen, Hustenreiz, Gähnen, Niesen, Hitzegefühl, Juckreiz, Lidödem, Urtikaria, Rötung und Ödem von Haut/Schleimhaut.

Frühzeitig Hilfe holen, um z. B. bei beginnendem Larynxödem intubieren zu lassen!

Allgemeinmaßnahmen: Sauerstoffgabe (3–6 l/min, bei Bewusstseinstrübung ggf. Atemwege freihalten (Güdel-Tubus, Wendel-Tubus), großlumigen Zugang legen (sollte bereits vor der KM-Gabe geschehen, bei Schock peripherer Zugang oft nicht mehr möglich), Volumengabe (z. B. Hydroxyäthylstärke). Medikamente: H_1- und H_2 -Rezeptorantagonisten, Kortikosteroide hochdosiert (z. B. i.v. Fortecortin mono 40 mg). Kreislauf überwachen (EKG ableiten/Blutdruckkontrolle).

Behandlung der anaphylaktischen KM-Reaktion mit Hypotonie und Dyspnoe

Angstgefühl, Schweißausbruch, Blässe, Schüttelfrost, Rückenschmerz, generalisiertes Exanthem, Dyspnoe, Bronchospasmus, Asthmaanfall, Glottisödem, Tachykardie, RR-Abfall, Bewusstlosigkeit, Krampfanfälle, zentrale Pulse nicht tastbar.

Sofort (!) Notfallmaßnahmen einleiten, Reanimationsteam/Anästhesie/Intensivmedizin anfordern!

* Atemwege freihalten
* Adrenalin fraktioniert i.v. (z. B. 10 μg Boli, ggf. erhöhen)
* Forciert Volumen geben über großlumigen Zugang, ggf. zentralen Venenkatheter legen lassen
* Maskenbeatmung, ggf. Intubation
* Bei Bronchospasmus Theophyllin (2 mg/kg KG)

Bei Herz-Kreislauf-Stillstand: immer sofort Hilfe holen lassen!

* Kardiopulmonale Reanimation
* Beatmung, zügige Intubation
* 1 mg Adrenalin i.v. (oder 2–3 mg endotracheal) alle 3–5 Minuten
* Bei Kammerflimmern oder pulsloser ventrikulärer Tachykardie → Defibrillation
* Forcierte Volumengabe!

Empfohlen wird, dass in Reanimatologie unerfahrene Ärzte sich auf Maskenbeatmung (mit Sauerstoff) und Herzdruckmassage beschränken und nicht intubieren sollen, medikamentöse Therapie natürlich in jedem Fall.

1 CT

1.0 CT: Allgemeines, Wichtiges, Patientenvorbereitung und -aufklärung

Aufklärung

- Indikationsstellung durch Radiologen überprüfen lassen (Strahlenschutz!)
- Optimale Patientenmitarbeit ist die halbe Untersuchung! Deshalb ausführliche Aufklärung des Patienten über Kontrastmittelgabe und Untersuchungsmethode einschließlich möglicher Komplikationen sowie Verhalten während der Untersuchung!
- Sorgfältige Dokumentation von Anamnese und Aufklärung durch Arzt mit handschriftlichen Notizen und Unterschrift der Einverständniserklärung durch Patient bzw. bei Kindern durch (beide!) Erziehungsberechtigten/Vormund und jeweils den untersuchenden Arzt!
- Keine Delegierung von Aufklärungsgesprächen durch den Arzt an nichtärztliches Personal, juristisch problematisch!
- Den Patienten nochmals nach eventuellen Unklarheiten befragen.

Patientenvorbereitung

- Bei klaustrophoben Patienten eventuell zunächst „Testlauf". Eventuell nach Rücksprache mit behandelndem Arzt leichte Sedierung (Pulsoxymeter-Überwachung).
- Patient sollte nicht direkt vor dem KM-CT eine größere Mahlzeit eingenommen haben, am besten Nahrungskarenz von mindestens 2–3 Stunden (Ausnahmen: Notfall-CT). Medikamente sollen natürlich eingenommen werden, z. B. Insulin, Betablocker, Blutdrucksenker o. ä.
- *Unverzichtbare Laborwerte vor* Untersuchungsbeginn: aktuelles Kreatinin im Serum, Schilddrüsenhormone (mindestens TSH basal, zusätzlich T4 sinnvoll). Bei geplanter CT-gesteuerter Intervention (Punktion, Biopsie, Drainage o. ä.) Gerinnungsparameter notwendig (TPZ, PTT, Thrombozyten). *Ausnahme: Notfallpatient!*
- Bei Patienten mit eingeschränkter Nierenfunktion (Kreatinin im Serum > 1,2 mg/100 ml) abhängig von der Indikation zur KM-Gabe. Rücksprache mit Zuweiser und eventuell über 12 Stunden Patientenvorbereitung für Nierenschutz mit Volumengabe und medikamentös. Bei Patienten mit Nierenversagen, terminaler Niereninsuffizienz und bei Dialyse-Patienten Terminabsprache mit Zuweiser bezüglich eventueller Dialyse nach KM-CT. Bei bekannter Schilddrüsenüberfunktion und/oder Schilddrüsenautonomie besondere Vorsicht vor KM-Gabe. Blockierung bzw. Supprimierung der Schilddrüse(nfunktion) meist notwendig vor der Untersuchung (siehe Seite X–XI)!
- Alle mobilisierbaren, insbesondere metallischen Fremdkörper im Untersuchungsbereich entfernen: Halsketten, Brille, Hörgeräte, Ohrringe, Zahnprothesen, Piercingschmuck (auch Zunge/Mamille/Nabel usw.), Epithesen, Prothesen, Haarklammern, Kämme, Perücken u. ä.). Störende (EKG-) Kabel umsetzen.
- Patient möglichst weitgehend (zumindest im zu untersuchenden Bereich) entkleiden, eventuell OP-Hemd/Kittel *ohne* Metallknöpfe anbieten. Bequeme Rückenbzw. Bauchlage, Kopf in Schaumstoffschale oder unterpolstern, Arme seitlich eng am Körper oder über Kopf. Optimale Lagerung des Patienten ist Voraussetzung für Ruhigliegen und beste Bildqualität. Unterpolsterung, wo es helfen kann (Hals/Nacken/Schulter, Rücken, Knie, Fersen).
- Fixierung leicht beweglicher Körperteile im Untersuchungsbereich empfohlen.
- Gonadenschutz anlegen.
- I.v.-Zugang an Arm/Hand legen, falls nicht vorhanden.
- KM-Injektor: KM aufziehen, entlüften, anschließen, programmieren.
- Während der KM-Injektion Patientenmonitoring durch Arzt, damit im Fall einer KM-Reaktion/Fehlinjektion sofort interveniert werden kann.

Untersuchung

- Exakte symmetrische Einstellung zur Körperachse (mit Laserkreuz kontrollieren) vermeidet zeitaufwendige Lagekorrektur nach Referenzscan.
- Falls möglich, immer Augen(linsen) aus dem Untersuchungsbereich aussparen!
- Suche nach Entzündungsherden: Scan-Beginn ca. 2 min nach Infusionsbeginn, damit pathologische Veränderungen KM aufnehmen können.
- KM-Tropfinfusion *(eigentlich obsolet!)*: Scan-Beginn direkt nach Infusionsende.
- Bei (Intensivpflege-)Patienten mit zentralem Venenkatheter KM-Gabe *mit hoher Flussgeschwindigkeit nicht über 3-Wege-Hahn injizieren!* 3-Wege-Hahn entfernen, Direktanschluss oder anderer/neuer venöser Zugang!
- Kopfuntersuchungen: kraniale Schicht in der Kalotte bei Kopfuntersuchung im Knochenfenster abbilden. Mastoid bei Verdacht auf Mastoiditis/Meningitis vollständig abbilden.
- Zur Vermeidung von Aufhärtungsartefakten in der Felsenbeinregion: VAR-Scans (zwei 2-mm-Schichten addiert zu einer 4-mm-Schicht) bei Single-Slice-CT.
- Streifenartefakte in der hinteren Schädelgrube möglich (im Topogramm schlecht erkennbar). Kontrolle mit Lichtvisier.

KM-Zwischenfall

- Kontrastmittelzufuhr stoppen.
- Arzt informieren.
- Patient aus dem Gerät herausfahren.
- Vorgehen je nach Schwere der Symptomatik in Absprache mit Arzt vor Ort, ggf. Reanimationsteam/Notarzt/Intensivmedizin benachrichtigen (siehe Seite X–XI).

Nachsorge

- *Interventionelle CT:* Untersuchungsprotokoll und Kurzbefund mit auf die Station geben. Patient soll mindestens eine Stunde nach der Untersuchung auf der Station/in der Abteilung in kürzeren Abständen kontrolliert werden (Blutung, Verbandkontrolle, septischer Schock, Blutdruck-Kontrolle, Pneumothorax).

Kinder-CT: Besonderheiten

- Bei Kindern ärztliches Vorgespräch *einen Tag vor der Untersuchung* mit allen Erziehungsberechtigten anstreben, eventuell Untersuchungsraum zeigen.
- Kinder vor der Untersuchung zur Toilette bringen/ lassen (schicken).
- Bei ängstlichen Kindern eventuell Topogramm von Teddy oder Puppe machen, kann Angst nehmen.
- KM-Gabe bei Kindern analog zu Erwachsenen (bis ca. 4 ml/kg KG), jedoch flow reduzieren bei kleinen Kindern und Säuglingen (0,2–0,5 ml/s).
- Stillende Mütter sollten nach KM-Gabe eine Stillpause von mindestens 24 Stunden einhalten und die Muttermilch verwerfen (eventuell Vorrat *vorher* abpumpen lassen!).

Flow-Peak Bestimmung

- **Methodik:** 20 bis 40 ml jodhaltiges Kontrastmittel mit einer Flussgeschwindigkeit von 4ml/s mittels KM-Injektor applizieren. In der Untersuchungsregion in definierten Zeitabständen dynamisch (ohne Tischvorschub) scannen.
- **Zeitmuster:** z. B. 0, 10, 13, 16, 19, 22, 25, 28, 31, 34, 37, 40, 43, 46, 49, 52, 55, 60, 65, 70 Sekunden nach KM-Applikation (20 Scans).
- **Auswertung:** dynamische Serie laden, ROI in ein Gefäß oder in ein Organ legen.

- **Ergebnis:** Dichteverlauf, deren Scheitelpunkt den Zeitpunkt der maximalen Kontrastierung wiedergibt. Entspricht etwa der Startverzögerung (delay) bei KM-Untersuchungen.

Bolus-Tracking/smart prep/Care Bolus

- **Methodik:** Referenzscan in der Startregion des zuvor definierten Untersuchungsgebiets erstellen. ROI(s) in ein Gefäß oder ein Organ legen.
- **Zeitmuster für Monitoring-Scan-Phase planen:** z. B. 10 s delay, dann nach KM-Start alle 3 s ein Scan.
- Schwellenwert für Scan-Phase festlegen: z. B. 50 HE.
- **Zu applizierende KM-Menge berechnen:** abhängig von Scan-Dauer und Flussgeschwindigkeit. Monitoring-Scan-Phase und KM-Injektor parallel starten. Bei Erreichen des Schwellenwertes automatischer oder manueller Scan-Start.
- **Ergebnis:** optimale KM-Anreicherung in der Untersuchungsregion.

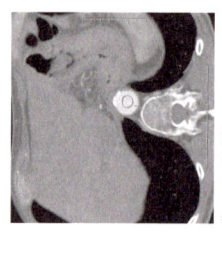

flow-peak-Messung, Einstellung

Antetorsionswinkel

Linie durch das Zentrum des größten Querschnitts Femurkopf + Mitte größter Querschnitt Femurhals legen. Weitere Linie kortikal dorsal an Femurkondylen legen. Bei Übereinander-Projektion entsteht der Antetorsionswinkel (immer Seitenvergleich!).

Tibiatorsionswinkel

Linie an Femurkondylen kortikal dorsal legen (Tibiakopfhinterrand weniger gut geeignet). Weitere Linie durch Zentrum distale Fibula + Zentrum distale Tibia direkt oberhalb OSG-Spalt. Bei Übereinander-Projektion entsteht der Tibiatorsionswinkel (immer Seitenvergleich!).

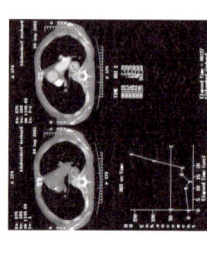

Bolus-Tracking

MIP (Maximale Intensitäts-Projektion)

3D-Darstellung. Es wird nur der maximale HE-Wert in Projektionsrichtung dargestellt. Digitales Archivieren, Ausdruck und Video möglich.

MinMIP (Minimale Intensitäts-Projektion)

3D-Darstellung. Es wird nur der minimale HE-Wert in Projektionsrichtung dargestellt. Digitales Archivieren, Ausdruck und Video möglich.

VRT (Volume-Rendering-Technik)

3D-Darstellung mit der Möglichkeit, HE-Bereiche ein- und auszublenden, HE-Bereiche mit unterschiedlicher Durchscheinbarkeit (Opazität) und frei wählbaren Farben zu versehen, frei im Raum zu drehen, Teilbereiche wegzuschneiden und Lichtquellen mit Schattengebung einzusetzen. Digitales Archivieren, Ausdruck und Video möglich.

3D-Darstellung
3-Dimensionale Darstellung. Nur die HE-Werte der Oberfläche kommen zur Darstellung, darunter liegende Werte werden nicht dargestellt. Digitales Archivieren, Ausdruck und Video möglich.

Vessel Analysis
Benötigt KM-angereicherte Scans. Gefäßabschnitte können identifiziert, benannt, vermessen und 2- bzw. 3-dimensional dargestellt werden. Digitales Archivieren, Ausdruck und Video möglich.

Virtuelle Endoskopie (Fly-Mode)
Luft- und kontrastmittelgefüllte Regionen (z. B. Trachea, Kolon, Gefäße) können mittels virtueller Kamera durchflogen werden, Einzelbilder können archiviert, ausgedruckt oder der komplette Flug als Video digital aufgenommen werden.

Osteodensitometrie
Kaliumhydroxidapatid-Referenzblock und Referenzdatenbank der Software werden zur Auswertung der Knochendichte benötigt. Ergebnisausgabe erfolgt durch Standardabweichung für Geschlecht und Alter, in graphischer Form.

Dental-CT
Hardcopy-Segmentgröße im 6er-Format ausmessen (z. B. 13,5 cm Kantenlänge = Field-size: 135) und ins Dentalprogramm eintragen, damit 1 mm im Original gleich 1 mm im Filmsegment entspricht.

Notfallpatienten/Polytrauma
Bei stark blutenden Patienten empfiehlt es sich, aus hygienischen Gründen die Gantryöffnung mit Folie abzudecken, um das Eindringen von Blut in das CT-Gerät zu vermeiden.

Blasenkatheter in der Regel vor der Untersuchung abklemmen

1.0

1.1.1 CT-Untersuchung: Kopf – Standard

Fragestellung

Nativ: unklare Kopfschmerzen, Hirninfarkt, Hirndruck, Verkalkungen, Hirnblutung, Hydrozephalus, SAB
KM: Tumor, Metastasen, Raumforderung, Gefäßprozess, Hirnabszess, Enzephalitis, Meningitis

Vorbereitung und Lagerung

Gonadenschutz! Alle Fremdkörper im Untersuchungsbereich entfernen.

Bequeme Rückenlage, Kopf in Kopfschale (Abb. 1), Schultern bis an die Kante der Kopfschale, beidseitig mit Kopfpolster fixieren, Arme seitlich am Körper oder über der Brust, Kinnspitze zur Brust ziehen. Exakte symmetrische Einstellung zur Körperachse, mit Fadenkreuz kontrollieren, ggf. Korrektur nach Referenzscan.

KM-Gabe: großlumigen i.v. Zugang legen (lassen), Injektor anschließen.

Untersuchungsbereich

Schädelbasis: Foramen magnum bis Felsenbeinoberrand   Fensterlage Width/Center: ca. 190/35
Cerebrum: Anschluss Felsenbein bis Kalottendach   Fensterlage Width/Center: ca. 100/35

Wichtiges, Tipps & Tricks

- Augen aus dem Untersuchungsbereich aussparen!
- Kraniale Schicht in der Kalotte im Knochenfenster abbilden, Mastoid bei Verdacht auf Meningitis vollständig abbilden.
- Zur Vermeidung von Aufhärtungsartefakten in der Felsenbeinregion: VAR-Scans bei Single-Slice-CT.
- Streifenartefakte in der hinteren Schädelgrube durch Feststellhebel der Kopfschale möglich.

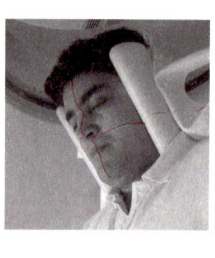

1 Lagerung

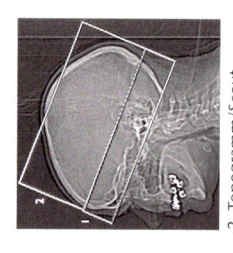

2 Topogramm/Scout

Weitere Hilfe siehe Seite 2–5

1.1.1 Einzeilen-CT

	Phase	Scan Art	Slice (mm)	Table speed (mm)	Time (s)	kV	mA	Kernel	KM Delay (s)	Post-processing
1		Topo lat	2			120	100	Std		
2		Referenz-scan	4/5		1	140	300	Std		zentrieren
3	nativ	Axial/Sequenz	4/5	4/5	1	140	300	Std		
4	nativ	Axial/Sequenz	8	8	1	140	250	Std		
KM-Gabe	KM (ml) 100 flow (ml/s) 1,0									
5	post KM	Axial/Sequenz	4/5	4/5	1	140	300	Std	120–180	
6	post KM	Axial/Sequenz	8	8	1	140	250	Std	120–180	

1.1.1 Mehrzeilen-CT

	Phase	Scan Art	Slice (mm)	Table speed (mm)	Time (s)	kV	mA	Kernel	KM Delay (s)	Post-processing
1		Topo lat	2			120	10/100	Std		
2	nativ	Axial/Sequenz	4/5	4/10	1	120	260	Std		
3	nativ	Axial/Sequenz	8	16	1	120	260	Std		
KM-Gabe	KM (ml) 100 flow (ml/s) 1,0									
4	post KM	Axial/Sequenz	4/5	4/10	1	120	260	Std	120–180	
5	post KM	Axial/Sequenz	8	16	1	120	260	Std	120–180	

1.1.2 CT-Untersuchung: Kopf – Trauma

Fragestellung

Nativ: Fraktur, Schädelbasisfraktur, Hirnblutung, SAB, Fremdkörper

Vorbereitung und Lagerung

Gonadenschutz! Alle Fremdkörper im Untersuchungsbereich entfernen.
Bequeme Rückenlage, Kopf in Kopfschale (Abb. 1), Schultern bis an die Kante der Kopfschale, beidseitig mit Kopfpolster fixieren, Arme seitlich am Körper oder über der Brust, Kinnspitze zur Brust ziehen. Exakte symmetrische Einstellung zur Körperachse mit Fadenkreuz kontrollieren, ggf. Korrektur nach Referenzscan.

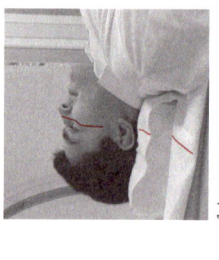

1 Lagerung

Untersuchungsbereich

Schädelbasis: Foramen magnum bis Felsenbeinoberrand   Fensterlage Width/Center: ca. 190/35
Cerebrum: Anschluss Felsenbein bis Kalottendach   Fensterlage Width/Center: ca. 110/35

Wichtiges, Tipps & Tricks

- Normalerweise keine KM-Applikation notwendig.
- Zusätzlich komplette Untersuchung im Knochenfenster abbilden. Fensterlage Width/Center: ca. 3500/500.
- Zur Vermeidung von Aufhärtungsartefakten in der Felsenbeinregion: VAR-Scans bei Single-Slice-CT.
- Streifenartefakte in der hinteren Schädelgrube durch Feststellhebel der Kopfschale möglich.

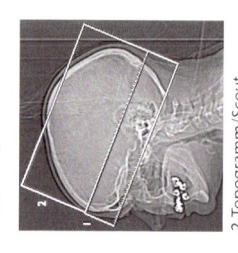

2 Topogramm/Scout

Weitere Hilfe siehe Seite 2–5

1.1.2

1.1.2 Einzellen-CT

Phase	Scan Art	Slice (mm)	Table speed (mm)	Time (s)	kV	mA	Kernel	Post-processing
1	Topo lat	2			120	100	Std	
2	Referenz-scan	5		1	140	300	Std	zentrieren
3 nativ	Axial/Sequenz	5	5	1	140	300	Std	UHR-Kernel
4 nativ	Axial/Sequenz	8	8	1	140	250	Std	UHR-Kernel

1.1.2 Mehrzellen-CT

Phase	Scan Art	Slice (mm)	Table speed (mm)	Time (s)	kV	mA	Kernel	Post-processing
1	Topo lat	2			120	10/100	Std	
2 nativ	Axial/Sequenz	4/5	4/10	1	120	260	Std	UHR-Kernel
3 nativ	Axial/Sequenz	8	16	1	120	260	Std	UHR-Kernel

1.1.3 CT-Untersuchung: Gesichtsschädel

Fragestellung

Nativ: Fremdkörper, Orbitabodenfraktur, postoperative Kontrolle
KM: Tumor, Metastasen, Raumforderung

Vorbereitung und Lagerung

Gonadenschutz! Alle Fremdkörper im Untersuchungsbereich entfernen.
Bequeme Rückenlage, Kopf in Bocollokissen (Abb. 1), Arme seitlich am Körper oder über der Brust, Kinnspitze zur Brust ziehen. Exakte symmetrische Einstellung zur Körperachse. Stirn-Kinn-Linie parallel zur Tischebene, ggf. mit Klebeband/Klettband über Kinn/Stirn fixieren. Mit Fadenkreuz kontrollieren, ggf. Korrektur nach Referenzscan.
KM-Gabe: großlumigen i.v. Zugang legen (lassen), Injektor anschließen.

Untersuchungsbereich

Nasenwurzel bis Kinnspitze
Komplette Untersuchung im Knochenfenster abbilden

Fensterlage Width/Center: ca. 350/35
Fensterlage Width/Center: ca. 3500/500

Weitere Hilfe siehe Seite 2–5

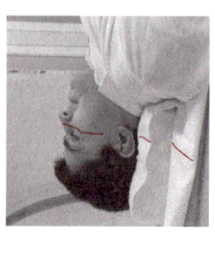

1 Lagerung

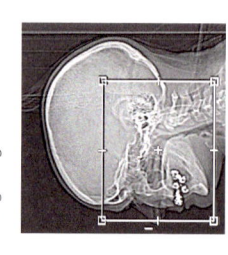

2 Topogramm/Scout

1.1.3 Einzellen-CT	Phase	Scan Art	Slice (mm)	Table speed (mm)	Time (s)	Increment (mm)	kV	mA	Kernel	KM Delay (s)	Post-processing
1		Topo lat	2				120	100	Std		zentrieren
2		Referenz-scan	2		1		140	200	UHR		
3	nativ	Spirale	2	4	1	2	140	200	UHR		optional Std-Kernel
KM-Gabe	KM (ml) 100 flow (ml/s) 1,0										
4	post KM	Spirale	2	4	1	2	140	200	Std	120–180	

1.1.3 Mehrzellen-CT	Phase	Scan Art	Slice (mm)	Table speed (mm)	Time (s)	Increment (mm)	kV	mA	Kernel	KM Delay (s)	Post-processing
1		Topo lat	2				120	10/100	Std		
2	nativ	Spirale	1,25–2	4–10	1	1,25–2	120	200	UHR		optional Std-Kernel
KM-Gabe	KM (ml) 100 flow (ml/s) 1,0										
3	post KM	Spirale	1,25–2	4–10	1	1,25–2	120	200	Std	120–180	

1.1.4 CT-Untersuchung: Schädelbasis, Sellaregion axial

Fragestellung

Nativ: Fraktur, Fremdkörper
KM: Tumor, Metastasen, Raumforderung, Hypophysentumor, Kraniopharyngeom

Vorbereitung und Lagerung

Gonadenschutz! Alle Fremdkörper im Untersuchungsbereich entfernen.
Bequeme Rückenlage, Kopf in Bocollokissen (Abb. 1). Arme seitlich am Körper oder über der Brust, Kinnspitze zur Brust ziehen. Exakte symmetrische Einstellung zur Körperachse. Stirn-Kinn-Linie parallel zur Tischebene, ggf. mit Klebeband/Klettband über Kinn/Stirn fixieren. Mit Fadenkreuz kontrollieren, ggf. Korrektur nach Referenzscan.
KM-Gabe: großlumigen i.v. Zugang legen (lassen), Injektor anschließen.

Untersuchungsbereich

Foramen magnum bis suprasselläre Zisterne
Komplette Untersuchung im Knochenfenster abbilden

Fensterlage Width/Center: ca. 190/35
Fensterlage Width/Center: ca. 3500/500

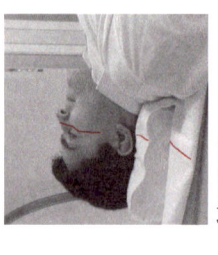

1 Lagerung

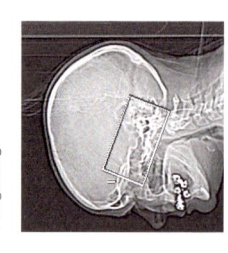

2 Topogramm/Scout

Weitere Hilfe auf Seite 2–5

1.1.4 Einzeilen-CT

Phase	Scan Art	Slice (mm)	Table speed (mm)	Time (s)	Increment (mm)	kV	mA	Kernel	KM Delay (s)	Post-processing
1	Topo lat	2				120	100	Std		
2	Referenzscan	2		1		140	250	Std		zentrieren
3 nativ	Spirale	2	4	1	2	140	250	Std		UHR-Kernel
KM-Gabe KM (ml) flow (ml/s)	**100** **1,0**									
4 post KM	Spirale	2	4	1	2	140	250	Std	120–180	

1.1.4 Mehrzeilen-CT

Phase	Scan Art	Slice (mm)	Table speed (mm)	Time (s)	Increment (mm)	kV	mA	Kernel	KM Delay (s)	Post-processing
1	Topo lat	2				120	10/100	Std		
2 nativ	Spirale	1,25–2	4–10	1	1,25–2	120/140	200–260	Std		UHR-Kernel
KM-Gabe KM (ml) flow (ml/s)	**100** **1,0**									
3 post KM	Spirale	1,25–2	4–10	1	1,25–2	120/140	200–260	Std	120–180	

1.1.5 CT-Untersuchung: Hypophyse koronar

Fragestellung
KM: Hypophysentumor, selläre/paraselläre Raumforderung, Kraniopharyngeom

Vorbereitung und Lagerung
Gonadenschutz! Alle Fremdkörper im Untersuchungsbereich entfernen.
Bequeme Rückenlage, Arme auf dem Bauch, Kopf in NNH-Schale lagern, Kopf maximal nach hinten strecken, mit Kopfpolster fixieren (Abb. 1), ggf. mit Klebeband/Klettband über Stirn fixieren. Exakte symmetrische Einstellung zur Körperachse mit Fadenkreuz kontrollieren, ggf. Korrektur nach Referenzscan.
KM-Gabe: großlumigen i.v. Zugang legen (lassen), Injektor anschließen.

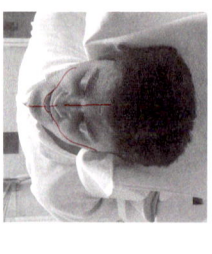

1 Lagerung

Untersuchungsbereich
Hypophysenregion   Fensterlage Width/Center: ca. 350/35
Komplette Untersuchung im Knochenfenster abbilden   Fensterlage Width/Center: ca. 3500/500

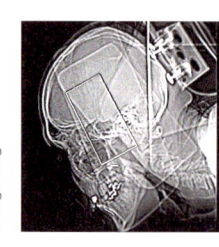

2 Topogramm/Scout

Wichtiges, Tipps & Tricks
- Spiral-CT empfohlen (kurze Akquisitionszeit).
- Zur Betrachtung der Bilder in Patientenansicht Image-Mirroring UP/DOWN im Scanprotokoll anwählen.

Weitere Hilfe siehe Seite 2–5

1.1.5 Einzeilen-CT	Scan Art	Slice (mm)	Table speed (mm)	Time (s)	Increment (mm)	kV	mA	Kernel	KM Delay (s)	Post-processing
1	Topo lat	2				120	100	Std		
2	Referenzscan	2		1		140	250	Std		zentrieren
3 nativ	Spirale	2	2–4	1	2	140	250	Std		UHR-Kernel
KM-Gabe	**100** **1,0**									
	KM (ml) flow (ml/s)									
4 post KM	Spirale	2	2–4	1	2	140	250	Std	120–180	

1.1.5 Mehrzeilen-CT	Scan Art	Slice (mm)	Table speed (mm)	Time (s)	Increment (mm)	kV	mA	Kernel	KM Delay (s)	Post-processing
1	Topo lat	2				120	10/100	Std		
2 nativ	Spirale	1,25–2	4–10	1	1,25–2	120/140	260	Std		UHR-Kernel
KM-Gabe	**100** **1,0**									
	KM (ml) flow (ml/s)									
3 post KM	Spirale	1,25–2	4–10	1	1,25–2	120/140	260	Std	120–180	

1.1.6 CT-Untersuchung: Felsenbein/Mastoid

Fragestellung

Nativ: Fremdkörper, Fraktur, Gehörknöchelchen, Mittelohr, Innenohr, Bogengänge, Schnecke
KM: Tumor, Mastoiditis, Cholesteatom, Akustikusneurinom

Vorbereitung und Lagerung

Gonadenschutz! Alle Fremdkörper im Untersuchungsbereich entfernen.
Bequeme Rückenlage, Kopf in Kopfschale, Schultern bis an die Kante der Kopfschale, beidseitig mit Kopfpolster fixieren, Arme seitlich am Körper oder über der Brust, Kinnspitze zur Brust ziehen (Abb. 1). Exakte symmetrische Einstellung zur Körperachse, mit Fadenkreuz kontrollieren, ggf. Korrektur nach Referenzscan.
KM-Gabe: großlumigen i.v. Zugang legen (lassen), Injektor anschließen.

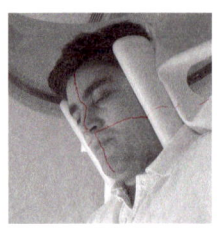

1 Lagerung

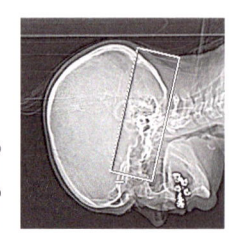

2 Topogramm/Scout

Untersuchungsbereich

Felsenbeine   Fensterlage Width/Center: ca. 3500/500
Weichteilfenster bei Tumoren   Fensterlage Width/Center: ca. 350/35

Wichtiges, Tipps & Tricks

- Messung der inneren Gehörgangsweite, um Aufweitungen durch Tumoren (z. B. Akustikusneurinom/Meningeom) zu erfassen (Seitenvergleich!).
- KM-Untersuchung wird häufig durch MRT-Untersuchung ersetzt, vorher abklären (lassen).

Weitere Hilfe siehe Seite 2–5

1.1.6 Einzeilen-CT

Phase	Scan Art	Slice (mm)	Table speed (mm)	Time (s)	Increment (mm)	kV	mA	Kernel	KM Delay (s)	Post-processing
1	Topo lat	2				120	100	Std		
2	Referenzscan	1		1		140	250	Std		zentrieren
3 nativ	Spirale	1	1–2	1	1	140	250	UHR		Std-Kernel
KM-Gabe	KM (ml) 100 / flow (ml/s) 1,0									
4 post KM	Spirale	1	1–2	1	1	140	250	Std	120–180	

1.1.6 Mehrzeilen-CT

Phase	Scan Art	Slice (mm)	Table speed (mm)	Time (s)	Increment (mm)	kV	mA	Kernel	KM Delay (s)	Post-processing
1	Topo lat	2				120	10/100	Std		
2 nativ	Spirale	1,25–2	4–10	1	1,25–2	120/140	260	UHR		Std-Kernel
KM-Gabe	KM (ml) 100 / flow (ml/s) 1,0									
3 post KM	Spirale	1,25–2	4–10	1	1,25–2	120/140	260	Std	120–180	

1.1.7 CT-Untersuchung: Orbita

Fragestellung

Nativ: Blutung, Fraktur, Fremdkörper, (endokrine) Orbitopathie, Kontrolle nach Osteosynthese
KM: Tumor, Metastasen, Raumforderung, malignes Lymphom, Pseudotumor

Vorbereitung und Lagerung

Gonadenschutz! Alle Fremdkörper im Untersuchungsbereich entfernen.
Bequeme Rückenlage, Kopf in Bocollokissen (Abb. 1), Arme seitlich am Körper oder über der Brust, Kinnspitze zur Brust ziehen. Exakte symmetrische Einstellung zur Körperachse. Stirn-Kinn-Linie parallel zur Tischebene, ggf. mit Klebeband/Klettband über Kinn/Stirn fixieren. Mit Fadenkreuz kontrollieren, ggf. Korrektur nach Referenzscan.
KM-Gabe: großlumigen i.v. Zugang legen (lassen), Injektor anschließen.

Untersuchungsbereich

Orbitadach bis Orbitaboden   Fensterlage Width/Center: ca. 350/35
Komplette Untersuchung im Knochenfenster abbilden   Fensterlage Width/Center: ca. 3500/500

Weitere Hilfe siehe Seite 2–5

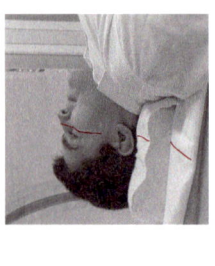

1 Lagerung

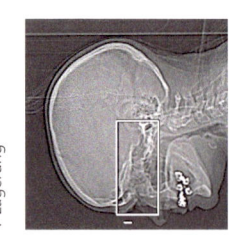

2 Topogramm/Scout

1.1.7 Einzeilen-CT

Phase	Scan Art	Slice (mm)	Table speed (mm)	Time (s)	Increment (mm)	kV	mA	Kernel	KM Delay (s)	Post-processing
1		Topo lat	2				120	100	Std		
2		Referenzscan	1		1		120	200	Std		zentrieren
3	nativ	Spirale	1	1–2	1	1	120	200	Std		UHR-Kernel
KM-Gabe	KM (ml) 100 / flow (ml/s) 1,0										
4	post KM	Spirale	1	4	1	1	120	200	Std	120–180	

1.1.7 Mehrzeilen-CT

Phase	Scan Art	Slice (mm)	Table speed (mm)	Time (s)	Increment (mm)	kV	mA	Kernel	KM Delay (s)	Post-processing
1		Topo lat	2				120	10/100	Std		
2	nativ	Spirale	1,25–2	4–10	0,5–1	1,25–2	120/140	150–200	Std		UHR-Kernel
KM-Gabe	KM (ml) 100 / flow (ml/s) 1,0										
3	post KM	Spirale	1,25–2	4–10	0,5–1	1,25–2	120/140	150–200	Std	120–180	

1.1.8a CT-Untersuchung: NNH koronar (Rückenlage)

Fragestellung

Nativ: Sinusitis, Fremdkörper, Fraktur, Pyozele, Mukozele
KM: Tumor, Metastasen, Raumforderung, Sinusitis, Pyozele, Mukozele

Vorbereitung und Lagerung

Gonadenschutz! Alle Fremdkörper im Untersuchungsbereich entfernen.
Bequeme Rückenlage, Arme auf dem Bauch, Kopf in NNH-Schale lagern, Kopf maximal nach hinten strecken (Abb. 1), mit Kopfpolster fixieren, ggf. mit Klebeband/Klettband über Stirn fixieren. Exakte symmetrische Einstellung zur Körperachse, mit Fadenkreuz kontrollieren, ggf. Korrektur nach Referenzscan.
KM-Gabe: großlumigen i.v. Zugang legen (lassen), Injektor anschließen.

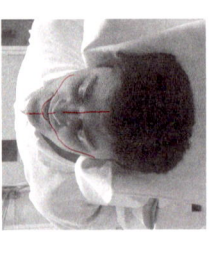

1 Lagerung

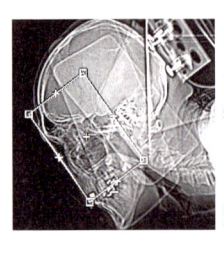

2 Topogramm/Scout

Untersuchungsbereich

Nasenbein bis Keilbeinhöhlenende   Fensterlage Width/Center: ca. 350/35
Komplette Untersuchung im Knochenfenster abbilden   Fensterlage Width/Center: ca. 3500/500

Wichtiges, Tipps & Tricks

- Erst nach Laden des Scanprotokolls Patienten lagern (unbequeme Lage des Patienten kurz halten).
- Spiral-CT empfohlen (kurze Akquisitionszeit).
- Zur Betrachtung der Bilder in Patientenansicht: Image-Mirroring UP/DOWN im Scanprotokoll anwählen.
- Bei Sinusitis-Abklärung Increment bis 4 mm.

Weitere Hilfe siehe Seite 2–5

1.1.8a Einzeilen-CT

Phase	Scan Art	Slice (mm)	Table speed (mm)	Time (s)	Increment (mm)	kV	mA	Kernel	KM Delay (s)	Post-processing
1	Topo lat	2				120	100	Std		
2	Referenzscan	2		1		140	150	Std		zentrieren
3 nativ	Spirale	2	2–4	1	2 (4)	140	150	UHR		Std-Kernel
KM-Gabe	KM (ml) 100 flow (ml/s) 1,0									
4 post KM	Spirale	2	2–4	1	2 (4)	140	200–250	Std	120–180	

1.1.8a Mehrzeilen-CT

Phase	Scan Art	Slice (mm)	Table speed (mm)	Time (s)	Increment (mm)	kV	mA	Kernel	KM Delay (s)	Post-processing
1	Topo lat	2				120	10/100	Std		
2 nativ	Spirale	1,25–2	4–10	0,5–1	1,25–2	120/140	150–200	UHR		Std-Kernel
KM-Gabe	KM (ml) 100 flow (ml/s) 1,0									
3 post KM	Spirale	1,25–2	4–10	0,5–1	1,25–2	120/140	150–200	Std	120–180	

1.1.8b CT-Untersuchung: NNH koronar (Bauchlage)

Fragestellung

Nativ: Sinusitis, Fremdkörper, Fraktur, Pyozele, Mukozele
KM: Tumor, Metastasen, Raumforderung, Sinusitis, Pyozele, Mukozele

Vorbereitung und Lagerung

Gonadenschutz! Alle Fremdkörper im Untersuchungsbereich entfernen.
Bauchlage, Arme am Körper anlegen, Kinn mit Schaumstoff unterpolstern. Kopf maximal nach hinten strecken (Abb. 1). Exakte symmetrische Einstellung zur Körperachse, mit Fadenkreuz kontrollieren, ggf. Korrektur nach Referenzscan.
KM-Gabe: großlumigen i.v. Zugang legen (lassen), Injektor anschließen.

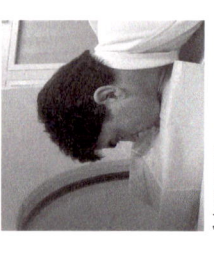

1 Lagerung

Untersuchungsbereich

Nasenbein bis Keilbeinhöhlenende   Fensterlage Width/Center: ca. 350/35
Komplette Untersuchung im Knochenfenster abbilden   Fensterlage Width/Center: ca. 3500/500

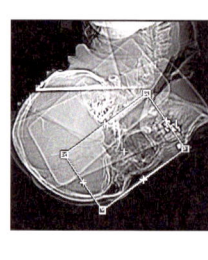

2 Topogramm/Scout

Wichtiges, Tipps & Tricks

- Erst nach Laden des Scanprotokolls Patienten lagern (unbequeme Lage des Patienten kurz halten).
- Spiral-CT empfohlen (kurze Akquisitionszeit).
- Bei Sinusitis-Abklärung Increment bis 4 mm.

Weitere Hilfe siehe Seite 2–5

1.1.8b Einzeilen-CT

Phase	Scan Art	Slice (mm)	Table speed (mm)	Time (s)	Increment (mm)	kV	mA	Kernel	KM Delay (s)	Post-processing
1	Topo lat	2				120	100	Std		
2	Referenzscan	2				140	150	Std		zentrieren
3 nativ	Spirale	2	2–4	1	2 (4)	140	150	UHR		Std-Kernel
KM-Gabe	**KM (ml) flow (ml/s)**	**100 1,0**								
4 post KM	Spirale	2	2–4	1	2 (4)	140	200–250	Std	120–180	

1.1.8b Mehrzeilen-CT

Phase	Scan Art	Slice (mm)	Table speed (mm)	Time (s)	Increment (mm)	kV	mA	Kernel	KM Delay (s)	Post-processing
1	Topo lat	2				120	10/100	Std		
2 nativ	Spirale	1,25–2	4–10	0,5–1	1,25–2	120/140	150–200	UHR		Std-Kernel
KM-Gabe	**KM (ml) flow (ml/s)**	**100 1,0**								
3 post KM	Spirale	1,25–2	4–10	0,5–1	1,25–2	120/140	150–200	Std	120–180	

1.1.9a CT-Untersuchung: Dental Oberkiefer

Fragestellung

Nativ: Fraktur, Fremdkörper, knöcherne Verhältnisse, präoperativer Situs

Vorbereitung und Lagerung

Gonadenschutz! Alle Fremdkörper im Untersuchungsbereich entfernen.
Bequeme Rückenlage, Kopf in Kopfschale (Abb. 1), Schultern bis an die Kante der Kopfschale, beidseitig mit Kopfpolster fixieren, Arme seitlich am Körper oder über der Brust, Kinnspitze zur Brust ziehen. Exakte symmetrische Einstellung zur Körperachse, mit Fadenkreuz kontrollieren, ggf. Korrektur nach Referenzscan. Oberkieferzahnleiste steht senkrecht zur Tischebene (Abb. 2).

Untersuchungsbereich

Mundhöhlenmitte bis Sinus maxillaris   Fensterlage Width/Center: ca. 3500/500

Wichtiges, Tipps & Tricks

- Spiral-CT empfohlen.
- Optionale Software zur Auswertung erforderlich (Abb. 3).
- Hardcopy-Segmentgröße ausmessen (abhängig von Kameratyp und Filmformat, 6er-Film-Format empfohlen) und Ergebnis zur mm-genauen Abbildung in das Auswertungsprogramm übertragen.

Weitere Hilfe siehe Seite 2–5

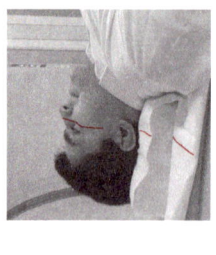

1 Lagerung

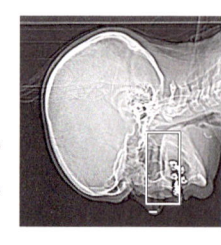

2 Topogramm/Scout

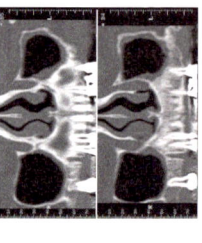

3 2D-Reko

1.1.9a Einzeilen-CT

Phase	Scan Art	Slice (mm)	Table speed (mm)	Time (s)	Increment (mm)	kV	mA	Kernel	Post-processing
1	Topo lat	2				120	100	Std	
2	Referenzscan	1		1		140	200	UHR	zentrieren
3 nativ	Spirale	1	1–2	1	1	140	150–200	UHR	Panorama + Einzelzahn

1.1.9a Mehrzeilen-CT

Phase	Scan Art	Slice (mm)	Table speed (mm)	Time (s)	Increment (mm)	kV	mA	Kernel	Post-processing
1	Topo lat	2				120	10/100	Std	
2 nativ	Spirale	1–1,25	4–10	0,5–1	1–1,25	120/140	150–200	UHR	Panorama + Einzelzahn

1.1.9b CT-Untersuchung: Dental Unterkiefer

Fragestellung

Nativ: Fraktur, Fremdkörper, knöcherne Verhältnisse, präoperativer Situs

Vorbereitung und Lagerung

Gonadenschutz! Alle Fremdkörper im Untersuchungsbereich entfernen.
Bequeme Rückenlage, Kopf in Kopfschale, Schultern bis an die Kante der Kopfschale, leicht nach hinten überstrecken, Arme seitlich am Körper oder über der Brust (Abb. 1). Exakte symmetrische Einstellung zur Körperachse, mit Fadenkreuz kontrollieren, ggf. Korrektur nach Referenzscan. Mandibula-Unterkante steht senkrecht zur Tischebene (Abb. 2).

Untersuchungsbereich

Mundhöhlenmitte bis Mandibula-Basis   Fensterlage Width/Center: ca. 3500/500

Wichtiges, Tipps & Tricks

- Spiral-CT empfohlen.
- Optionale Software zur Auswertung erforderlich (Abb. 3).
- Hardcopy-Segmentgröße ausmessen (abhängig von Kameratyp und Filmformat, 6er-Film-Format empfohlen) und Ergebnis zur mm-genauen Abbildung in das Auswertungsprogramm übertragen.

Weitere Hilfe siehe Seite 2–5

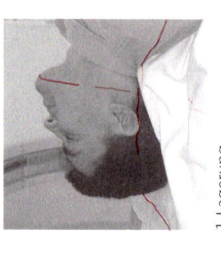

1 Lagerung

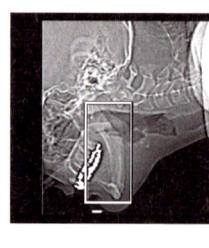

2 Topogramm/Scout

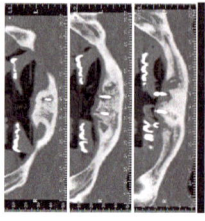

3 2D-Reko

1.1.9b Einzellen-CT

Phase	Scan Art	Slice (mm)	Table speed (mm)	Time (s)	Increment (mm)	kV	mA	Kernel	Post-processing
1	Topo lat	2				120	100	Std	
2	Referenzscan	1		1		140	200	UHR	zentrieren
3 nativ	Spirale	1	1–2	1	1	140	150–200	UHR	Panorama + Einzelzahn

1.1.9b Mehrzeilen-CT

Phase	Scan Art	Slice (mm)	Table speed (mm)	Time (s)	Increment (mm)	kV	mA	Kernel	Post-processing
1	Topo lat	2				120	10/100	Std	
2 nativ	Spirale	1–1,25	4–10	0,5–1	1–1,25	120/140	150–200	UHR	Panorama + Einzelzahn

1.1.10a CT-Untersuchung: Kopf – arterielle Angiographie

Fragestellung

KM: arterielle Gefäßdarstellung, Stenose, Verschluss, Dissektion, Hirntumorversorgung, AVM, Hirngefäßaneurysma

Vorbereitung und Lagerung

Gonadenschutz! Alle Fremdkörper im Untersuchungsbereich entfernen.
Bequeme Rückenlage, Kopf in Bocollokissen (Abb. 1), Arme seitlich am Körper oder über der Brust, Stirn-Kinn-Linie parallel zur Tischebene, mit Klebeband/Klettband über Kinn/Stirn fixieren. Exakte symmetrische Einstellung zur Körperachse, mit Fadenkreuz kontrollieren, ggf. Korrektur nach Referenzscan.
KM-Gabe: großlumigen i.v. Zugang legen (lassen). Injektor anschließen. Bolus- oder zeitgesteuerte KM-Gabe!

Untersuchungsbereich

HWK 2 bis Scheitel

Wichtiges, Tipps & Tricks

- Indikationstellung durch Radiologen überprüfen lassen vs. DSA/MRA.
- Keine Bilddokumentation der axialen Schichten (ggf. nur ausgewählte Schichten).
- Überlappende Bildrekonstruktion zur stufenfreien 3D-Rekonstruktion.
- Optionale Software zur Auswertung erforderlich (VRT, [selektive] MIP, Vessel Analysis).

Weitere Hilfe siehe Seite 2–5

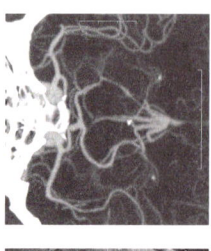

2 Topogramm/Scout

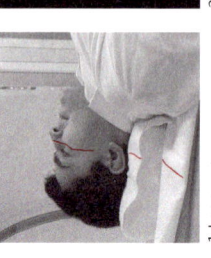

4 MIP

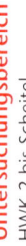

1 Lagerung

3 VRT

1.1.10a Einzeilen-CT	Phase	Scan Art	Slice (mm)	Table speed (mm)	Time (s)	Increment (mm)	kV	mA	Kernel	KM Delay (s)	Bolus-Tracking (Position)	Post-processing
1		Topo lat	2				120	100	Std			
2		Referenzscan	1		1		120–140	250	Std			zentrieren
KM-Gabe	KM (ml) 100 flow (ml/s) 4,0											
3	arteriell	Spirale	1	1–2	0,75–1	0,6–0,8	140	180–200	Std	ca. 18 oder Bolus-Tracking	Aorten-bogen	Gefäß-VRT/MIP

1.1.10a Mehrzeilen-CT	Phase	Scan Art	Slice (mm)	Table speed (mm)	Time (s)	Increment (mm)	kV	mA	Kernel	KM Delay (s)	Bolus-Tracking (Position)	Post-processing
1		Topo lat	2				120	10/100	Std			
KM-Gabe	KM (ml) 100 flow (ml/s) 4,0											
2	arteriell	Spirale	1,25–2	4–10	0,5–1	0,5–1	120/140	150–200	Std	ca. 18 oder Bolus-Tracking	Aorten-bogen	Gefäß-VRT/MIP

1.1.10b CT-Untersuchung: Kopf – venöse Angiographie

Fragestellung

KM: venöse Gefäßdarstellung, Sinusvenenthrombose, AVM, Hirnvenenaneurysma

Vorbereitung und Lagerung

Gonadenschutz! Alle Fremdkörper im Untersuchungsbereich entfernen.
Bequeme Rückenlage, Kopf in Bocollokissen (Abb. 1), Arme seitlich am Körper oder über der Brust, Stirn-Kinn-Linie parallel zur Tischebene, mit Klebeband/Klettband über Kinn/Stirn fixieren. Exakte symmetrische Einstellung zur Körperachse, mit Fadenkreuz kontrollieren, ggf. Korrektur nach Referenzscan.
KM-Gabe: großlumigen i.v. Zugang legen (lassen), Injektor anschließen. Zeitgesteuerte KM-Gabe!

Untersuchungsbereich

HWK 2 bis Scheitel

Wichtiges, Tipps & Tricks

- Indikationstellung durch Radiologen überprüfen lassen vs. DSA/MRA.
- Keine Bilddokumentation der axialen Schichten (ggf. ausgewählte Schichten).
- Überlappende Bildrekonstruktion zur stufenfreien 3D-Rekonstruktion.
- Optionale Software zur Auswertung erforderlich (VRT, [selektive] MIP).

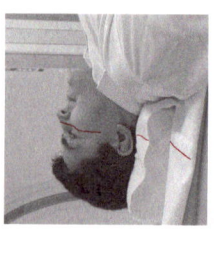

1 Lagerung

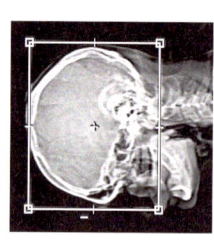

2 Topogramm/Scout

Weitere Hilfe siehe Seite 2–5

1.1.10b Einzeilen-CT

Phase	Scan Art	Slice (mm)	Table speed (mm)	Time (s)	Increment (mm)	kV	mA	Kernel	KM Delay (s)	Post-processing
1	Topo lat	2				120	100	Std		
2	Referenzscan	1		1		120–140	250	Std		zentrieren
KM-Gabe	KM (ml) 100 / flow (ml/s) 4,0									
3 venös	Spirale	1	1–2	0,75–1	0,6–0,8	140	180–200	Std	35	Gefäß-VRT/MIP

1.1.10b Mehrzellen-CT

Phase	Scan Art	Slice (mm)	Table speed (mm)	Time (s)	Increment (mm)	kV	mA	Kernel	KM Delay (s)	Post-processing
1	Topo lat	2				120	10/100	Std		
KM-Gabe	KM (ml) 100 / flow (ml/s) 4,0									
2 venös	Spirale	1,25–2	4–10	0,5–1	0,5–1	120/140	150–200	Std	35	Gefäß-VRT/MIP

1.1.11 CT-Untersuchung: Kopf – 3D

Fragestellung

Nativ: Fraktur, Fremdkörper, knöcherne Verhältnisse, Tumor, präoperativer Situs

Vorbereitung und Lagerung

Gonadenschutz! Alle Fremdkörper im Untersuchungsbereich entfernen.
Bequeme Rückenlage, Kopf in Bocollokissen (Abb. 1), Arme seitlich am Körper oder über der Brust, Stirn-Kinn-Linie parallel zur Tischebene, mit Klebeband/Klettband über Kinn/Stirn fixieren. Exakte symmetrische Einstellung zur Körperachse, mit Fadenkreuz kontrollieren, ggf. Korrektur nach Referenzscan.

Untersuchungsbereich

Scheitel bis Kinnspitze

Threshold Hautoberfläche: ca. –300 HU
Threshold Knochen: ca. 150 HU

Wichtiges, Tipps & Tricks

- Keine Bilddokumentation der axialen Schichten (ggf. nur ausgewählte Schichten).
- Überlappende Bildrekonstruktion zur stufenfreien 3D-Rekonstruktion.
- Optionale Software zur Auswertung erforderlich (VRT, MIP, Surface 3D).

Weitere Hilfe siehe Seite 2–5

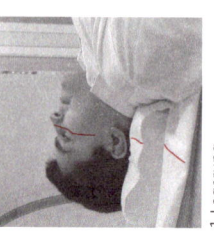

1 Lagerung

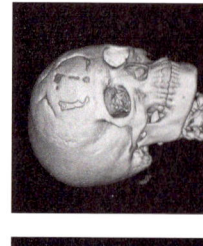

2 Topogramm/Scout

3 3D-Hautoberfläche

4 3D-Knochen

1.1.11

1.1.11 Einzeilen-CT	Scan Art	Slice (mm)	Table speed (mm)	Time (s)	Increment (mm)	kV	mA	Kernel	Post-processing
1	Topo lat	2				120	100	Std	
2	Referenzscan	1		1		140	250	Detail	zentrieren
3 nativ	Spirale	1	1–2	1	0,75	140	250	Detail	Surface-3D

1.1.11 Mehrzeilen-CT	Scan Art	Slice (mm)	Table speed (mm)	Time (s)	Increment (mm)	kV	mA	Kernel	Post-processing
1	Topo lat	2				120	10/100	Std	
2 nativ	Spirale	1–1,25	4–10	0,5–1	0,5–1	120/140	150–200	Detail	Surface-3D

1.1.12 CT-Untersuchung: Kopf – Stereotaxie

Fragestellung

KM: MKG-/HNO-Chirurgie, computernavigierte Operation, Neurochirurgie

Vorbereitung und Lagerung

Gonadenschutz! Alle Fremdkörper im Untersuchungsbereich entfernen.
KM-Gabe: großlumigen i.v. Zugang legen (lassen). Patient ist in Stereotaxie-Halterung fixiert. Lagerung entsprechend der Spezialhalterung für Stereotaxie (Abb. 1). Arme seitlich am Körper oder über der Brust.

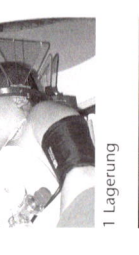

1 Lagerung

Untersuchungsbereich

Operationsgebiet   Fensterlage Width/Center: ca. 350/50

Wichtiges, Tipps & Tricks

- Markierungsfelder der Kopfhalterung unbedingt im Scan-FOV erfassen.
- Datenübertragung variabel, z. B.: Intranet, MOD, CD-ROM. Nur axiale Scanserie übertragen.
- Ggf. Bildtransferleitung zum Navigationscomputer vor der Untersuchung überprüfen.
- KM-Gabe erfolgt ggf. **vorher** im OP (abklären!).

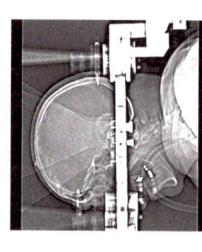

2 Topogramm/Scout

Weitere Hilfe siehe Seite 2–5

1.1.12 Einzeilen-CT

Phase	Scan Art	Slice (mm)	Table speed (mm)	Time (s)	Increment (mm)	kV	mA	Kernel	KM Delay (s)	Post-processing
1	Topo lat	2				120	100	Std		
2	Referenzscan	2		1		140	250	Std		zentrieren
KM-Gabe	KM (ml) 200 / flow (ml/s) 1,0									
3 post KM	Spirale	2	2–4	1	2	140	250	Std	ca. 300	Daten übertragen

1.1.12 Mehrzeilen-CT

Phase	Scan Art	Slice (mm)	Table speed (mm)	Time (s)	Increment (mm)	kV	mA	Kernel	KM Delay (s)	Post-processing
1	Topo lat	2				120	10/100	Std		
KM-Gabe	KM (ml) 200 / flow (ml/s) 1,0									
2 post KM	Spirale	1,25–2	4–10	1	1,25–2	120/140	250	Std	ca. 300	Daten übertragen

1.1.13 CT-Untersuchung: Kopf – Kinderkopf

Fragestellung

Nativ: unklare Kopfschmerzen, Hirninfarkt, Hirnblutung, Fraktur, Verkalkungen, Hydrozephalus, SAB
KM: Tumor, Metastasen, Raumforderung, Gefäßprozess, Hirnabszess, Enzephalitis, Meningitis

Vorbereitung und Lagerung

Gonadenschutz! Alle Fremdkörper im Untersuchungsbereich entfernen.
0 bis 1 Jahr: Rückenlage, Babyschale, Fixierungsbänder, Klebeband. *1 bis 3 Jahre:* Rückenlage, Kopf im Bocollokissen mit Klebeband fixieren. *Ab 3 Jahre:* Rückenlage, Kopf in Kopfschale, mit Kopfpolster fixieren. Arme seitlich am Körper oder über der Brust, Stirn-Kinn-Linie parallel zur Tischebene, wenn möglich (Abb. 1). Exakte symmetrische Einstellung zur Körperachse, mit Fadenkreuz kontrollieren, ggf. Korrektur nach Referenzscan.

KM-Gabe: großlumigen i.v. Zugang legen (lassen), Injektor anschließen.

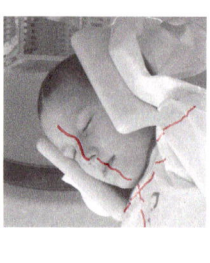

1 Lagerung

Untersuchungsbereich

Schädelbasis: Foramen magnum bis Felsenbeinoberrand   Fensterlage Width/Center: ca. 190/35
Cerebrum: Anschluss Felsenbein bis Kalottendach   Fensterlage Width/Center: ca. 100/35

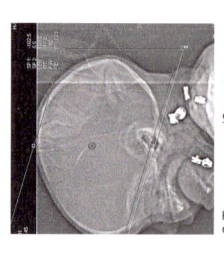

2 Topogramm/Scout

Wichtiges, Tipps & Tricks

- Augen aus dem Untersuchungsbereich aussparen, wenn möglich.
- Mastoid bei Verdacht auf Meningitis/Suche nach Entzündungsherd vollständig abbilden.
- Zur Vermeidung von Aufhärtungsartefakten in der Felsenbeinregion: VAR-Scans bei Single-Slice-CT.
- Gesamt-KM 1 bis maximal 3 ml pro kg Körpergewicht, Infusionsgeschwindigkeit reduzieren (ca. 0,3–0,5 ml/s).

Weitere Hilfe siehe Seite 2–5

1.1.13 Einzeilen-CT

	Phase	Scan Art	Slice (mm)	Table speed (mm)	Time (s)	kV	mA	Kernel	KM Delay (s)	Post-processing
1		Topo lat	2				100	Std		
2		Referenzscan	5		1	120	120	Std		zentrieren
3	nativ	Axial/Sequenz	4/5	4/5	1	120	120	Std		
4	nativ	Axial/Sequenz	8	8	1	120	100	Std		
KM-Gabe	KM (ml) flow (ml/s)	2 ml pro kg Körpergewicht 0,3–0,5								
5	post KM	Axial/Sequenz	4/5	4/5	1	120	120	Std	120	
6	post KM	Axial/Sequenz	8	8	1	120	100	Std	120	

1.1.13 Mehrzeilen-CT

	Phase	Scan Art	Slice (mm)	Table speed (mm)	Time (s)	kV	mA	Kernel	KM Delay (s)	Post-processing
1		Topo lat	2			120	10/100	Std		
2	nativ	Axial/Sequenz	4/5	4/10	1	120	120	Std		
3	nativ	Axial/Sequenz	8	16	1	120	100	Std		
KM-Gabe	KM (ml) flow (ml/s)	2 ml pro kg Körpergewicht 0,3–0,5								
4	post KM	Axial/Sequenz	4/5	4/10	1	120	120	Std	120	
5	post KM	Axial/Sequenz	8	16	1	120	100	Std	120	

1.1.14 CT-Untersuchung: Kopf in DDD-Technik (double dose delayed)

Fragestellung
KM: Multiple Sklerose, Toxoplasmose, Metastasen, Enzephalitis

Vorbereitung und Lagerung
Gonadenschutz! Alle Fremdkörper im Untersuchungsbereich entfernen.
Bequeme Rückenlage, Kopf in Kopfschale (Abb. 1), Schultern bis an die Kante der Kopfschale, beidseitig mit Kopfpolster fixieren, Arme seitlich am Körper oder über der Brust, Kinnspitze zur Brust ziehen. Exakte symmetrische Einstellung zur Körperachse, mit Fadenkreuz kontrollieren, ggf. Korrektur nach Referenzscan.
KM-Gabe: großlumigen i.v. Zugang legen (lassen), Injektor anschließen.

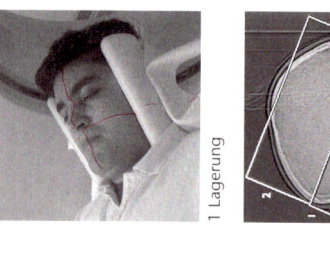

1 Lagerung

Untersuchungsbereich
Schädelbasis: Foramen magnum bis Felsenbeinende   Fensterlage Width/Center: ca. 190/35
Cerebrum: Anschluss Felsenbein bis Kalottendach   Fensterlage Width/Center: ca. 100/35

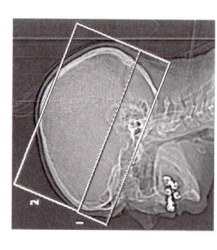

2 Topogramm/Scout

Wichtiges, Tipps & Tricks
- Augen aus dem Untersuchungsbereich aussparen, wenn möglich.
- DDD = double-dose-delayed (Scanstart: 60 min nach Gabe von 200 ml Kontrastmittel).
- Zur Vermeidung von Aufhärtungsartefakten in der Felsenbeinregion: VAR-Scans bei Single-Slice-CT.

Weitere Hilfe siehe Seite 2–5

1.1.14 Einzellen-CT

Phase	Scan Art	Slice (mm)	Table speed (mm)	Time (s)	kV	mA	Kernel	KM Delay (s)	Post-processing
1	Topo lat	2			120	100	Std		
2	Referenz-scan	4/5		1	140	300	Std		zentrieren
3 nativ	Axial/Sequenz	4/5	4/5	1	140	300	Std		
4 nativ	Axial/Sequenz	8	8	1	140	250	Std		
KM-Gabe	KM (ml) flow (ml/s)	200 + 60 min Wartezeit 1,0							
5 post KM	Axial/Sequenz	4/5	4/5	1	140	300	Std	60 min	
6 post KM	Axial/Sequenz	8	8	1	140	250	Std	60 min	

1.1.14 Mehrzeilen-CT

Phase	Scan Art	Slice (mm)	Table speed (mm)	Time (s)	kV	mA	Kernel	KM Delay (s)	Post-processing
1	Topo lat	2			120	10/100	Std		
2 nativ	Axial/Sequenz	4/5	4/10	1	120–140	260	Std		
3 nativ	Axial/Sequenz	8	16	1	120–140	260	Std		
KM-Gabe	KM (ml) flow (ml/s)	200 + 60 min Wartezeit 1,0							
4 post KM	Axial/Sequenz	4/5	4/10	1	120–140	260	Std	60 min	
5 post KM	Axial/Sequenz	8	16	1	120–140	260	Std	60 min	

1.1.15 CT-Untersuchung: Kopf – Temporallappen

Fragestellung

Nativ: EEG-Fokus temporal, Epilepsie
KM: Tumor, Metastasen, Raumforderung, Hirninfarkt

Vorbereitung und Lagerung

Gonadenschutz! Alle Fremdkörper im Untersuchungsbereich entfernen.
Bequeme Rückenlage, Kopf in Kopfschale (Abb. 1), Schultern bis an die Kante der Kopfschale, beidseitig mit Kopfpolster fixieren, Arme seitlich am Körper oder über der Brust, Kinnspitze zur Brust ziehen. Exakte symmetrische Einstellung zur Körperachse, mit Fadenkreuz kontrollieren, ggf. Korrektur nach Referenzscan.
KM-Gabe: großlumigen i.v. Zugang legen (lassen), Injektor anschließen.

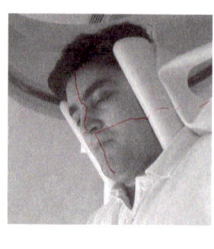

1 Lagerung

Untersuchungsbereich

Temporallappen
Gantryneigung ca. 20 Grad nach ventrokaudal!

Fensterlage Width/Center: ca. 190/35

Wichtiges, Tipps & Tricks

• Zur Vermeidung von Aufhärtungsartefakten in der Felsenbeinregion: VAR-Scans bei Einzeilen-CT.

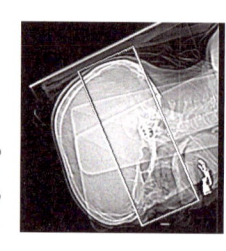

2 Topogramm/Scout

Weitere Hilfe siehe Seite 2–5

1.1.15 Einzellen-CT

Phase	Scan Art	Slice (mm)	Table speed (mm)	Time (s)	Increment (mm)	kV	mA	Kernel	KM Delay (s)	Post-processing
1	Topo lat	2				120	100	Std		
2	Referenzscan	4				140	250	Std		zentrieren
3 nativ	Spirale	4	6–8	1	4	140	250	Std		
KM-Gabe	KM (ml) 100 flow (ml/s) 1,0									
4 post KM	Spirale	4	6–8	1	4	140	250	Std	120–180	

1.1.15 Mehrzeilen-CT

Phase	Scan Art	Slice (mm)	Table speed (mm)	Time (s)	Increment (mm)	kV	mA	Kernel	KM Delay (s)	Post-processing
1	Topo lat	2				120	10/100	Std		
2 nativ	Spirale	4/5	4/10	0,5–1	4/5	120	200–250	Std		
KM-Gabe	KM (ml) 100 flow (ml/s) 1,0									
3 post KM	Spirale	4/5	4–10	0,5–1	4/5	120	200–250	Std	120–180	

1.1.16 CT-Untersuchung: Kopf – Perfusion

Fragestellung

Nativ + KM: Hirninfarkt-Früherkennung

Vorbereitung und Lagerung

Gonadenschutz! Alle Fremdkörper im Untersuchungsbereich entfernen.
Bequeme Rückenlage, Kopf in Kopfschale (Abb. 1), Schultern bis an die Kante der Kopfschale, beidseitig mit Kopfpolster fixieren, Arme seitlich am Körper oder über der Brust, Kinnspitze zur Brust ziehen. Exakte symmetrische Einstellung zur Körperachse, mit Fadenkreuz kontrollieren, ggf. Korrektur nach Referenzscan.
KM-Gabe: großlumigen i.v. Zugang legen (lassen), Injektor anschließen.

Untersuchungsbereich

Nativ-Untersuchung zur Lagebestimmung ROI erforderlich.
Lagerung und Einstellung wie nativ. ROI-Festlegung erfolgt durch den Arzt (in der Regel in Höhe Hypothalamus). Anterior-, Posterior- und Mediastromgebiet sollen erfasst sein. Gantryneigung wie Nativ-Scan.
Bereich der Stammganglien   Fensterlage Width/Center: ca. 100/35

Wichtiges, Tipps & Tricks

- Bei frischer Blutung nicht indiziert!
- Optionale Software zur Auswertung erforderlich.
- Keine Bilddokumentation der axialen Schichten.
- Bei Perfusionsmessung auf Scanrichtung achten (Mehrzeilen-CT).

Weitere Hilfe siehe Seite 2–5

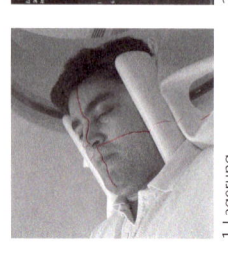

1 Lagerung

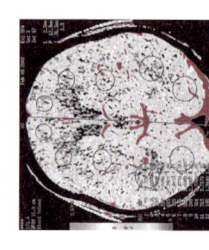

2 Topogramm/Scout

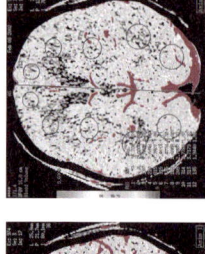

3 Blood-flow

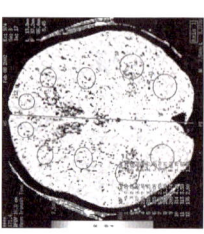

4 Blood-volume

5 mean transit time

1.1.16 Einzellen-CT

	Phase	Scan Art	Slice (mm)	Table speed (mm)	Time (s)	Scan to Scan	kV	mA	Kernel	KM Delay (s)	Post-processing
1		Topo lat	2				120	100	Std		
2		Referenz-scan	5		1		140	300	Std		zentrieren
3	nativ	Axial/Sequenz	5	5	1		140	300	Std		
4	nativ	Axial/Sequenz	8	8	1		140	250	Std		
KM-Gabe	**KM (ml) 40** **flow (ml/s) 4,0**										
5	post KM	Axial/Sequenz 22 Scans	10	0	1	3	80	190	Std	10	Perfusion

1.1.16 Mehrzellen-CT

	Phase	Scan Art	Slice (mm)	Table speed (mm)	Time (s)	Scan to Scan	kV	mA	Kernel	KM Delay (s)	Post-processing
1		Topo lat	2				120	10/100	Std		
2	nativ	Axial/Sequenz	4/5	4/10	1		120	250–260	Std		
3	nativ	Axial/Sequenz	8/7,5	8/15	1		120	250–260	Std		
KM-Gabe	**KM (ml) 40** **flow (ml/s) 4,0**										
4	post KM	Axial/Sequenz 22 Scans	10	0	1	3	120	250–260	Std	10	Perfusion

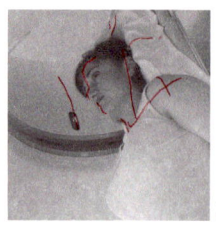

1 Lagerung

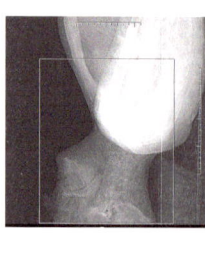

2 Topogramm/Scout

1.2.1   CT-Untersuchung: Hals – Weichteile

Fragestellung

Nativ: KM-Unverträglichkeit, Verkalkungen, Fremdkörper, Raumforderung
KM: Schilddrüsenveränderungen (Cave! Blockade durch jodhaltiges KM!), Halstumor, Halslymphknoten(metastasen), Halsabszess, Phlegmone, Retropharyngealabszess, malignes Lymphom, Larynx-/Hypopharynx-/Ösophaguskarzinom

Vorbereitung und Lagerung

Gonadenschutz! Alle Fremdkörper entfernen, bequeme Rückenlage, Kopf in Bocollokissen (Abb. 1). Arme seitlich am Körper. Exakte symmetrische Einstellung zur Körperachse, mit Fadenkreuz kontrollieren, ggf. Korrektur nach Referenzscan.
KM-Gabe: großlumigen i.v. Zugang legen (lassen), KM-Injektor anschließen.

Untersuchungsbereich

Orbitadach bis Aortenbogen   Fensterlage Width/Center: ca. 350/35
Eventuell komplette Untersuchung im Knochenfenster abbilden   Fensterlage Width/Center: ca. 3500/500

Wichtiges, Tipps & Tricks

- Seitliches Topogramm erforderlich (Abb. 2). Fest implantierte Metallteile im Mundbereich durch Gantryneigung weitestgehend ausblenden.
- Scan-Start ca. 4 min nach Infusionsbeginn, KM-Gabe in zwei Phasen: a) 50 ml mit KM-Injektor (flow 2 ml/s), dann 180 s Verzögerung, damit das Halsparenchym/pathologische Veränderungen KM aufnehmen können; b) zweite Phase mit 50 ml (KM-Injektor, flow 1 ml/s) zur Gefäßkontrastierung, Scanstart nach 40 s.

Weitere Hilfe siehe Seite 2–5

1.2.1 Einzeilen-CT

Phase	Scan Art	Slice (mm)	Table speed (mm)	Time (s)	Increment (mm)	kV	mA	Kernel	KM Delay (s)	Post-processing
1	Topo lat	2				120	100	Std		zentrieren
2	Referenzscan	3		0,75		140	250	Detail/Std		
KM-Gabe	KM (ml) 50 / flow (ml/s) 2,0	180 s delay 50 / 1,0	40 s delay							
3	Spirale	3	4,5	1	3	140	320	Detail/Std	245	

1.2.1 Mehrzeilen-CT

Phase	Scan Art	Slice (mm)	Table speed (mm)	Time (s)	Increment (mm)	kV	mA	Kernel	KM Delay (s)	Post-processing
1	Topo ap	2				120	10/100	Detail/Std		
2	Topo lat	2				120	10/100	Detail/Std		
KM-Gabe	KM (ml) 50 / flow (ml/s) 2,0	180 s delay 50 / 1,0	40 s delay							
3	post KM Spirale	3, 3,75	10–20	0,75	3/3,75	120	250–300	Detail/Std	245	

1.2.2 CT-Untersuchung: Hals – arterielle Angiographie

Fragestellung

KM: A. carotis-Stenose/-Verschluss/-Dissektion, A. vertebralis-Stenose/-Verschluss/-Dissektion, Halsgefäßinfiltration, Glomustumor

Vorbereitung und Lagerung

Gonadenschutz! Alle Fremdkörper entfernen, bequeme Rückenlage, Kopf in Bocollokissen (Abb. 1), Arme seitlich am Körper. Exakte symmetrische Einstellung zur Körperachse, mit Fadenkreuz kontrollieren, ggf. Korrektur nach Referenzscan.

KM-Gabe: großlumigen i.v. Zugang legen (lassen), KM-Injektor anschließen.

Untersuchungsbereich

Orbitadach bis Aortenbogen

Fensterlage Width/Center: ca. 650/80

Wichtiges, Tipps & Tricks

- Autostart durch Bolus-Tracking empfohlen.
- Schlucken während der Untersuchung durch Patienten vermeiden, vorher schlucken lassen. Beatmete Patienten: Atemstopp während der Datenaufnahme empfohlen (Absprache mit Anästhesie).
- MPR, 3D, MIP, VRT, Vessel-Analysis-Darstellung. Spezielle Software zur Darstellung erforderlich!

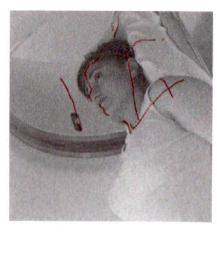

1 Lagerung

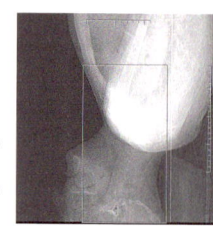

2 Topogramm/Scout

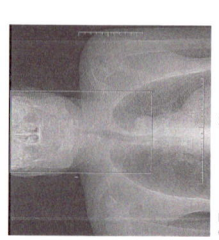

3 Topogramm/Scout

Weitere Hilfe siehe Seite 2–5

1.2.2 Einzeilen-CT

Phase	Scan Art	Slice (mm)	Table speed (mm)	Time (s)	Increment (mm)	kV	mA	Kernel	KM Delay (s)	Bolus-Tracking (Position)	Post-processing
1	Topo ap	2				120	100	Std			
2	Referenzscan	1		0,7		140	250–300	Std			zentrieren
KM-Gabe	KM (ml) 100 flow (ml/s) 4,0										
3	arteriell / Spirale	1	1,5	0,75	0,5–0,8	140	250–300	Std	18 oder Bolus-Tracking	Aorten-bogen	VRT/Vessel-Analysis

1.2.2 Mehrzeilen-CT

Phase	Scan Art	Slice (mm)	Table speed (mm)	Time (s)	Increment (mm)	kV	mA	Kernel	KM Delay (s)	Bolus-Tracking (Position)	Post-processing
1	Topo ap	2				120	10/100	Std			
2	Topo lat	2				120	10/100	Std			
KM-Gabe	KM (ml) 100 flow (ml/s) 4,0										
3	arteriell / Spirale	1,25–2	4–10	0,5	0,5–1	120	250–300	Std	18 oder Bolus-Tracking	Aorten-bogen	VRT/Vessel-Analysis

1.3.1 CT-Untersuchung: Thorax – Standard

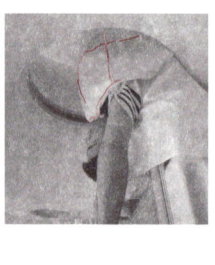

1 Lagerung

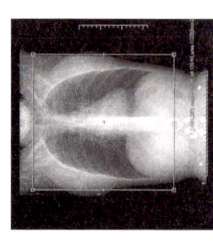

2 Topogramm/Scout

Fragestellung

Nativ: KM-Unverträglichkeit, Lungenparenchymdarstellung, Lungenmetastasen, Pleuraverdickung/-verkalkung
KM: Bronchialkarzinomdiagnostik/-Staging, mediastinale/pulmonale/pleurale Tumoren/Raumforderungen/Metastasen, Lymphknotenmetastasen mediastinal, tumoröse Gefäßinfiltration, Lungenabszess, Mediastinitis

Vorbereitung und Lagerung

Gonadenschutz! Alle Fremdkörper entfernen, bequeme Rückenlage, Kopf in Bocollokissen oder Bodyschale (Abb. 1). Arme kopfwärts strecken. Exakte symmetrische Einstellung zur Körperachse, mit Fadenkreuz kontrollieren, ggf. Korrektur nach Referenzscan.
Falls KM-Gabe vorgesehen: großlumigen i.v. Zugang legen (lassen), KM-Injektor anschließen.

Untersuchungsbereich

Zwerchfellwinkel bis Kinnspitze   Fensterlage Width/Center: ca. 350/35
Lungenparenchym im Lungenfenster abbilden   Fensterlage Width/Center: ca. 1600/-600

Wichtiges, Tipps & Tricks

- Atemkommando mit dem Patienten vor Untersuchungsbeginn üben, Prozedere erklären, falls möglich! Beatmete Patienten: Atemstopp während der Datenaufnahme empfohlen (Absprache mit Anästhesie).
- Untersuchungsrichtung ist **kaudo-kranial.** Vorteile: die atmungsbeweglicheren Lungenabschnitte werden zuerst dargestellt. Im venösen Zuflussgebiet entstehen deutlich weniger KM-bedingte Artefakte.
- Patientenlagerung: feet first erleichtert Lagern bei Intensivpatienten, kann Untersuchungen bei Patienten mit Platzangst ermöglichen.
- Axillae und Thoraxwand beidseits vollständig abbilden.
- Bei Tumorverdacht (Bronchialkarzinom) Nebennieren unbedingt mit abbilden.
- Bei (Verdacht auf) Pleura- oder Thoraxwanderkrankung eventuell ca. 2 min **vor** Scanbeginn 50 ml i.v. KM-Gabe zur besseren Anreicherung pathologischer Veränderungen empfohlen.

Weitere Hilfe siehe Seite 2–5

1.3.1 Einzellen-CT

Phase	Scan Art	Slice (mm)	Table speed (mm)	Time (s)	Increment (mm)	kV	mA	Kernel	KM Delay (s)	Post-processing
1	Topo ap	2				120	100	Std		
2	Referenzscan	3		0,75		140	250	Std		zentrieren
KM-Gabe	KM (ml) **80** flow (ml/s) **2,5**									
3 venös	Spirale	5	7,5	0,75	5	140	290	Std	40	
4	Rohdaten-Reko	3			3			Lung/UHR		

1.3.1 Mehrzeilen-CT

Phase	Scan Art	Slice (mm)	Table speed (mm)	Time (s)	Increment (mm)	kV	mA	Kernel	KM Delay (s)	Post-processing
1	Topo ap	2				120	10/100	Std		
2	Topo lat	2				120	10/100	Std		
KM-Gabe	KM (ml) **80** flow (ml/s) **2,5**									
3 venös	Spirale	5	20–30	0,5	5	140	120–180	Std	40	
4	Rohdaten-Reko	3*3,75			3/3,75			Lung/UHR		

1.3.2   CT-Untersuchung: Thorax – High-Resolution (HR)

Fragestellung

Nativ: Lungenparenchymdarstellung, interstitielle Veränderungen, Pleuraverdickungen/-verkalkungen

Vorbereitung und Lagerung

Gonadenschutz! Alle Fremdkörper entfernen, bequeme Rückenlage, Kopf in Bocollokissen oder Bodyschale (Abb. 1), Arme kopfwärts strecken. Exakte symmetrische Einstellung zur Körperachse, mit Fadenkreuz kontrollieren, ggf. Korrektur nach Referenzscan.

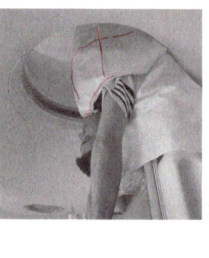

1 Lagerung

Untersuchungsbereich

Meist nur Lungenfenster im lung-kernel abbilden   Fensterlage Width/Center: ca. 1600/-600
Selten: Zwerchfellwinkel bis Kinnspitze/Mitte Hals   Fensterlage Width/Center: ca. 350/35
Selten: Knochenfenster bei Pleura-/Parenchymkalk   Fensterlage Width/Center: ca. 3500/500

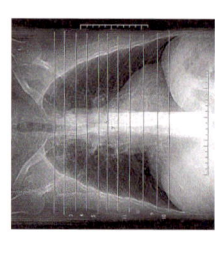

2 Topogramm/Scout
mit selektiven Schichten

In der Regel selektive Schichtführung: vorher abklären (z. B. alle 5/10/20 mm, oder 3 Schichten: Mitte OL, tracheale Karina, Mitte UL)

Wichtiges, Tipps & Tricks

- Atemkommando mit dem Patienten vor Untersuchungsbeginn üben, Prozedere erklären, falls möglich! Beatmete Patienten: Atemstopp während der Datenaufnahme sinnvoll (Absprache mit Anästhesie).
- Nur bei Mehrzeilen-Spiral-CT: Untersuchungsrichtung ist **kaudo-kranial**. Vorteil: die atmungsbeweglicheren Lungenabschnitte werden zuerst dargestellt.
- Patientenlagerung: feet first erleichtert Lagern bei Intensivpatienten, kann Untersuchungen bei Patienten mit Platzangst ermöglichen.

Weitere Hilfe siehe Seite 2–5

1.3.2 Einzellen-CT

Phase	Scan Art	Slice (mm)	Table speed (mm)	Time (s)	Increment (mm)	kV	mA	Kernel	Post-processing
1	Topo ap	2				120	100	Std	
2	Referenzscan	1		0,5		140	290	UHR	zentrieren
3 nativ	Spirale	1	1,5	0,5	1	140	290	UHR	

1.3.2 Mehrzeilen-CT

Phase	Scan Art	Slice (mm)	Table speed (mm)	Time (s)	Increment (mm)	kV	mA	Kernel	Post-processing
1	Topo ap	2				120	10/100	Std	
2	Topo lat	2				120	10/100	Std	
3 nativ	Spirale	1/1,25	4–10	0,5	1/1,25	140	120–180	UHR	

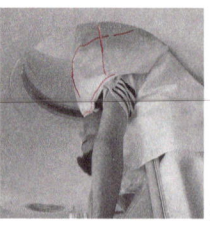

1 Lagerung

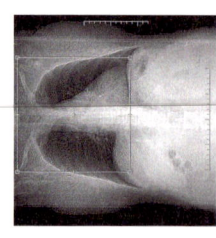

2 Topogramm/Scout

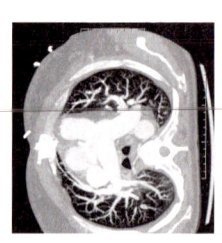

3 MIP

1.3.3 CT-Untersuchung: Thorax – Pulmonalarterien

Fragestellung

KM: Pulmonalarterienembolie/-thrombose (akut/chronisch), tumoröse Pulmonalarterieninfiltration

Vorbereitung und Lagerung

Gonadenschutz! Alle Fremdkörper entfernen, bequeme Rückenlage, Kopf in Bocollokissen oder Bodyschale (Abb. 1), Arme kopfwärts strecken. Exakte symmetrische Einstellung zur Körperachse, mit Fadenkreuz kontrollieren, ggf. Korrektur nach Referenzscan.
KM-Gabe: großlumigen i.v. Zugang legen (lassen), KM-Injektor anschließen.

Untersuchungsbereich

Zwerchfellkuppe bis Aortenbogen   Fensterlage Width/Center: ca. 1000/-200

Wichtiges, Tipps & Tricks

- Autostart durch Bolus-Tracking empfohlen.
- Atemkommando mit dem Patienten vor Untersuchungsbeginn üben, Prozedere erklären, falls möglich! Beatmete Patienten: Atemstopp während der Datenaufnahme empfohlen (Absprache mit Anästhesie).
- Untersuchungsrichtung ist **kaudo-kranial**. Vorteil: Im venösen Zuflussgebiet entstehen deutlich weniger KM-bedingte Artefakte.
- Patientenlagerung: feet first erleichtert Lagern bei Intensivpatienten, kann Untersuchungen bei Patienten mit Platzangst ermöglichen.
- Monitor-Beurteilung hilfreich (cine-mode, paddle-wheel) im MIP-mode (Abb. 3).

Weitere Hilfe siehe Seite 2–5

1.3.3 Einzeilen-CT	Phase	Scan Art	Slice (mm)	Table speed (mm)	Increment (mm)	Time (s)	kV	mA	Kernel	KM Delay (s)	Bolus-Tracking (Position)	Post-processing
1		Topo ap	2				120	100	Std			
2		Referenzscan	3			0,75	140	250	UHR			zentrieren
KM-Gabe	KM (ml) 120 flow (ml/s) 3,5											
3	arteriell	Spirale	2	3	2	0,75	140	250	Std	10	re. Ventrikel	Paddlewheel

1.3.3 Mehrzeilen-CT	Phase	Scan Art	Slice (mm)	Table speed (mm)	Increment (mm)	Time (s)	kV	mA	Kernel	KM Delay (s)	Bolus-Tracking (Position)	Post-processing
1		Topo ap	2				120	10/100	Std			
2		Topo lat	2				120	10/100	Std			
KM-Gabe	KM (ml) 120 flow (ml/s) 3,5											
3	arteriell	Spirale	2,5–3	10–20	2,5–3	0,5	140	120–180	Std	10	re. Ventrikel	
4		Rohdaten-Reko	1–1,25		0,5				Std			Paddlewheel

1.3.4 CT-Untersuchung: Thorax – Angiographie

Fragestellung

KM: thorakales Aortenaneurysma/-dissektion/-ruptur/-leckage, Aortenersatz, nach Koronarbypass-Operation, Blutung

Vorbereitung und Lagerung

Gonadenschutz! Alle Fremdkörper entfernen, bequeme Rückenlage, Kopf in Bocollokissen oder Bodyschale (Abb. 1), Arme kopfwärts strecken. Exakte symmetrische Einstellung zur Körperachse mit Fadenkreuz kontrollieren, ggf. Korrektur nach Referenzscan.
KM-Gabe: großlumigen i.v. Zugang legen (lassen), KM-Injektor anschließen.

Untersuchungsbereich

Jugulum bis Mitte Nieren   Fensterlage Width/Center: ca. 600/120

Wichtiges, Tipps & Tricks

- Autostart durch Bolus-Tracking empfohlen.
- Atemkommando mit dem Patienten vor Untersuchungsbeginn üben, Prozedere erklären, falls möglich! Beatmete Patienten: Atemstopp während der Datenaufnahme empfohlen (Absprache mit Anästhesie).
- Patientenlagerung: feet first erleichtert Lagern bei Intensivpatienten, kann Untersuchungen bei Patienten mit Platzangst ermöglichen.
- MPR, 3D, MIP, VRT, Vessel-Analysis-Darstellung. Spezielle Software zur Darstellung erforderlich!

Weitere Hilfe siehe Seite 2–5

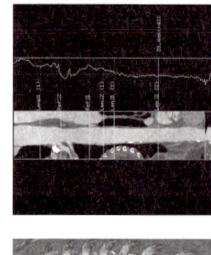

2 Topogramm/Scout

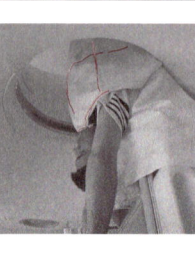

1 Lagerung

4 Vessel-Analysis

3 VRT

1.3.4 Einzeilen-CT

Phase	Scan Art	Slice (mm)	Table speed (mm)	Increment (mm)	Time (s)	kV	mA	Kernel	KM Delay (s)	Bolus-Tracking (Position)	Post-processing
1	Topo ap	2				120	100	Std			
2	Referenzscan	3			0,75	140	250	UHR			zentrieren
KM-Gabe	**KM (ml) 120** **flow (ml/s) 3,5**										
3 arteriell	Spirale	2	3	1,5	0,75	120	250	Std	22	Aorta ascendens	VRT, Vessel-Analysis, MIP

1.3.4 Mehrzeilen-CT

Phase	Scan Art	Slice (mm)	Table speed (mm)	Increment (mm)	Time (s)	kV	mA	Kernel	KM Delay (s)	Bolus-Tracking (Position)	Post-processing
1	Topo ap	2				120	10/100	Std			
2	Topo lat	2				120	10/100	Std			
KM-Gabe	**KM (ml) 120** **flow (ml/s) 3,5**										
3 arteriell	Spirale	1–3,75	4/10–20	1–3,75	0,5	140	160–250	Std	22 oder Bolus-Tracking	Aorta ascendens	
4	Rohdaten-Reko	1–,25		0,5				Std			VRT, Vessel-Analysis, MIP

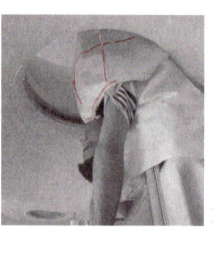

1 Lagerung

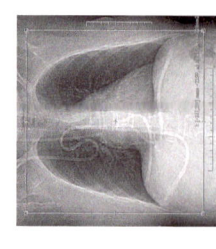

2 Topogramm/Scout

1.3.5   CT-Untersuchung: Thorax – Low-Dose

Fragestellung

Nativ: KM-Unverträglichkeit, Nachweis/Ausschluss Lungen-/Pleurametastasen, Mediastinaltumor

KM: Suche/Diagnostik/Verlaufskontrolle pulmonale/mediastinale/pleurale Tumoren/Metastasen, Gefäßbeurteilung, Thrombose

Vorbereitung und Lagerung

Gonadenschutz! Alle Fremdkörper entfernen, bequeme Rückenlage, Kopf in Bocollokissen oder Bodyschale (Abb. 1), Arme kopfwärts strecken. Exakte symmetrische Einstellung zur Körperachse, mit Fadenkreuz kontrollieren, ggf. Korrektur nach Referenzscan.

Falls KM-Gabe vorgesehen: großlumigen i.v. Zugang legen (lassen), KM-Injektor anschließen.

Untersuchungsbereich

Zwerchfellwinkel bis Kinnspitze   Fensterlage Width/Center: ca. 350/35

Lungenparenchym im Lungenfenster abbilden   Fensterlage Width/Center: ca. 1600/-600

Wichtiges, Tipps & Tricks

- Atemkommando mit dem Patienten vor Untersuchungsbeginn üben, Prozedere erklären, falls möglich! Beatmete Patienten: Atemstopp während der Datenaufnahme empfohlen (Absprache mit Anästhesie).
- Untersuchungsrichtung ist **kaudo-kranial**. Vorteile: die atmungsbeweglicheren Lungenabschnitte werden zuerst dargestellt. Im venösen Zuflussgebiet entstehen deutlich weniger KM-bedingte Artefakte.
- Patientenlagerung: feet first erleichtert Lagern bei Intensivpatienten, kann Untersuchungen bei Patienten mit Platzangst ermöglichen.
- Axillae und Thoraxwand beidseits vollständig abbilden.
- Bei (Verdacht auf) Pleura- oder Thoraxwanderkrankung eventuell ca. 2 min **vor** Scanbeginn 50 ml i.v. KM-Gabe zur besseren Anreicherung pathologischer Veränderungen empfohlen.

Weitere Hilfe siehe Seite 2–5

1.3.5 Einzeilen-CT

Phase	Scan Art	Slice (mm)	Table speed (mm)	Increment (mm)	Time (s)	kV	mA	Kernel	KM Delay (s)	Post-processing
1		Topo ap	2				120	100	Std		
2		Referenzscan	3			0,75	120	100	Std		zentrieren
KM-Gabe	KM (ml) **80** flow (ml/s) **2,5**										
3	venös	Spirale	5	7,5	5	0,75	120	100	Std	60	
4		Rohdaten-Reko	5		5				Lung		

1.3.5 Mehrzeilen-CT

Phase	Scan Art	Slice (mm)	Table speed (mm)	Increment (mm)	Time (s)	kV	mA	Kernel	KM Delay (s)	Post-processing
1		Topo ap	2				120	10/100	Std		
2		Topo lat	2				120	10/100	Std		
KM-Gabe	KM (ml) **80** flow (ml/s) **2,5**										
3	venös	Spirale	5	15–20	5	0,5	120	100	Std	60	
4		Rohdaten-Reko	3	3					Lung		

1.3.6 CT-Untersuchung: Thorax + Perfusion

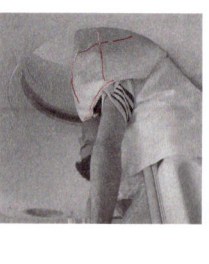

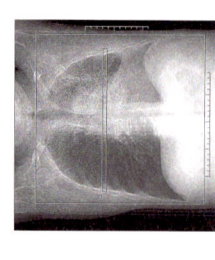

1 Lagerung

2 Topogramm/Scout mit Perfusions-Scanposition

Fragestellung

KM: Gefäßversorgung von mediastinalen/pulmonalen Tumoren, von Thoraxwand-/Pleuratumoren

Vorbereitung und Lagerung

Gonadenschutz! Alle Fremdkörper entfernen, bequeme Rückenlage, Kopf in Bocollokissen oder Bodyschale (Abb. 1), Arme kopfwärts strecken. Exakte symmetrische Einstellung zur Körperachse mit Fadenkreuz kontrollieren, ggf. Korrektur nach Referenzscan.
KM-Gabe: großlumigen i.v. Zugang legen (lassen), KM-Injektor anschließen.

Untersuchungsbereich

Zwerchfellwinkel bis Kinnspitze   Fensterlage Width/Center: ca. 350/35
Lungenparenchym im Lungenfenster abbilden   Fensterlage Width/Center: ca. 1600/-600

Perfusionsmessung dynamisch im Bereich des pathologischen Befundes (FOV vom Radiologen festzulegen)

Wichtiges, Tipps & Tricks

- Spezielle Software zur Darstellung erforderlich! Perfusionsmessung nur bei positivem Tumorbefund sinnvoll.
- Atemkommando mit dem Patienten vor Untersuchungsbeginn üben, Prozedere erklären, falls möglich! Beatmete Patienten: Atemstopp während der Datenaufnahme empfohlen (Absprache mit Anästhesie).
- Untersuchungsrichtung ist **kaudo-kranial.** Vorteile: der atmungsbeweglichere Lungenabschnitt wird zuerst dargestellt. Im venösen Zuflussgebiet entstehen deutlich weniger KM-bedingte Artefakte.
- Patientenlagerung: feet first erleichtert lagern bei Intensivpatienten, kann Untersuchungen bei Patienten mit Platzangst ermöglichen.

Weitere Hilfe siehe Seite 2–5

1.3.6 Einzeilen-CT

Phase	Scan Art	Slice (mm)	Table speed (mm)	Increment (mm)	Time (s)	kV	mA	Kernel	KM Delay (s)	Post-processing
1	Topo ap	2				120	100	Std		
2	Referenzscan	5			0,75	140	250	Std		zentrieren
KM-Gabe	KM (ml) 80 flow (ml/s) 2,5									
3	venös Spirale	5	7,5	5	0,75	140	290	Std	60	
4	Rohdaten-Reko	5		5				Lung		
KM-Gabe	KM (ml) 40 flow (ml/s) 4,0									
5	post KM Axial/Sequenz 22 Scans	10	0	0	1	80	190	Std	10	Perfusion

1.3.6 Mehrzeilen-CT

Phase	Scan Art	Slice (mm)	Table speed (mm)	Increment (mm)	Time (s)	kV	mA	Kernel	KM Delay (s)	Post-processing
1	Topo ap	2				120	10/100	Std		
2	Topo lat	2				120	10/100	Std		
KM-Gabe	KM (ml) 80 flow (ml/s) 2,5									
3	venös Spirale	5	15–20	5	0,5	120	180–250	Std	60	
4	Rohdaten-Reko	3/3,75		3/3,75				Lung		
KM-Gabe	KM (ml) 40 flow (ml/s) 4,0									
5	post KM Axial/Sequenz 22 Scans	10	0	0	1	80	200	Std	10	Perfusion

1.3.7 CT-Untersuchung: Thorax – Aortenverkalkung

Fragestellung
Nativ: Aortenkalk, Aortenwandsklerose

Vorbereitung und Lagerung
Gonadenschutz! Alle Fremdkörper entfernen, bequeme Rückenlage, Kopf in Bocollokissen oder Bodyschale (Abb. 1), Arme kopfwärts strecken. Exakte symmetrische Einstellung zur Körperachse, mit Fadenkreuz kontrollieren, ggf. Korrektur nach Referenzscan.

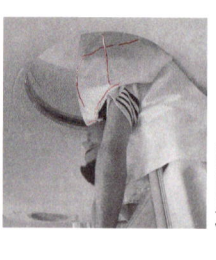

1 Lagerung

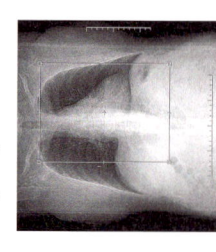

2 Topogramm/Scout

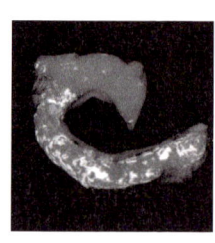

3 VRT

Untersuchungsbereich
Jugulum bis Unterkante BWK 11   Fensterlage Width/Center: ca. 1500/350
Eventuell Lungenparenchym im Lungenfenster abbilden   Fensterlage Width/Center: ca. 1600/-600

Wichtiges, Tipps & Tricks
- Atemkommando mit dem Patienten vor Untersuchungsbeginn üben, Prozedere erklären!
- Untersuchungsrichtung ist **kaudo-kranial.** Vorteile: die atmungsbeweglicheren Lungenabschnitte werden zuerst dargestellt.
- Patientenlagerung: feet first erleichtert Lagern bei Intensivpatienten, kann Untersuchungen bei Patienten mit Platzangst ermöglichen.
- 3D-Rekonstruktion (spezielle Software erforderlich).

Weitere Hilfe siehe Seite 2–5

1.3.7 Einzeilen-CT	Phase	Scan Art	Slice (mm)	Table speed (mm)	Increment (mm)	Time (s)	kV	mA	Kernel	Post-processing
1		Topo ap	2				120	100	Std	
2		Referenzscan	2	0		0,75	140	290	Std	zentrieren
3	nativ	Spirale	2	3	2	0,75	140	290	Std	VRT/3D

1.3.7 Mehrzeilen-CT	Phase	Scan Art	Slice (mm)	Table speed (mm)	Increment (mm)	Time (s)	kV	mA	Kernel	Post-processing
1		Topo ap	2				120	10/100	Std	
2		Topo lat	2				120	10/100	Std	
3	nativ	Spirale	3/3,75	10–20	3/3,75	0,5	120	180–250	Std	
4		Rohdaten-Reko	1–1,25		0,5				Std/UHR	VRT/3D

1.3.8 CT-Untersuchung: Thorax – Trauma

Fragestellung

Nativ: Rippenfrakturen, Mediastinal-/Thoraxwandhämatom, Hämatothorax, Lungeneinblutung/-riss
KM: Gefäßverletzung/-ruptur, Aortendissektion, Aortenaneurysma, Bronchusabriss, Mediastinalemphysem, Fremdkörperlokalisation/-dokumentation, Perikardtamponade, Myokardverletzung

Vorbereitung und Lagerung

Gonadenschutz! Alle Fremdkörper entfernen, bequeme Rückenlage, Kopf in Bocollokissen oder Bodyschale (Abb. 1), Arme kopfwärts strecken. Exakte symmetrische Einstellung zur Körperachse, mit Fadenkreuz kontrollieren, ggf. Korrektur nach Referenzscan.
Meist KM-Gabe: großlumigen i.v. Zugang legen (lassen), KM-Injektor anschließen.

Untersuchungsbereich

Zwerchfellwinkel bis Kinnspitze	Fensterlage Width/Center: ca. 350/35
Lungenparenchym mit Lung-Kernel abbilden	Fensterlage Width/Center: ca. 1600/-600
Knöcherne Anteile mit UHR-Kernel abbilden	Fensterlage Width/Center: ca. 2500/500

Eventuell selektive FOV für knöcherne Bereiche aus Rohdaten berechnen

Wichtiges, Tipps & Tricks

- Atemkommando mit dem Patienten vor Untersuchungsbeginn üben, Prozedere erklären, falls möglich! Beatmete Patienten: Atemstopp während der Datenaufnahme empfohlen (Absprache mit Anästhesie).
- Untersuchungsrichtung ist **kaudo-kranial**. Vorteile: die atmungsbeweglicheren Lungenabschnitte werden zuerst dargestellt. Im venösen Zuflussgebiet entstehen deutlich weniger KM-bedingte Artefakte.
- Patientenlagerung: feet first erleichtert Lagern bei Intensivpatienten, kann Untersuchungen bei Patienten mit Platzangst ermöglichen.
- Axillae/Thoraxwand beidseits vollständig abbilden.

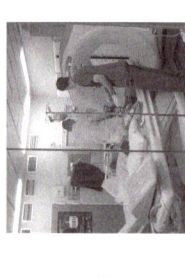

1 Lagerung

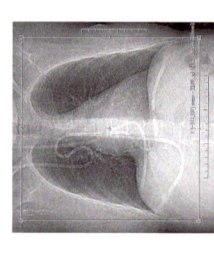

2 Topogramm/Scout

Weitere Hilfe siehe Seite 2–5

1.3.8 Einzellen-CT

Phase	Scan Art	Slice (mm)	Table speed (mm)	Increment (mm)	Time (s)	kV	mA	Kernel	KM Delay (s)	Post-processing
1	Topo ap	2				120	100	Std		
2	Referenzscan	5			0,75	140	290	Std		zentrieren
KM-Gabe	KM (ml) 80 flow (ml/s) 2,5									
3	venös Spirale	5	7,5	5,0	0,75	140	290	Std	40	
4	Rohdaten-Reko	5		5				Lung		

1.3.8 Mehrzeilen-CT

Phase	Scan Art	Slice (mm)	Table speed (mm)	Increment (mm)	Time (s)	kV	mA	Kernel	KM Delay (s)	Post-processing
1	Topo ap	2				120	10/100	Std		
2	Topo lat	2				120	10/100	Std		
KM-Gabe	KM (ml) 80 flow (ml/s) 2,5									
3	venös Spirale	5	10–20	5	0,5	140	290	Std	40	
4	Rohdaten-Reko	3/3,75		3/3,75				Lung		
5	Rohdaten-Reko	1/1,25		0,5–1				Std		VRT/3D

1.3.9   CT-Untersuchung: Thorax – Kind

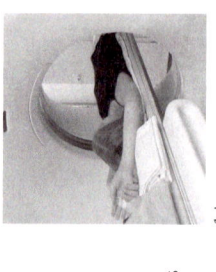

1 Lagerung

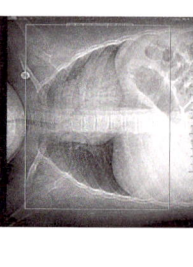

2 Topogramm/Scout

Fragestellung

Nativ: KM-Unverträglichkeit, Lungenparenchymbeurteilung, knöcherner Thorax
KM: Lungen-/Mediastinaltumor, Lungen-/Pleura-/Lymphknotenmetastasen, Gefäßinfiltration, Cavathrombose, prä-/postoperativ

Vorbereitung und Lagerung

Gonadenschutz! Alle Fremdkörper entfernen, bequeme Rückenlage, Kopf in Bocollokissen oder Bodyschale (Abb. 1), Arme kopfwärts strecken. Exakte symmetrische Einstellung zur Körperachse, mit Fadenkreuz kontrollieren, ggf. Korrektur nach Referenzscan.
Falls KM-Gabe vorgesehen: großlumigen i.v. Zugang legen (lassen), KM-Injektor anschließen.

Untersuchungsbereich

Zwerchfellwinkel bis Kinnspitze   Fensterlage Width/Center: ca. 350/35
Lungenparenchym im UHR-Kernel abbilden   Fensterlage Width/Center: ca. 1600/-600

Wichtiges, Tipps & Tricks

- Unterschriebene Einverständniserklärung des/der Erziehungsberechtigten zur CT-Untersuchung, für Kontrastmittelgabe und eventuelle Sedierung/Narkose muss vorliegen. Aufklärung durch untersuchenden Radiologen vorgeschrieben! Ausnahme: Notfallindikation durch anmeldenden Arzt, Bestätigung durch Radiologen.
- Kinder sollten untersuchungsbereit im CT erscheinen. Alle invasiven Maßnahmen erfolgen auf Station oder im Vorbereitungsraum **vor!** der Untersuchung (i.v.-Zugang, Sedierung, Narkose).
- Bei ängstlichen Kindern Topogramm von Puppe, Teddy o.ä. anfertigen, hilft die Angst zu überwinden.
- Atemkommando mit dem Kind vor Untersuchungsbeginn üben, Untersuchungsablauf erklären! Beatmete Kinder: Atemstopp während der Datenaufnahme empfohlen (Absprache mit Anästhesie).
- Untersuchungsrichtung ist **kaudo-kranial.** Vorteile: die atmungsbeweglicheren Lungenabschnitte werden zuerst dargestellt. Im venösen Zuflussgebiet entstehen deutlich weniger KM-bedingte Artefakte.
- Lagerung: feet first erleichtert Lagern bei Intensivpatienten, kann Untersuchungen bei Kindern mit Platzangst ermöglichen.
- Bei Tumorverdacht Nebennieren mitabbilden.

Weitere Hilfe siehe Seite 2–5

1.3.9 Einzeilen-CT

Phase	Scan Art	Slice (mm)	Table speed (mm)	Increment (mm)	Time (s)	kV	mA	Kernel	KM Delay (s)	Post-processing
1	Topo ap	2				80	10–50	Std		
2	Referenzscan	3			0,75	80–120	50–100	Std		zentrieren
KM-Gabe	2 ml pro kg Körpergewicht flow (ml/s) 0,3–0,6									
3	venös Spirale	3	4,5	3	0,75	100	90	Std	35–50	

1.3.9 Mehrzeilen-CT

Phase	Scan Art	Slice (mm)	Table speed (mm)	Increment (mm)	Time (s)	kV	mA	Kernel	KM Delay (s)	Post-processing
1	Topo ap	2				80–100	10–50	Std		
2	Topo lat	2				80–100	10–50	Std		
KM-Gabe	2 ml pro kg Körpergewicht flow (ml/s) 0,3–0,6									
3	venös Spirale	3/3,75	10–20	3/3,75	0,5	80–100	50–100	Std	35–50	
4	Rohdaten-Reko	1/1,25		1/1,25				Lung		MPR optional

1.3.10 CT-Untersuchung: Thorax – Sternum

Fragestellung

Nativ: Sternumfraktur, Sternumosteolyse
KM: Fisteldarstellung, prä-/postoperativ, tumoröse/entzündliche Sternuminfiltration

Vorbereitung und Lagerung

Gonadenschutz! Alle Fremdkörper entfernen, bequeme Rückenlage, Kopf in Bocollokissen oder Bodyschale (Abb. 1), Arme kopfwärts strecken. Exakte symmetrische Einstellung zur Körperachse, mit Fadenkreuz kontrollieren, ggf. Korrektur nach Referenzscan.
KM-Gabe i.v. nur bei Verdacht auf Tumor/Entzündung notwendig: großlumigen i.v. Zugang legen (lassen), KM-Injektor anschließen.
Bei Fisteldarstellung vorherige KM-Fistelkontrastierung mittels Knopfkanüle durch Radiologen/Arzt!

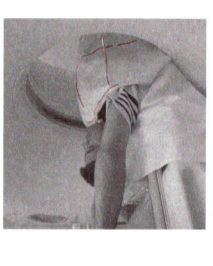
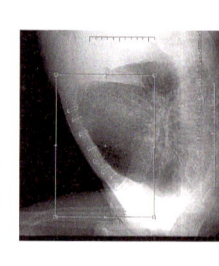

1 Lagerung

2 Topogramm/Scout

Untersuchungsbereich

Nativ: Sternum   Fensterlage Width/Center: ca. 3500/500
KM i.v.: Sternum + pathologische Veränderungen   Fensterlage Width/Center: ca. 350/50
Kontrastierte Fistel + nativ-CT: Sternum inklusive Fistelbereich   Fensterlage Width/Center: ca. 550/50

Eventuell selektive FOV für knöcherne Bereiche oder Fistelfüllung aus Rohdaten berechnen

Wichtiges, Tipps & Tricks

- Atemkommando mit dem Patienten vor Untersuchungsbeginn üben, Prozedere erklären! Beatmete Patienten: Atemstopp während der Datenaufnahme empfohlen (Absprache mit Anästhesie).
- KM: Untersuchungsrichtung ist **kaudo-kranial**. Vorteil: Im venösen Zuflussgebiet entstehen deutlich weniger KM-bedingte Artefakte.
- Patientenlagerung: feet first erleichtert Lagern bei Intensivpatienten, kann Untersuchungen bei Patienten mit Platzangst ermöglichen.
- 3D-Rekonstruktion.

Weitere Hilfe siehe Seite 2–5

1.3.10 Einzeilen-CT

Phase	Scan Art	Slice (mm)	Table speed (mm)	Increment (mm)	Time (s)	kV	mA	Kernel	KM Delay (s)	Post-processing
1		Topo ap	2				120	100	Std		
2		Referenzscan	2			1	140	250	Std		zentrieren
3	nativ	Spirale	2	3–4	2	1	140	250–300	UHR		MPR/VRT koronar
KM-Gabe	KM (ml) 80 flow (ml/s) 2,5										
4	venös	Spirale	5	7,5	5	1	140	250–300	Std	60	

1.3.10 Mehrzeilen-CT

Phase	Scan Art	Slice (mm)	Table speed (mm)	Increment (mm)	Time (s)	kV	mA	Kernel	KM Delay (s)	Post-processing
1		Topo ap	2				120	10/100	Std		
2		Topo lat	2				120	10/100	Std		
3	nativ	Spirale	1,25/2	4–10	1,25/2	0,5	120	200–300	UHR		VRT, MPR koronar
KM-Gabe	KM (ml) 80 flow (ml/s) 2,5										
4	venös	Spirale	5	15–20	5	0,5	120	100	Std	60	
5		Rohdaten-Reko	3	3					Lung		

1.3.11 CT-Untersuchung: Thorax – Clavicula

Fragestellung

Nativ: Claviculafraktur, Osteolyse
KM: tumoröse/entzündliche Claviculainfiltration

Vorbereitung und Lagerung

Gonadenschutz! Alle Fremdkörper entfernen, bequeme Rückenlage, Kopf in Bocollokissen oder Bodyschale (Abb. 1), Arme seitlich am Körper anlegen. Exakte symmetrische Einstellung zur Körperachse, mit Fadenkreuz kontrollieren, ggf. Korrektur nach Referenzscan.
KM-Gabe i.v. nur bei Verdacht auf Tumor/Entzündung notwendig: großlumigen i.v. Zugang legen (lassen), KM-Injektor anschließen.

Untersuchungsbereich:

Fraktur: Acromion bis Unterrand Sternoclaviculargelenk   Fensterlage Width/Center: ca. 3500/500

Entzündliche/tumoröse Veränderungen: FOV nach Ausmaß   Fensterlage Width/Center: ca. 350/50
der Veränderungen festlegen

Eventuell selektive FOV für knöcherne Bereiche aus Rohdaten berechnen

Wichtiges, Tipps & Tricks

- Atemkommando mit dem Patienten vor Untersuchungsbeginn üben, Prozedere erklären! Beatmete Patienten: Atemstopp während der Datenaufnahme empfohlen (Absprache mit Anästhesie).
- Vollständige Abbildung der tumorösen/entzündlichen Veränderungen mit Weichteilanteil!
- Patientenlagerung: feet first erleichtert Lagern bei Intensivpatienten, kann Untersuchungen bei Patienten mit Platzangst ermöglichen.

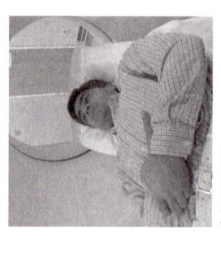

1 Lagerung

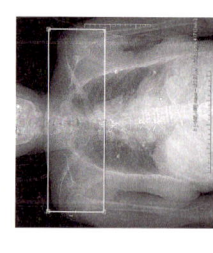

2 Topogramm/Scout

Weitere Hilfe siehe Seite 2–5

1.3.11 Einzeilen-CT

Phase	Scan Art	Slice (mm)	Table speed (mm)	Increment (mm)	Time (s)	kV	mA	Kernel	KM Delay (s)	Post-processing
1		Topo ap	2				120	100	Std		
2		Referenzscan	2				140	250	UHR		zentrieren
3	nativ	Spirale	2	3	2	1	140	290	UHR		MPR/3D
KM-Gabe optional	KM (ml) 80 flow (ml/s) 2,5										
4	venös	Spirale	3	4,5	3	1	140	290	Std	60	

1.3.11 Mehrzeilen-CT

Phase	Scan Art	Slice (mm)	Table speed (mm)	Increment (mm)	Time (s)	kV	mA	Kernel	KM Delay (s)	Post-processing
1		Topo ap	2				120	10/100	Std		
2		Topo lat	2				120	10/100	Std		
3	nativ	Spirale	1,25/2	4–10	1,25/2	0,75	140	250–300	UHR		3D/MPR koronar
KM-Gabe optional	KM (ml) 80 flow (ml/s) 2,5										
4	venös	Spirale	3/3,75	10–20	3/3,75	0,75	140	250–300	Std	60	

1.3.12 CT-Untersuchung: Thorax – Rippen

Fragestellung

Nativ: Rippenfrakturen, Osteolysen
KM: Rippenmetastasen, malignes Lymphom, entzündliche/tumoröse Rippeninfiltration, Rippentumor/Plasmozytom

Vorbereitung und Lagerung

Gonadenschutz! Alle Fremdkörper entfernen, bequeme Rückenlage, Kopf in Bocollokissen oder Bodyschale (Abb. 1), Arme kopfwärts strecken, wenn möglich. Exakte symmetrische Einstellung zur Körperachse, mit Fadenkreuz kontrollieren, ggf. Korrektur nach Referenzscan.

KM-Gabe i.v. bei Verdacht auf Tumor/Entzündung notwendig: großlumigen i.v. Zugang legen (lassen), KM-Injektor anschließen.

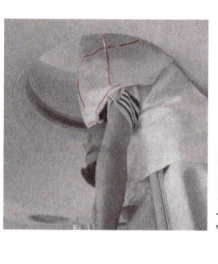

1 Lagerung

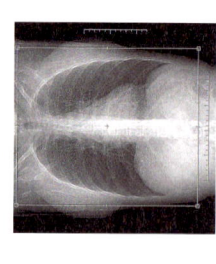

2 Topogramm/Scout

Untersuchungsbereich

Knöcherner Thorax   Fensterlage Width/Center: ca. 3500/500
Weichteilfenster   Fensterlage Width/Center: ca. 350/50

Eventuell selektive FOV für knöcherne Bereiche aus Rohdaten berechnen

Wichtiges, Tipps & Tricks

- Atemkommando mit dem Patienten vor Untersuchungsbeginn üben, Prozedere erklären! Beatmete Patienten: Atemstopp während der Datenaufnahme empfohlen (Absprache mit Anästhesie).
- Untersuchungsrichtung ist **kaudo-kranial.** Vorteile: die atmungsbeweglicheren kaudalen Rippen werden zuerst dargestellt. Im venösen Zuflussgebiet entstehen deutlich weniger KM-bedingte Artefakte.
- Patientenlagerung: feet first erleichtert Lagern bei Intensivpatienten, kann Untersuchungen bei Patienten mit Platzangst ermöglichen.
- Sagittale/koronare MPR, 3D-Rekonstruktion.

Weitere Hilfe siehe Seite 2–5

1.3.12 Einzeilen-CT

Phase	Scan Art	Slice (mm)	Table speed (mm)	Increment (mm)	Time (s)	kV	mA	Kernel	KM Delay (s)	Post-processing
1		Topo ap	2				120	100	Std		
2		Referenzscan	2			0,75–1	140	290	UHR		zentrieren
3	nativ	Spirale	2	3	2	0,75–1	140	290	UHR		MPR/3D
KM-Gabe optional	KM (ml) 80 flow (ml/s) 2,5										
4	venös	Spirale	3	4,5	3	0,75–1	140	290	Std	60	

1.3.12 Mehrzeilen-CT

Phase	Scan Art	Slice (mm)	Table speed (mm)	Increment (mm)	Time (s)	kV	mA	Kernel	KM Delay (s)	Post-processing
1		Topo ap	2				120	10/100	Std		
2		Topo lat	2				120	10/100	Std		
3	nativ	Spirale	1,25/2	4–10	1,25/2	0,5	140	250–300	UHR		3D, MPR
KM-Gabe optional	KM (ml) 80 flow (ml/s) 2,5										
4	venös	Spirale	3/3,75	10–20	3/3,75	0,5	140	250–300	Std	60	

1.3.13 CT-Untersuchung: Thorax – virtuelle Bronchoskopie

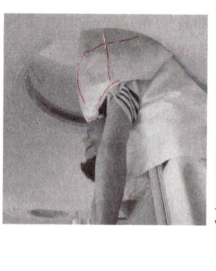

1 Lagerung

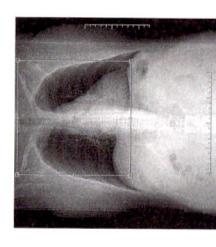

2 Topogramm/Scout

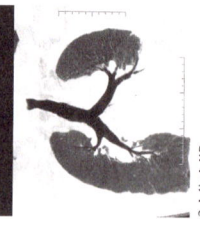

3 MinMIP

Fragestellung

Nativ: Darstellung des Tracheobronchialsystems, (endoskopisch nicht passierbare) Bronchusstenosen, tumoröse Bronchusobstruktion, vor/nach Bronchialstentimplantation, endobronchiale Raumforderung/Fremdkörper

KM: Bronchialkarzinom, Lungenmetastasen, Hilustumor, Mediastinaltumor, malignes Lymphom

Vorbereitung und Lagerung

Gonadenschutz! Alle Fremdkörper entfernen, bequeme Rückenlage, Kopf in Bocollokissen oder Bodyschale (Abb. 1), Arme kopfwärts strecken. Exakte symmetrische Einstellung zur Körperachse, mit Fadenkreuz kontrollieren, ggf. Korrektur nach Referenzscan.
Falls KM-Gabe vorgesehen: großlumigen i.v. Zugang legen (lassen), KM-Injektor anschließen.

Untersuchungsbereich

Zwerchfellwinkel bis Kinnspitze   Fensterlage Width/Center: ca. 350/35
Lungenparenchym im Lungenfenster abbilden   Fensterlage Width/Center: ca. 1600/-600.

Wichtiges, Tipps & Tricks

- Überwiegend zusätzliche Nachverarbeitung aus Dünnschicht-Standard-Thorax-CT-Datensatz. Selten eigenständige Untersuchung.
- Atemkommando mit dem Patienten vor Untersuchungsbeginn üben, Prozedere erklären!
- Untersuchungsrichtung ist **kaudo-kranial**. Vorteil: der atmungsbeweglichere Lungenabschnitt wird zuerst dargestellt. Im venösen Zuflussgebiet entstehen deutlich weniger KM-bedingte Artefakte.
- Patientenlagerung: feet first erleichtert Lagern bei Intensivpatienten, kann Untersuchungen bei Patienten mit Platzangst ermöglichen.
- Spezielle Software zur Darstellung erforderlich!

Weitere Hilfe siehe Seite 2–5

1.3.13 Einzeilen-CT

	Phase	Scan Art	Slice (mm)	Table speed (mm)	Increment (mm)	Time (s)	kV	mA	Kernel	KM Delay (s)	Post-processing
1		Topo ap	2				120	100	Std		
2		Referenzscan	2			0,75	140	250	Std		zentrieren
KM-Gabe optional	KM (ml) 80 flow (ml/s) 2,5										
3	venös	Spirale	2	2–3	0,8–1	0,75	140	250	Std	60	virtuelle Bronchoskopie
4		Rohdaten-Reko	2		2				Lung		

1.3.13 Mehrzeilen-CT

	Phase	Scan Art	Slice (mm)	Table speed (mm)	Increment (mm)	Time (s)	kV	mA	Kernel	KM Delay (s)	Post-processing
1		Topo ap	2				120	10/100	Std		
2		Topo lat	2				120	10/100	Std		
KM-Gabe optional	KM (ml) 80 flow (ml/s) 2,5										
3	venös	Spirale	1/1 25	4–10	0,5	0,5	120	120–220	Std	60	virtuelle Bronchoskopie
4		Rohdaten-Reko	1		3				Lung		

1.3.14 CT-Untersuchung: Thorax – Volumetrie

Fragestellung

Nativ: Lungengröße prä-/postoperativ, vor/nach operativer Emphysemreduktion, vor/nach Lungentransplantation

Vorbereitung und Lagerung

Gonadenschutz! Alle Fremdkörper entfernen, bequeme Rückenlage, Kopf in Bocollokissen oder Bodyschale (Abb. 1), Arme kopfwärts strecken. Exakte symmetrische Einstellung zur Körperachse, mit Fadenkreuz kontrollieren, ggf. Korrektur nach Referenzscan.

Untersuchungsbereich:

Kaudal der costodiaphragmalen Recessus bis Kinnspitze

Wichtiges, Tipps & Tricks

- Atemkommando mit dem Patienten vor Untersuchungsbeginn üben, Prozedere erklären!
- Untersuchungsrichtung ist **kaudo-kranial**. Vorteile: die atmungsbeweglicheren Lungenabschnitte werden zuerst dargestellt.
- Patientenlagerung: feet first erleichtert Lagern bei Intensivpatienten, kann Untersuchungen bei Patienten mit Platzangst ermöglichen.
- Spezielle Software zur Darstellung erforderlich!
- Einzelbilder in der Regel nicht dokumentieren.

Weitere Hilfe siehe Seite 2–5

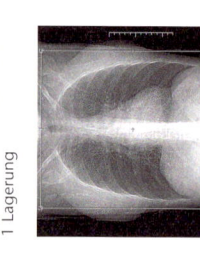

1 Lagerung

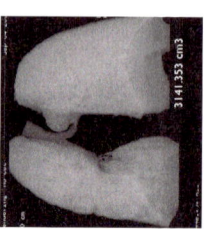

2 Topogramm/Scout

3 3D-Volumetrie

1.3.14 Einzeilen-CT

Phase	Scan Art	Slice (mm)	Table speed (mm)	Increment (mm)	Time (s)	kV	mA	Kernel	Post-processing
	Topo ap	2				120	100	Std	
	Referenzscan	5			0,75	140	250	Std	zentrieren
nativ	Spirale	5	5–7,5	5	0,75	140	250	Std	Volumetrie
	Rohdaten-Reko	5		5				Lung	

1.3.14 Mehrzeilen-CT

Phase	Scan Art	Slice (mm)	Table speed (mm)	Increment (mm)	Time (s)	kV	mA	Kernel	Post-processing
	Topo ap	2				120	10/100	Std	
	Topo lat	2				120	10/100	Std	
nativ	Spirale	5	20–30	5	0,5	120	180–250	Std	Volumetrie
	Rohdaten-Reko	3–5		3–5				Lung	

1.4.1 CT-Untersuchung: Herz – Calcium-Scoring

Fragestellung

Nativ: Koronararterienkalk

Vorbereitung und Lagerung

Gonadenschutz! Alle Fremdkörper entfernen, bequeme Rückenlage, Kopf in Bocollokissen oder Bodyschale, Arme kopfwärts strecken (Abb. 1). Exakte symmetrische Einstellung zur Körperachse (mit Fadenkreuz kontrollieren, ggf. Korrektur nach Referenzscan). EKG-Kontrollmonitor mit CT verbinden, EKG-Elektroden am Patienten anbringen (Elektrodenlage Gerätehersteller-spezifisch), Elektrodenkabel anschließen. EKG-Kurve am Monitor kontrollieren, ggf. Lagekorrektur der Elektroden.

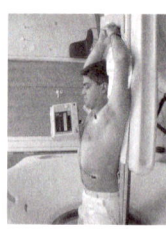

1 Lagerung

Untersuchungsbereich

Trachealbifurkation bis Herzspitze   Fensterlage Width/Center: ca. 350/35

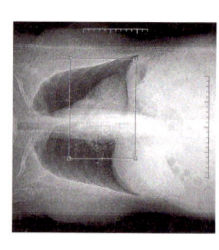

2 Topogramm/Scout

Wichtiges, Tipps & Tricks

- Spezielle Software zur Auswertung erforderlich! Spezielle Hardware für EKG-gesteuerte Untersuchungen notwendig.
- Atemkommando mit dem Patienten vor Untersuchungsbeginn üben.
- Patientenlagerung: feet first erleichtert Lagern bei Intensivpatienten, kann Untersuchungen bei Patienten mit Platzangst ermöglichen.

Weitere Hilfe siehe Seite 2–5

1.4.1 Einzeilen-CT

Phase	Scan Art	Slice (mm)	Table speed (mm)	Increment (mm)	Time (s)	kV	mA	Kernel	Post-processing
1		Topo ap	2				120	100	Std	
2		Referenzscan	3			0,75	120	80	Std	zentrieren
	EKG-Triggerung/-Scansteuerung									
3	nativ	Spirale	3	3	3	0,75	120	80	Std	Calcium-Scoring

1.4.1 Mehrzeilen-CT

Phase	Scan Art	Slice (mm)	Table speed (mm)	Increment (mm)	Time (s)	kV	mA	Kernel	Post-processing
1		Topo ap	2				120	10/100	Std	
2		Topo lat	2				120	10/100	Std	
	EKG-Triggerung/-Scansteuerung									
3	nativ	Spirale	3/3,75		10–20	0,5	140	80–100	Std	Calcium-Scoring

1.4.2 CT-Untersuchung: Herz – Bypass

Fragestellung

KM: Offenheitsprüfung nach Bypass-Operation, Bypassverschluss/-stenose

Vorbereitung und Lagerung

Gonadenschutz! Alle Fremdkörper entfernen, bequeme Rückenlage, Kopf in Bocollokissen oder Bodyschale, Arme kopfwärts strecken (Abb. 1). Exakte symmetrische Einstellung zur Körperachse (mit Fadenkreuz kontrollieren, ggf. Korrektur nach Referenzscan), ggf. EKG-Kontrollmonitor mit CT verbinden, EKG-Elektroden am Patienten anbringen (Elektrodenlage Gerätehersteller-spezifisch), Elektrodenkabel anschließen. EKG-Kurve am Monitor kontrollieren, ggf. Lagekorrektur der Elektroden.

Flow-Peak-Bestimmung oder Bolus-Tracking vor der Untersuchung absolut notwendig!

Untersuchungsbereich

1. Rippe bis Unterkante BWK 12   Fensterlage Width/Center: ca. 650/60

Wichtiges, Tipps & Tricks

- **Flow-Peak** oder **Bolus-Tracking** zur Bestimmung des optimalen Zeitpunkts der KM-Gabe. Messung in der Aorta ascendens 2 cm oberhalb des Abgangs des linken Koronararterienhauptstammes.
- Spezielle Software zur 3D-Auswertung und Gefäßbeurteilung erforderlich! Spezielle Hardware für EKG-gesteuerte Untersuchungen notwendig.
- Atemkommando mit dem Patienten vor Untersuchungsbeginn üben.
- Patientenlagerung: feet first erleichtert Lagern bei Intensivpatienten, kann Untersuchungen bei Patienten mit Platzangst ermöglichen.
- MPR, 3D, MIP, VRT, Vessel-Analysis-Darstellung. Spezielle Software zur Darstellung erforderlich!

Weitere Hilfe siehe Seite 2–5

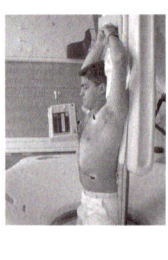

1 Lagerung

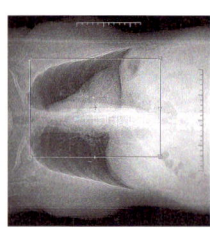

2 Topogramm/Scout

1.4.2 Einzeilen-CT

Phase	Scan Art	Slice (mm)	Table speed (mm)	Increment (mm)	Time (s)	kV	mA	Kernel	KM Delay (s)	Bolus-Tracking (Position)	Post-processing
1	Topo ap	2				120	100	Std			
2	Referenzscan	5			0,75	120	190	Std			zentrieren
KM-Gabe optional KM (ml) 40 flow (ml/s) 4,0	für Flow-Peak										
3 arteriell	Axial/Sequenz 22 Scans	5	0	0	1	80	190	Std	10		Flow-Peak
KM-Gabe KM (ml) 120 flow (ml/s) 4,0	EKG-Triggerung/-Scansteuerung										
4 arteriell	Spirale	1	1,5	1	0,75	140	290	Std	22 oder Bolus-Tracking	Aorta ascendens	VRT, Vessel-Analysis

1.4.2 Mehrzeilen-CT

Phase	Scan Art	Slice (mm)	Table speed (mm)	Increment (mm)	Time (s)	kV	mA	Kernel	KM Delay (s)	Bolus-Tracking (Position)	Post-processing
1	Topo ap	2				120	10/100	Std			
2	Topo lat	2			0,75	120	10/100	Std			
KM-Gabe optional KM (ml) 40 flow (ml/s) 4,0	für Flow-Peak										
3 arteriell	Axial/Sequenz 22 Scans	5	0	0	1	80–120	80–100	Std	10		Flow-Peak
KM-Gabe KM (ml) 120 flow (ml/s) 4,0	EKG-Triggerung/-Scansteuerung										
4 arteriell	Spirale	1/1,25	4–10	1/1,25	0,5	140	80–100	Std	22 oder Bolus-Tracking	Aorta ascendens	VRT, Vessel-Analysis

1.4.3 CT-Untersuchung: Herz – Koronararterien

Fragestellung
KM: prä-/postoperativ, Koronararterienstenose/-verschluss

Vorbereitung und Lagerung
Gonadenschutz! Alle Fremdkörper entfernen, bequeme Rückenlage, Kopf in Bocollokissen oder Bodyschale, Arme kopfwärts strecken (Abb. 1). Exakte symmetrische Einstellung zur Körperachse (mit Fadenkreuz kontrollieren, ggf. Korrektur nach Referenzscan). EKG-Kontrollmonitor mit CT verbinden, EKG-Elektroden am Patienten anbringen (Elektrodenlage Gerätehersteller-spezifisch), Elektrodenkabel anschließen. EKG-Kurve am Monitor kontrollieren, ggf. Lagekorrektur der Elektroden.

Untersuchungsbereich
Trachealbifurkation bis Herzspitze   Fensterlage Width/Center: ca. 650/60

Wichtiges, Tipps & Tricks
- **Flow-Peak** oder **Bolus-Tracking** zur Bestimmung des optimalen Zeitpunkts der KM-Gabe. Messung in der Aorta ascendens 2 cm oberhalb des Abgangs des linken Koronararterienhauptstammes.
- Spezielle Software zur 3D-Auswertung und Gefäßbeurteilung erforderlich! Spezielle Hardware für EKG-gesteuerte Untersuchungen notwendig.
- Atemkommando mit dem Patienten vor Untersuchungsbeginn üben.
- Patientenlagerung: feet first erleichtert Lagern bei Intensivpatienten, kann Untersuchungen bei Patienten mit Platzangst ermöglichen.
- MPR, 3D, MIP, VRT, Vessel-Analysis-Darstellung. Spezielle Software zur Darstellung erforderlich!

Weitere Hilfe siehe Seite 2–5

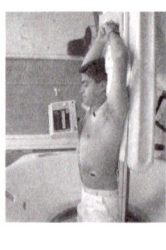

1 Lagerung

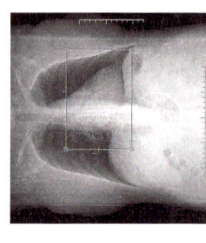

2 Topogramm/Scout

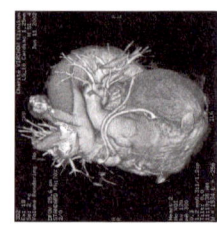

3 VRT

1.4.3 Einzeilen-CT

Phase	Scan Art	Slice (mm)	Table speed (mm)	Increment (mm)	Time (s)	kV	mA	Kernel	KM Delay (s)	Bolus-Tracking (Position)	Post-processing
1		Topo ap	2				120	100	Std			
2		Referenzscan	5			0,75	120	80	Std			zentrieren
KM-Gabe optional	KM (ml) 40 flow (ml/s) 4,0	für Flow-Peak										
3	arteriell	Axial/Sequenz 22 Scans	5/10	0	0	1	80	140	Std	10		Flow-Peak
KM-Gabe	KM (ml) 120 flow (ml/s) 4,0											
4	arteriell	Spirale	1	1,5	1	0,75	140	200–250	Std	22 oder Bolus-Tracking	Aorta ascendens	VRT, Vessel-Analysis

1.4.3 Mehrzeilen-CT

Phase	Scan Art	Slice (mm)	Table speed (mm)	Increment (mm)	Time (s)	kV	mA	Kernel	KM Delay (s)	Bolus-Tracking (Position)	Post-processing
1		Topo ap	2				120	10/100	Std			
2		Topo lat	2				120	10/100	Std			
KM-Gabe	KM (ml) 40 flow (ml/s) 4,0	für Flow-Peak										
3	arteriell	Axial/Sequenz 22 Scans	5	0	0	1	80–120	80–100	Std	10		Flow-Peak
KM-Gabe	KM (ml) 120 flow (ml/s) 4,0	EKG-Triggerung/-Scansteuerung										
4	arteriell	Spirale	1/1,25	4–10	1/1,25	0,5	140	80–100	Std	22 oder Bolus-Tracking	Aorta ascendens	VRT, Vessel-Analysis

1.4.4 CT-Untersuchung: Herz – Koronargefäß-Stent/Bypass-Stent

Fragestellung

Nativ + KM: prä-/postoperativ, Koronargefäßverschluss/-stenose

Vorbereitung und Lagerung

Gonadenschutz! Alle Fremdkörper entfernen, bequeme Rückenlage, Kopf in Bocollokissen oder Bodyschale (Abb. 1), Arme kopfwärts strecken. Exakte symmetrische Einstellung zur Körperachse (mit Fadenkreuz kontrollieren, ggf. Korrektur nach Referenzscan). EKG-Kontrollmonitor mit CT verbinden, EKG-Elektroden am Patienten anbringen (Elektrodenlage Geräteherstellerspezifisch, siehe unter 1.0 Anbringung der Elektroden), Elektrodenkabel anschließen. EKG-Kurve am Monitor kontrollieren, ggf. Lagekorrektur der Elektroden.
Nativuntersuchung zur Lagebestimmung der/des Stents notwendig! (alternativ Calcium-Scoring, siehe 1.4.1)

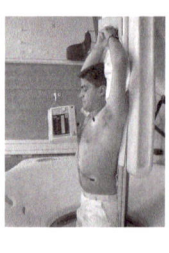

1 Lagerung

Untersuchungsbereich

1. Rippe bis Unterkante BWK 12   Fensterlage Width/Center: ca. 650/60

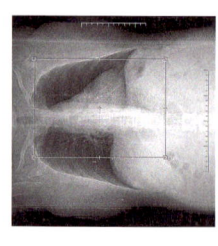

2 Topogramm/Scout

Wichtiges, Tipps & Tricks

- **Flow-Peak:** 1. ROI-Messung im gestenteten Gefäß direkt distal des Stents zur Offenheitsprüfung. 2. ROI-Messung zur Bestimmung des optimalen Zeitpunkts der KM-Gabe abhängig von Stentlokalisation (Stent re./li. proximal: Aorta ascendens, Stent re./li. distal: linker Ventrikel).
- Spezielle Software zur 3D-Auswertung und Gefäßauswertung erforderlich! Spezielle Hardware für EKG-gesteuerte Untersuchungen notwendig.
- Atemkommando mit dem Patienten vor Untersuchungsbeginn üben.
- Patientenlagerung: feed first erleichtert das Lagern bei Intensivpatienten und kann Untersuchungen bei Patienten mit Platzangst ermöglichen.
- MPR, 3D, MIP, VRT, Vessel-Analysis-Darstellung. Spezielle Software zur Darstellung erforderlich!

Weitere Hilfe siehe Seite 2–5

1.4.4 Einzellen-CT

1.4.4 Einzellen-CT	Phase	Scan Art	Slice (mm)	Table speed (mm)	Increment (mm)	Time (s)	kV	mA	Kernel	KM Delay (s)	Bolus-Tracking (Position)	Post-processing
1		Topo ap	2				120	100	Std			
2		Referenzscan	2			1	80	190	Std			zentrieren
3	nativ	Spirale	3	3	3	0,75	140	290	Std			
KM-Gabe optional	KM (ml) 40 flow (ml/s) 4,0	für Flow-Peak										
4	arteriell	Axial/Sequenz 22 Scans	5	0	0	1	80	190	Std	10		Flow-Peak
KM-Gabe	KM (ml) 120 flow (ml/s) 4,0	EKG-Triggerung/-Scansteuerung										
5	arteriell	Spirale	1	1,5	1	0,75	140	290	Std	22 oder Bolus-Tracking	Aorta ascendens	VRT, Vessel-Analysis

1.4.4 Mehrzeilen-CT

1.4.4 Mehrzeilen-CT	Phase	Scan Art	Slice (mm)	Table speed (mm)	Increment (mm)	Time (s)	kV	mA	Kernel	KM Delay (s)	Bolus-Tracking (Position)	Post-processing
1		Topo ap	2				120	10/100	Std			
2		Topo lat	2				120	10/100	Std			
3	nativ	Spirale	3/3,75	10–20	3/3,75	0,5	140	80–100	Std			
KM-Gabe optional	KM (ml) 40 flow (ml/s) 4,0	für Flow-Peak										
4	arteriell	Axial/Sequenz 22 Scans	5	0	0	1	80–120	80–100	Std	10		Flow-Peak
KM-Gabe	KM (ml) 120 flow (ml/s) 4,0	EKC-Triggerung/-Scansteuerung										
5	arteriell	Spirale	1/1,25	4–10	1/1,25	0,5	140	80–100	Std	22 oder Bolus-Tracking	Aorta ascendens	VRT, Vessel-Analysis

1.5.1   CT-Untersuchung: Abdomen – Standard

Fragestellung

Nativ/KM: unklare Bauchschmerzen, prä-/postoperativ, abdominelle Raumforderung, V. a. Metastasen, Lymphknoten, Aszites, Herdsuche bei Sepsis

Vorbereitung und Lagerung

Orale KM-Gabe: z. B. 1 Liter CT-Bariumbrei oder besser eine ca. 3%ige Lösung aus Wasser mit jodhaltigem Kontrastmittel (z. B. 30 ml Gastrografin/Peritrast auf 1 Liter Wasser) eine Stunde vor Untersuchungsbeginn trinken lassen.
Gonadenschutz! Alle Fremdkörper entfernen, bequeme Rückenlage, Kopf in Bocollokissen oder Bodyschale (Abb. 1), Arme kopfwärts strecken. Exakte symmetrische Einstellung zur Körperachse, mit Fadenkreuz kontrollieren, ggf. Korrektur nach Referenzscan.
KM-Gabe: großlumigen i.v. Zugang legen (lassen), KM-Injektor anschließen.

Untersuchungsbereich

Zwerchfellkuppe bis Symphyse   Fensterlage Width/Center: ca. 350/40
(Fett und Luft müssen zu unterscheiden sein)

Wichtiges, Tipps & Tricks

- Atemkommando mit dem Patienten vor Untersuchungsbeginn üben.
- Patientenlagerung: feet first erleichtert Lagern bei Intensivpatienten, kann Untersuchungen bei Patienten mit Platzangst ermöglichen.

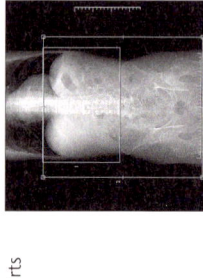

1 Lagerung

2 Topogramm/Scout

Weitere Hilfe siehe Seite 2–5

1.5.1 Einzeilen-CT

Phase	Scan Art	Slice (mm)	Table speed (mm)	Increment (mm)	Time (s)	kV	mA	Kernel	KM Delay (s)	Post-processing
1	Topo ap	2				120	100	Std		
2	Referenzscan	8			0,75	120	250	Std		zentrieren
3 nativ	Spirale	8	12	8	0,75	120	250	Std		
KM-Gabe	KM (ml) 100 flow (ml/s) 1,5									
4 venös	Spirale	8	12	8	0,75	120	250	Std	80	

1.5.1 Mehrzeilen-CT

Phase	Scan Art	Slice (mm)	Table speed (mm)	Increment (mm)	Time (s)	kV	mA	Kernel	KM Delay (s)	Post-processing
1	Topo ap	2				120	10/100	Std		
2	Topo lat	2				120	10/100	Std		
3 nativ	Spirale	7,5/8	20–30	7,5/8	0,5	120	200–300	Std		
KM-Gabe	KM (ml) 100 flow (ml/s) 1,5									
4 venös	Spirale	7,5/8	20–30	7,5/8	0,5	120	200–300	Std	80	

1.5.2 CT-Untersuchung: Abdomen – Leber 3 Phasen

Fragestellung

Nativ/KM: hepato-/cholangiozelluläres Karzinom, Lebermetastasen, Leberhämangiom, FNH, Leberadenom, Leberinfiltration, unklare Raumforderung, Leberzirrhose, Leberversagen, nach Lebertransplantation/-teilresektion, vor-/nach Chemoembolisation, vor-/nach LITT

Vorbereitung und Lagerung

Patient 15 min vor Untersuchungsbeginn 500 ml Wasser trinken lassen.
Gonadenschutz! Alle Fremdkörper entfernen, bequeme Rückenlage, Kopf in Bocollokissen oder Bodyschale (Abb. 1), Arme kopfwärts strecken. Exakte symmetrische Einstellung zur Körperachse, mit Fadenkreuz kontrollieren, ggf. Korrektur nach Referenzscan.
KM-Gabe: großlumigen i.v. Zugang legen (lassen), KM-Injektor anschließen.

Untersuchungsbereich

nativ: Zwerchfellkuppe bis Nierenbasis   Fensterlage Width/Center: ca. 300/40
1. KM-Phase: Zwerchfellkuppe bis Leberspitze   Fensterlage Width/Center: ca. 300/40
2. KM-Phase: Zwerchfellkuppe bis Leberspitze   Fensterlage Width/Center: ca. 300/40
3. KM-Phase: Zwerchfellkuppe bis Symphyse   Fensterlage Width/Center: ca. 350/40
(Fett und Luft müssen zu unterscheiden sein)

Wichtiges, Tipps & Tricks

- Atemkommando mit dem Patienten vor Untersuchungsbeginn üben.
- Patientenlagerung: 'feet first erleichtert Lagern bei Intensivpatienten, kann Untersuchungen bei Patienten mit Platzangst ermöglichen.
- MPR, 3D, MIP, VRT, Vessel-Analysis-Darstellung. Spezielle Software zur Darstellung erforderlich!

Weitere Hilfe siehe Seite 2–5

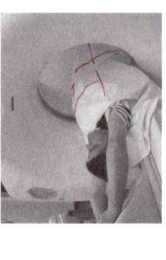

1 Lagerung

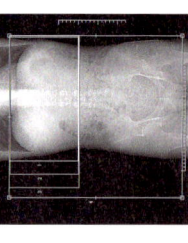

2 Topogramm/Scout

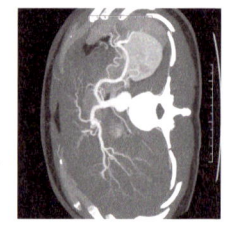

3 MIP

1.5.2 Einzeilen-CT

Phase	Scan Art	Slice (mm)	Table speed (mm)	Increment (mm)	Time (s)	kV	mA	Kernel	KM Delay (s)	Post-processing
	Topo ap	2				120	100	Std		
	Referenzscan	8			0,75	120	250	Std		zentrieren
nativ	Spirale	8	12	8	0,75	120	250	Std		
KM-Gabe	**100** **4,0**									
	KM (ml) flow (ml/s)									
arteriell	Spirale	5	7,5	5	0,75	120	300	Std	18	
venös	Spirale	8	12	8	0,75	120	280	Std	80	

1.5.2 Mehrzeilen-CT

Phase	Scan Art	Slice (mm)	Table speed (mm)	Increment (mm)	Time (s)	kV	mA	Kernel	KM Delay (s)	Post-processing
	Topo ap	2				120	10/100	Std		
	Topo lat	2				120	10/100	Std		
nativ	Spirale	7,5/8	20–30	7,5/8	0,5	120	200–300	Std		
KM-Gabe	**100** **4,0**									
	KM (ml) flow (ml/s)									
arteriell	Spirale	5	10–20	5	0,5	120	200–300	Std	18	
portal-venös	Spirale	5	10–20	5	0,5	120	200–300	Std	40	
venös	Spirale	7,5/8	20–30	7,5/8	0,5	120	200–300	Std	80	
arteriell	Rohdaten-Reko	1/1,25		0,6				Std		MIP, VRT
portal-venös	Rohdaten-Reko	1/1,25		0,6				Std		MIP, VRT

1.5.3 CT-Untersuchung: Abdomen – Lebervolumetrie

Fragestellung

Nativ: vor Lebertransplantation, vor Lebend-Leber(teil)spende, Leberteilresektion, prä-/postoperativ

Vorbereitung und Lagerung

Gonadenschutz! Alle Fremdkörper entfernen, bequeme Rückenlage, Kopf in Bocollokissen oder Bodyschale (Abb. 1), Arme kopfwärts strecken. Exakte symmetrische Einstellung zur Körperachse, mit Fadenkreuz kontrollieren, ggf. Korrektur nach Referenzscan.

Untersuchungsbereich

nativ: Zwerchfellkuppe bis Leberspitze

Fensterlage Width/Center: ca. 300/40

Wichtiges, Tipps & Tricks

- Spezielle Software zur 3D-Auswertung erforderlich (Abb. 3).
- Patientenlagerung: feet first erleichtert Lagern bei Intensivpatienten, kann Untersuchungen bei Patienten mit Platzangst ermöglichen.

Weitere Hilfe siehe Seite 2–5

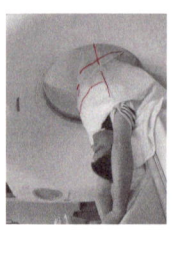

1 Lagerung

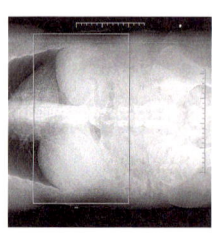

2 Topogramm/Scout

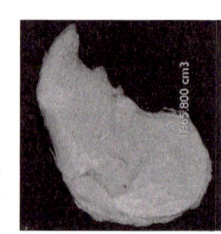

3 3D-Volumetrie

1.5.3 Einzellen-CT

Phase	Scan Art	Slice (mm)	Table speed (mm)	Increment (mm)	Time (s)	kV	mA	Kernel	KM Delay (s)	Post-processing
	Topo ap	2				120	100	Std		
	Referenzscan	5			0,75	120	250	Std		zentrieren
nativ	Spirale	5	5–7,5	5	0,75	120	250	Std		Volumetrie
oder post-KM	KM (ml) 100 flow (ml/s) 1,5									
venös	Spirale	5	5–7,5	5	0,75	120	250	Std	80	Volumetrie

1.5.3 Mehrzeilen-CT

Phase	Scan Art	Slice (mm)	Table speed (mm)	Increment (mm)	Time (s)	kV	mA	Kernel	KM Delay (s)	Post-processing
	Topo ap	2				120	10/100	Std		
	Topo lat	2				120	10/100	Std		
nativ	Spirale	5	10–20	5	0,5	120	200–300	Std		Volumetrie
oder post-KM	KM (ml) 100 flow (ml/s) 1,5									
venös	Spirale	5	10–20	5	0,5	120	200–300	Std	80	Volumetrie

1.5.4 CT-Untersuchung: Abdomen – Pankreas 3 Phasen

Fragestellung

Nativ/KM: Pankreaskarzinom, Pankreasinfiltration, Insulinom, unklare Raumforderung, Pankreatitis (chronisch/akut), Pankreasinsuffizienz, Pankreaspseudozyste, Pankreasruptur

Vorbereitung und Lagerung

Patient 15 min vor Untersuchungsbeginn 500 ml Wasser trinken lassen.
Gonadenschutz! Alle Fremdkörper entfernen, bequeme Rückenlage, Kopf in Bocollokissen oder Bodyschale (Abb. 1). Arme kopfwärts strecken. Exakte symmetrische Einstellung zur Körperachse, mit Fadenkreuz kontrollieren, ggf. Korrektur nach Referenzscan.
KM-Gabe: großlumigen i.v. Zugang legen (lassen), KM-Injektor anschließen.

Untersuchungsbereich

nativ: Leberhilus bis Nierenbasis   Fensterlage Width/Center: ca. 300/40
1. KM-Phase: Leberhilus bis Nierenhilus   Fensterlage Width/Center: ca. 350/40
2. KM-Phase: Leberhilus bis Nierenhilus   Fensterlage Width/Center: ca. 350/40
3. KM-Phase: Leberhilus bis Symphyse   Fensterlage Width/Center: ca. 350/40
(Fett und Luft müssen zu unterschieden sein)

Wichtiges, Tipps & Tricks

- Atemkommando mit dem Patienten vor Untersuchungsbeginn üben.
- Patientenlagerung: feet first erleichtert Lagern bei Intensivpatienten, kann Untersuchungen bei Patienten mit Platzangst ermöglichen.
- MPR, 3D, MIP, VRT, Vessel-Analysis-Darstellung. Spezielle Software zur Darstellung erforderlich!
- Bei Pankreatitis ist die arterielle Phase wenig hilfreich.

Weitere Hilfe siehe Seite 2–5

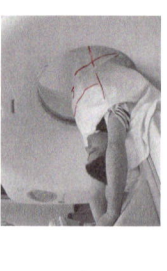

1 Lagerung

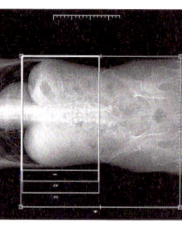

2 Topogramm/Scout

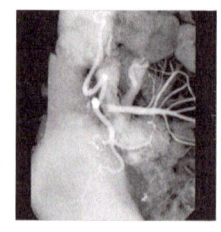

3 VRT

1.5.4 Einzellen-CT

Phase	Scan Art	Slice (mm)	Table speed (mm)	Increment (mm)	Time (s)	kV	mA	Kernel	KM Delay (s)	Post-processing
1		Topo ap	2				120	100	Std		
2		Referenzscan	8			0,75	120	250	Std		zentrieren
3	nativ	Spirale	8	12	8	0,75	120	250	Std		
KM-Gabe	KM (ml) 100 flow (ml/s) 4,0	arterielle Phase bei Pankreatitis verzichtbar									
4	arteriell	Spirale	5	7,5	5	0,75	120	300	Std	18	
5	venös	Spirale	8	12	8	0,75	120	280	Std	80	

1.5.4 Mehrzellen-CT

Phase	Scan Art	Slice (mm)	Table speed (mm)	Increment (mm)	Time (s)	kV	mA	Kernel	KM Delay (s)	Post-processing
1		Topo ap	2				120	10/100	Std		
2		Topo lat	2				120	10/100	Std		
3	nativ	Spirale	7,5/8	20–30	7,5/8	0,5	120	200–300	Std		
KM-Gabe	KM (ml) 100 flow (ml/s) 4,0	arterielle Phase bei Pankreatitis verzichtbar									
4	arteriell	Spirale	5	10–20	5	0,5	120	200–300	Std	18	
5	portal-venös	Spirale	5	10–20	5	0,5	120	200–300	Std	40	
6	venös	Spirale	7,5/8	20–30	7,5/8	0,5	120	200–300	Std	80	
7	arteriell	Rohdaten-Reko	1/1,25		0,5				Std		MIP, VRT
8	portal-venös	Rohdaten-Reko	1/1,25		0,5				Std		MIP, VRT

1.5.5 CT-Untersuchung: Abdomen – Nierenspender

Fragestellung

Nativ/KM: Ausschluss Nierenpathologie, Nierengefäßdarstellung

Vorbereitung und Lagerung

Patient 15 min vor Untersuchungsbeginn 500 ml Wasser trinken lassen.
Gonadenschutz! Alle Fremdkörper entfernen, bequeme Rückenlage, Kopf in Bocollokissen oder Bodyschale (Abb. 1), Arme kopfwärts strecken. Exakte symmetrische Einstellung zur Körperachse, mit Fadenkreuz kontrollieren, ggf. Korrektur nach Referenzscan.
KM-Gabe: großlumigen i.v. Zugang legen (lassen), KM-Injektor anschließen.

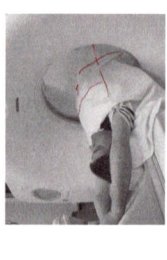
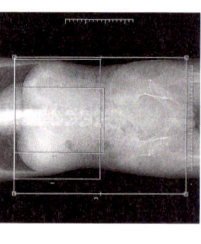

1 Lagerung

2 Topogramm/Scout

Untersuchungsbereich

nativ:	Zwerchfellkuppe bis kaudal unterer Nierenpol	Fensterlage Width/Center: ca. 300/40
wenn nativ kein Nierenprozess: nur arteriell	Zwerchfellkuppe bis kaudal unterer Nierenpol	Fensterlage Width/Center: ca. 360/40
wenn nativ Nierenprozess: zusätzlich venös	Zwerchfellkuppe bis kaudal unterer Nierenpol	Fensterlage Width/Center: ca. 360/40
sowie spätvenös	Zwerchfellkuppe bis Symphyse	Fensterlage Width/Center: ca. 360/40
(Fett und Luft müssen zu unterscheiden sein)		

Wichtiges, Tipps & Tricks

- Niere(n) vollständig abbilden!
- Atemkommando mit dem Patienten vor Untersuchungsbeginn üben.
- Patientenlagerung: feet first erleichtert Lagern bei Intensivpatienten, kann Untersuchungen bei Patienten mit Platzangst ermöglichen.
- MPR, 3D, MIP, VRT, Vessel-Analysis-Darstellung, Spezielle Software zur Darstellung erforderlich!

Weitere Hilfe siehe Seite 2–5

1.5.5 Einzellen-CT

Phase	Scan Art	Slice (mm)	Table speed (mm)	Increment (mm)	Time (s)	kV	mA	Kernel	KM Delay (s)	Bolus-Tracking (Position)	Post-processing
1	Topo ap	2				120	100	Std			zentrieren
2	Referenzscan	8			0,75	120	250	Std			
3 nativ	Spirale	8	12	8	0,75	120	250	Std			
KM-Gabe	wenn nativ kein Nierenprozess, dann KM (ml) 100 flow (ml/s) 4,0										
4 arteriell	Spirale	2	3	2	0,75	120	300	Std	18 optional	Aorta abdominalis	VRT
	wenn nativ Nierenprozess, dann zusätzlich										
5 venös	Spirale	5	7,5	5	0,75	120	300	Std	80		
6 spät-venös	Spirale	5	7,5	5	0,75	120	300	Std	5–10 min		

1.5.5 Mehrzellen-CT

Phase	Scan Art	Slice (mm)	Table speed (mm)	Increment (mm)	Time (s)	kV	mA	Kernel	KM Delay (s)	Bolus-Tracking (Position)	Post-processing
1	Topo ap	2				120	10/100	Std			
2	Topo lat	2				120	10/100	Std			
3 nativ	Spirale	5	10–20	5	0,5	120	200–300	Std			
KM-Gabe	wenn nativ kein Nierenprozess, dann KM (ml) 100 flow (ml/s) 4,0										
4 arteriell	Spirale	1/1,25	4–10	1/1,25	0,5	120	200–300	Std	18 optional	Aorta abdominalis	VRT
	wenn nativ Nierenprozess, dann zusätzlich										
5 venös	Spirale	5	10–20	5	0,5	120	200–300	Std	80		
6 spät-venös	Spirale	5	10–20	5	0,5	120	200–300	Std	10–15 min		

1.5.6 CT-Untersuchung: Abdomen – Nebennierentumor

Fragestellung

Nativ/KM: Nebennierenkarzinom, unklare Raumforderung, Inzidentalom, Metastase, Phäochromocytom, Conn-Syndrom

Vorbereitung und Lagerung

Patient 15 min vor Untersuchungsbeginn 500 ml Wasser trinken lassen.
Gonadenschutz! Alle Fremdkörper entfernen, bequeme Rückenlage, Kopf in Bocollokissen oder Bodyschale (Abb. 1), Arme kopfwärts strecken. Exakte symmetrische Einstellung zur Körperachse, mit Fadenkreuz kontrollieren, ggf. Korrektur nach Referenzscan.
Falls KM-Gabe vorgesehen: großlumigen i.v. Zugang legen (lassen), KM-Injektor anschließen.

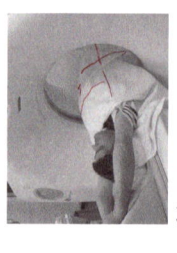
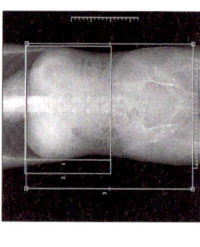

1 Lagerung

2 Topogramm/Scout

Untersuchungsbereich

nativ:	Leberhilus bis caudal unterer Nierenpol	Fensterlage Width/Center: ca. 300/40
venös:	Leberhilus bis caudal unterer Nierenpol	Fensterlage Width/Center: ca. 360/40
spätvenös:	Leberhilus bis Symphyse	Fensterlage Width/Center: ca. 360/40

(Fett und Luft müssen zu unterscheiden sein)

Wichtiges, Tipps & Tricks

- **Nativscans in der Regel nicht verzichtbar!**
- Atemkommando mit dem Patienten vor Untersuchungsbeginn üben.
- Patientenlagerung: feet first erleichtert Lagern bei Intensivpatienten, kann Untersuchungen bei Patienten mit Platzangst ermöglichen.

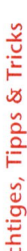

Weitere Hilfe siehe Seite 2–5

1.5.6 Einzeilen-CT

	Phase	Scan Art	Slice (mm)	Table speed (mm)	Increment (mm)	Time (s)	kV	mA	Kernel	KM Delay (s)	Post-processing
1		Topo ap	2				120	100	Std		
2		Referenzscan	8			0,75	120	250	Std		zentrieren
3	nativ	Spirale	8	12	8	0,75	120	250	Std		ROI in Nebenniere
KM-Gabe	KM (ml) flow (ml/s)	80 1,5									
4	venös	Spirale	5	7,5	5	0,75	120	300	Std	80	ROI in Nebenniere
5	spät-venös	Spirale	5	7,5	5	0,75	120	300	Std	10–15 min	ROI in Nebenniere

1.5.6 Mehrzeilen-CT

	Phase	Scan Art	Slice (mm)	Table speed (mm)	Increment (mm)	Time (s)	kV	mA	Kernel	KM Delay (s)	Post-processing
1		Topo ap	2				120	10/100	Std		
2		Topo lat	2				120	10/100	Std		
3	nativ	Spirale	7,5/8	20–30	7,5/8	0,5	120	200–300	Std		ROI in Nebenniere
KM-Gabe	KM (ml) flow (ml/s)	80 1,5									
4	venös	Spirale	5	10–20	5	0,5	120	200–300	Std	80	ROI in Nebenniere
5	spät-venös	Spirale	5	10–20	5	0,5	120	200–300	Std	10–15 min	ROI in Nebenniere

1.5.7 CT-Untersuchung: Abdomen – Steine Nieren/ableitende Harnwege

Fragestellung

Nativ: Nieren-/Ureter-/Blasensteine

Vorbereitung und Lagerung

Gonadenschutz! Alle Fremdkörper entfernen, bequeme Rückenlage, Kopf in Bocollokissen oder Bodyschale (Abb. 1), Arme kopfwärts strecken. Exakte symmetrische Einstellung zur Körperachse, mit Fadenkreuz kontrollieren, ggf. Korrektur nach Referenzscan.

Untersuchungsbereich

oberer Nierenpol bis Beckenboden   Fensterlage Width/Center: ca. 360/40

Wichtiges, Tipps & Tricks

- Atemkommando mit dem Patienten vor Untersuchungsbeginn üben.
- Patientenlagerung: feet first erleichtert Lagern bei Intensivpatienten, kann Untersuchungen bei Patienten mit Platzangst ermöglichen.
- Eventuelle Steine/Konkremente mittels MPR dokumentieren.

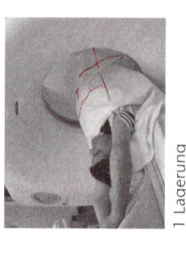

1 Lagerung

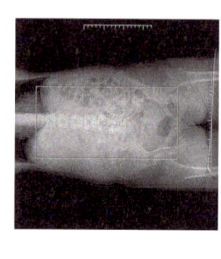

2 Topogramm/Scout

Weitere Hilfe siehe Seite 2–5

1.5.7 Einzeilen-CT

Phase	Scan Art	Slice (mm)	Table speed (mm)	Increment (mm)	Time (s)	kV	mA	Kernel	Post-processing
1		Topo ap	2				120	100	Std	
2		Referenzscan	3	0		0,75	120	250	Std	zentrieren
3	nativ	Spirale	3	3–4,5	3	0,75	120	250	Std	MPR optional

1.5.7 Mehrzeilen-CT

Phase	Scan Art	Slice (mm)	Table speed (mm)	Increment (mm)	Time (s)	kV	mA	Kernel	Post-processing
1		Topo ap	2				120	10/100	Std	
2		Topo lat	2				120	10/100	Std	
3	nativ	Spirale	3/3,75	10–20	3/3,75	0,5	120	200–300	Std	MPR optional

1.5.8 CT-Untersuchung: Abdomen – virtuelle Koloskopie

Fragestellung

KM: Kolonkarzinom, Koloninfiltration, unklarer Kolonprozess, Kolonpassagehindernis/-stenose, Polypensuche, Divertikulose, Divertikulitis, Abszess

Vorbereitung und Lagerung

Gonadenschutz! Alle Fremdkörper entfernen. Darmrohr legen lassen, bequeme Rückenlage (anschließend eventuell Bauchlage), Kopf in Bocollokissen oder Bodyschale (Abb. 1, 2), Arme kopfwärts strecken. Exakte symmetrische Einstellung zur Körperachse, mit Fadenkreuz kontrollieren, ggf. Korrektur nach Referenzscan.
KM-Gabe: großlumigen i.v. Zugang legen (lassen), KM-Injektor anschließen.
Aufblähen des Kolons durch Luftinsufflation per Darmrohr direkt vor Untersuchung (durch begleitenden Arzt/Radiologen).

Untersuchungsbereich

Rückenlage   Zwerchfellkuppe bis Anus   Fensterlage Width/Center: ca. 360/-100
Bauchlage   Zwerchfellkuppe bis Anus   Fensterlage Width/Center: ca. 360/-100

Wichtiges, Tipps & Tricks

- Software-abhängig eventuell Untersuchung in Rücken- und Bauchlage notwendig!
- Atemkommando mit dem Patienten vor Untersuchungsbeginn üben.
- Patientenlagerung: feet first erleichtert Lagern bei Intensivpatienten, kann Untersuchungen bei Patienten mit Platzangst ermöglichen.
- Eventuell medikamentöse Darmrelaxierung (Buscopan® o. ä.), aber: Ausschluss von Kontraindikationen!
- 3D-Rekonstruktion (spezielle Software erforderlich) (Abb. 4–6).

Weitere Hilfe siehe Seite 2–5

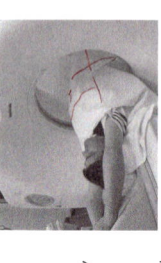

1 Lagerung

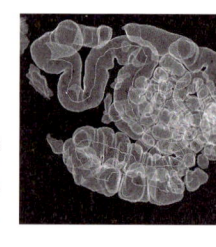

2 Lagerung

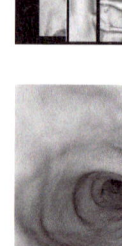

3 Topogramm/Scout

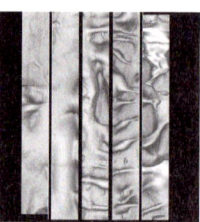

4 VRT

5 virtuelle Endoskopie

6 3D-Längsschnitte

1.5.8 Einzeilen-CT

Phase	Scan Art	Slice (mm)	Table speed (mm)	Increment (mm)	Time (s)	kV	mA	Kernel	KM Delay (s)	Post-processing
Rückenlage										
1	Topo ap	2				120	100	Std		
2	Referenzscan	2			0,75	120	250	Std		zentrieren
KM-Gabe KM (ml) 80 flow (ml/s) 2,0										
3	venös Spirale	2	4	2	0,75	120	250	Std	80	virtuelle Koloskopie
Bauchlage optional										
4	Topo ap	2				120	10	Std		
5	Referenzscan	2			0,75	120	250	Std		zentrieren
6	venös Spirale	2	4	2	0,75	120	250	Std	post KM	virtuelle Koloskopie

1.5.8 Mehrzeilen-CT

Phase	Scan Art	Slice (mm)	Table speed (mm)	Increment (mm)	Time (s)	kV	mA	Kernel	KM Delay (s)	Post-processing
Rückenlage										
1	Topo ap	2				120	10/100	Std		
2	Topo lat	2				120	10/100	Std		
KM-Gabe KM (ml) 80 flow (ml/s) 2,0										
3	venös Spirale	1/1,25	4–10	1/1,25	0,5	120	200–300	Std	80	virtuelle Koloskopie
Bauchlage optional										
4	Topo ap	2				120	10/100	Std		
5	Topo lat	2				120	10/100	Std		
6	venös Spirale	1/1,25	4–10	1/1,25	0,5	120	200–300	Std	post KM	virtuelle Koloskopie

1.5.9 CT-Untersuchung: Abdomen – Bauchaortenaneurysma (BAA)

Fragestellung

KM: prä-/postoperativ, Dissektion, vor Stentimplantation, Gefäßstenose/-verschluss, Lériche-Syndrom, Ruptur(verdacht)

Vorbereitung und Lagerung

Gonadenschutz! Alle Fremdkörper entfernen, bequeme Rückenlage, Kopf in Bocollokissen oder Bodyschale (Abb. 1), Arme kopfwärts strecken. Exakte symmetrische Einstellung zur Körperachse, mit Fadenkreuz kontrollieren, ggf. Korrektur nach Referenzscan.

KM-Gabe: großlumigen i.v. Zugang legen (lassen), KM-Injektor anschließen.

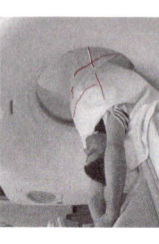

1 Lagerung

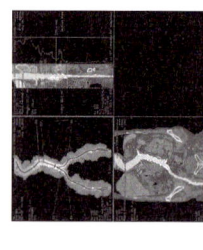

2 Topogramm/Scout

Untersuchungsbereich

Unterkante BWK 11 bis Symphyse   Fensterlage Width/Center: ca. 700/100

Wichtiges, Tipps & Tricks

- Atemkommando mit dem Patienten vor Untersuchungsbeginn üben.
- Optimales KM-Timing absolut notwendig (Bolus-Tracking, Flow-Peak-Messung oder notfalls fixes Delay). Nierenarterien müssen mitabgebildet werden.
- Patientenlagerung: feet first erleichtert Lagern bei Intensivpatienten, kann Untersuchungen bei Patienten mit Platzangst ermöglichen.
- MPR, 3D, MIP, VRT, Vessel-Analysis-Darstellung. Spezielle Software zur Darstellung erforderlich!

3 VRT   4 Vessel-Analysis

Weitere Hilfe siehe Seite 2–5

1.5.9 Einzeilen-CT

Phase	Scan Art	Slice (mm)	Table speed (mm)	Increment (mm)	Time (s)	kV	mA	Kernel	Bolus-Tracking (Position)	Post-processing
1	Topo ap	2				120	100	Std		
2	Referenzscan	3			0,75	120	250	Std		zentrieren
KM-Gabe	**KM (ml) 120** **flow (ml/s) 3,5**									
3	Spirale	3	4,5–6	3	0,75	120	250	Std	Aorta abdominalis	VRT, Vessel-Analysis
arteriell										

1.5.9 Mehrzeilen-CT

Phase	Scan Art	Slice (mm)	Table speed (mm)	Increment (mm)	Time (s)	kV	mA	Kernel	Bolus-Tracking (Position)	Post-processing
1	Topo ap	2				120	10/100	Std		
2	Topo lat	2				120	10/100	Std		
KM-Gabe	**KM (ml) 120** **flow (ml/s) 3,5**									
3	Spirale	1/1,25	4–10	1/1,25	0,5	120	200–300	Std	Aorta abdominalis	VRT, Vessel-Analysis
arteriell										
4	Rohdaten-Reko	3/3,75		3/3,75				Std		Dokumentation

1.5.10 CT-Untersuchung: Abdomen – Bauchaortenaneurysma-Stent

Fragestellung

KM: Aneurysma nach Stentimplantation, Ausschluss Leckage nach Stentimplantation

Vorbereitung und Lagerung

Gonadenschutz! Alle Fremdkörper entfernen, bequeme Rückenlage, Kopf in Bocollokissen oder Bodyschale (Abb. 1), Arme kopfwärts strecken. Exakte symmetrische Einstellung zur Körperachse, mit Fadenkreuz kontrollieren, ggf. Korrektur nach Referenzscan.

KM-Gabe: großlumigen i.v. Zugang legen (lassen), KM-Injektor anschließen.

Untersuchungsbereich

1. arterielle Phase Unterkante BWK 11 bis Symphyse   Fensterlage Width/Center: ca. 700/100
2. (spät)venöse Phase nur Stentbereich   Fensterlage Width/Center: ca. 700/100

Wichtiges, Tipps & Tricks

- Atemkommando mit dem Patienten vor Untersuchungsbeginn üben.
- Optimales KM-Timing absolut notwendig (Bolus-Tracking, Flow-Peak-Messung oder notfalls fixes Delay). Nierenarterien müssen mitabgebildet werden.
- Patientenlagerung: feet first erleichtert Lagern bei Intensivpatienten, kann Untersuchungen bei Patienten mit Platzangst ermöglichen.
- MPR, 3D, MIP, VRT, Vessel-Analysis-Darstellung. Spezielle Software zur Darstellung erforderlich!
- Venöse Phase/Serie zum Leckage-Ausschluss notwendig.

Weitere Hilfe siehe Seite 2–5

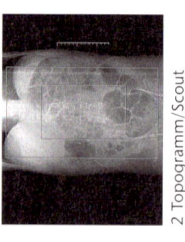

2 Topogramm/Scout

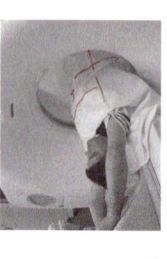

1 Lagerung

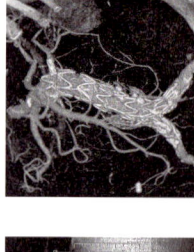

3 Topogramm/Scout

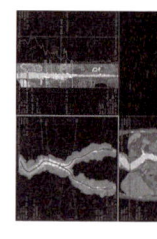

4 VRT

5 Vessel-Analysis

1.5.10 Einzeilen-CT	Scan Art	Slice (mm)	Table speed (mm)	Increment (mm)	Time (s)	kV	mA	Kernel	KM Delay (s)	Bolus-Tracking (Position)	Post-processing
1	Topo ap	2				120	100	Std			
2	Referenzscan	3			0,75	120	250	Std			zentrieren
KM-Gabe	KM (ml) 120 flow (ml/s) 3,5										
3 arteriell	Spirale	3	4,5–6	3	0,75	120	250	Std		Aorta abdominalis	VRT, Vessel-Analysis
4 venös	Spirale	5	7,5	5	0,75	120	250	Std	120		

1.5.10 Mehrzeilen-CT	Scan Art	Slice (mm)	Table speed (mm)	Increment (mm)	Time (s)	kV	mA	Kernel	KM Delay (s)	Bolus-Tracking (Position)	Post-processing
1	Topo ap	2				120	10/100	Std			
2	Topo lat	2				120	10/100	Std			
KM-Gabe	KM (ml) 120 flow (ml/s) 3,5										
3 arteriell	Spirale	1/1,25	4–10	1/1,25	0,5	120	200–300	Std		Aorta abdominalis	VRT, Vessel-Analysis
4 venös	Spirale	3/3,75	10–20	3/3,75	0,5	120	200–300	Std	120		

1.5.11 CT-Untersuchung: Abdomen – Kind

Fragestellung

Nativ/KM: (Suche nach) Tumor/Raumforderung/Metastasen, malignes Lymphom, Lymphknoten, prä-/postoperativ

Vorbereitung und Lagerung

Orale KM-Gabe (ggf. über Magensonde): bis zu 200 ml CT-Bariumbrei oder 3%ige Lösung aus Wasser plus jodhaltigem Kontrastmittel (10 ml Gastrografin, Peritrast etc. auf ca. 300 ml Wasser) 30 min. vor Untersuchungsbeginn.
Gonadenschutz! Alle Fremdkörper entfernen, bequeme Rückenlage, Kopf in Bocollokissen oder Bodyschale (Abb. 1), Arme kopfwärts strecken. Exakte symmetrische Einstellung zur Körperachse, mit Fadenkreuz kontrollieren, ggf. Korrektur nach Referenzscan.
Falls KM-Gabe vorgesehen: großlumigen i.v. Zugang legen (lassen), KM-Injektor anschließen.

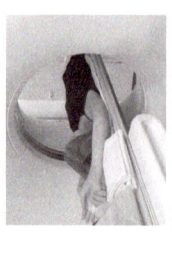

1 Lagerung

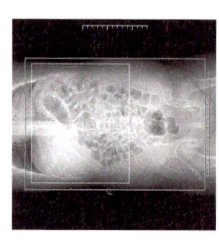

2 Topogramm/Scout

Untersuchungsbereich

Nur nativ:	Zwerchfellkuppe bis Symphyse	Fensterlage Width/Center: ca. 300/40
Nativ vor KM:	Zwerchfellkuppe bis Beckenkamm	Fensterlage Width/Center: ca. 300/40
KM:	Zwerchfellkuppe bis Symphyse	Fensterlage Width/Center: ca. 300/40

(Fett und Luft müssen zu unterscheiden sein)

Wichtiges, Tipps & Tricks

- Spezielle Vorbereitung und Aufklärung durch Radiologen vorgeschrieben! Unterschriebene Einverständniserklärung des/der Erziehungsberechtigten zur CT-Untersuchung, für Kontrastmittelgabe und eventuelle Sedierung/Narkose muss vorliegen. Aufklärung vor Ort durch untersuchenden Radiologen! Ausnahme: Notfallindikation durch anmeldenden Arzt, Bestätigung durch Radiologen.
- Kinder sollten untersuchungsbereit im CT erscheinen. Alle invasiven Maßnahmen erfolgen auf Station oder im Vorbereitungsraum vor! der Untersuchung (i.v.-Zugang, Sedierung, Narkose).
- Atemkommando mit dem Kind vor Untersuchungsbeginn üben, Untersuchungsablauf erklären!
- Beatmete Kinder: Atemstopp während der Datenaufnahme empfohlen, wenn möglich (Absprache mit Anästhesie).
- Patientenlagerung: feet first erleichtert Lagern bei Intensivpatienten, kann Untersuchungen bei Patienten mit Platzangst ermöglichen.
- Bei ängstlichen Kindern Topogramm von Puppe, Teddy o. ä. anfertigen, hilft die Angst zu überwinden.

1.5.11 Einzeilen-CT	Phase	Scan Art	Slice (mm)	Table speed (mm)	Increment (mm)	Time (s)	kV	mA	Kernel	KM Delay (s)	Post-processing
1		Topo ap	2				80–120	40–100	Std		
2		Referenzscan	5			0,75	80–120	40–120	Std		zentrieren
3	nativ	Spirale	5	7,5	5	0,75	80–120	40–120	Std		
KM-Gabe	KM (ml) flow (ml/s) 0,3–0,6	2 ml pro kg Körpergewicht									
4	venös	Spirale	5	7,5	5	0,75	80–120	40–120	Std	35–50	

1.5.11 Mehrzeilen-CT	Phase	Scan Art	Slice (mm)	Table speed (mm)	Increment (mm)	Time (s)	kV	mA	Kernel	KM Delay (s)	Post-processing
1		Topo ap	2				80–120	10/100	Std		
2		Topo lat	2				80–120	10/100	Std		
3	nativ	Spirale	5	20–30	5	0,5	80–120	80–160	Std		
KM-Gabe	KM (ml) flow (ml/s) 0,3–0,6	2 ml pro kg Körpergewicht									
4	venös	Spirale	5	20–30	5	0,5	80–120	80–160	Std	35–50	

1.5.12 CT-Untersuchung: Abdomen – Leberperfusion

Fragestellung

Nativ + KM: hepato-/cholangiozelluläres Karzinom, Lebermetastasen, Leberhämangiom, FNH, Leberadenom, unklare Raumforderung, Leberzirrhose, Leberversagen, nach Lebertransplantation/-teilresektion, vor/nach Chemoembolisation, vor/nach LITT

Vorbereitung und Lagerung

Gonadenschutz! Alle Fremdkörper entfernen, bequeme Rückenlage, Kopf in Bocollokissen oder Bodyschale (Abb. 1), Arme kopfwärts strecken. Exakte symmetrische Einstellung zur Körperachse, mit Fadenkreuz kontrollieren, ggf. Korrektur nach Referenzscan.

KM-Gabe: großlumigen i.v. Zugang legen (lassen), KM-Injektor anschließen.

Untersuchungsbereich

Nativuntersuchung zur Lagebestimmung ROI erforderlich. ROI-Festlegung erfolgt durch den Radiologen.

nativ: Zwerchfellkuppe bis Leberunterrand   Fensterlage Width/Center: ca. 300/40

Leberperfusion: Zwerchfellkuppe bis Leberunterrand   Fensterlage Width/Center: ca. 300/40

Wichtiges, Tipps & Tricks

- Atemkommando mit dem Patienten vor Untersuchungsbeginn üben.
- Patientenlagerung: feet first erleichtert Lagern bei Intensivpatienten, kann Untersuchungen bei Patienten mit Platzangst ermöglichen.
- Optionale Software zur Auswertung erforderlich (Abb. 3).
- In der Regel keine Bilddokumentation der axialen Schichten notwendig.

Weitere Hilfe siehe Seite 2–5

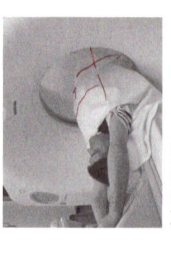

1 Lagerung

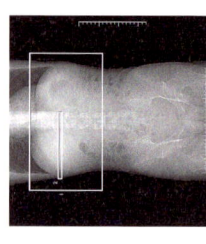

2 Topogramm/Scout

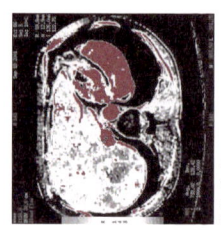

3 Perfusion

1.5.12 Einzeilen-CT

Phase	Scan Art	Slice (mm)	Table speed (mm)	Increment (mm)	Time (s)	kV	mA	Kernel	KM Delay (s)	Post-processing
1	Topo ap.	2				120	100	Std		
2	Referenzscan	5		5	0,75	120	250	Std		zentrieren
3 nativ	Spirale	5	7,5		0,75	120	250	Std		
KM-Gabe	KM (ml) 40 / flow (ml/s) 4,0									
4 post KM	Axial/Sequenz 22 Scans	10	0	0	1	80	190	Std	10	Perfusion

1.5.12 Mehrzeilen-CT

Phase	Scan Art	Slice (mm)	Table speed (mm)	Increment (mm)	Time (s)	kV	mA	Kernel	KM Delay (s)	Post-processing
1	Topo ap	2				120	10/100	Std		
2	Topo lat	2				120	10/100	Std		
3 nativ	Spirale	5	20–30	5	0,5	120	200–300	Std		
KM-Gabe	KM (ml) 40 / flow (ml/s) 4,0									
4 post KM	Axial/Sequenz 22 Scans	10	0	0	1	80	190	Std	10	Perfusion

1.5.13 CT-Untersuchung: Abdomen – Trauma

Fragestellung

Nativ/KM: abdominelle Blutung/Gefäßverletzung, Aortenruptur, Leber-/Milz-/Pankreas-/Nieren-/Blasenruptur, Organhämatom, Darmperforation, Zwerchfellruptur, Fremdkörperdokumentation

Vorbereitung und Lagerung

Gonadenschutz! Alle Fremdkörper entfernen, bequeme Rückenlage, Kopf in Bocollokissen oder Bodyschale (Abb. 1). Arme kopfwärts strecken. Exakte symmetrische Einstellung zur Körperachse, mit Fadenkreuz kontrollieren, ggf. Korrektur nach Referenzscan.
KM-Gabe: großlumigen i.v. Zugang legen (lassen), KM-Injektor anschließen.

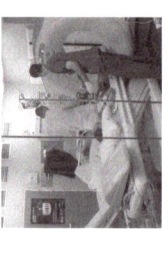

1 Lagerung

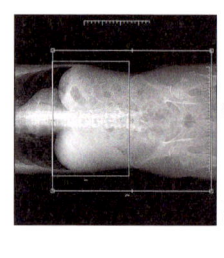

2 Topogramm/Scout

Untersuchungsbereich

KM: Zwerchfellkuppe bis Symphyse   Fensterlage Width/Center: ca. 350/40
(Fett und Luft müssen zu unterscheiden sein)

Wichtiges, Tipps & Tricks

- Atemkommando mit dem Patienten vor Untersuchungsbeginn üben. Beatmete Patienten: Atemstopp während der Untersuchung empfohlen (Absprache mit Anästhesie).
- Patientenlagerung: feet first erleichtert Lagern bei Intensivpatienten, kann Untersuchungen bei Patienten mit Platzangst ermöglichen.
- Meist Verzicht auf native Aufnahmen.

Weitere Hilfe siehe Seite 2–5

1.5.13 Einzeilen-CT

Phase	Scan Art	Slice (mm)	Table speed (mm)	Increment (mm)	Time (s)	kV	mA	Kernel	KM Delay (s)	Post-processing
1	Topo ap	2				120	100	Std		
2	Referenzscan	3			0,75	120	250	Std		zentrieren
KM-Gabe optional	KM (ml) 100 flow (ml/s) 3,5									
3 venös	Spirale	3	4,5–6	3	0,75	120	250	Std	60	
4	Rohdaten-Reko	2		1				UHR/Std		MPR

1.5.13 Mehrzeilen-CT

Phase	Scan Art	Slice (mm)	Table speed (mm)	Increment (mm)	Time (s)	kV	mA	Kernel	KM Delay (s)	Post-processing
1	Topo ap	2				120	10/100	Std		
2	Topo lat	2				120	10/100	Std		
KM-Gabe optional	KM (ml) 100 flow (ml/s) 3,5									
3 venös	Spirale	3/3,75	10–20	3/3,75	1	120	200–300	Std	60	
4	Rohdaten-Reko	1/1,25		1/1,25				UHR/Std		MPR

1.6.1 CT-Untersuchung: Becken – Standard

Fragestellung

Nativ: Blutung, Blasensteine, Uretersteine, Prostatakalk, verkalkte Raumforderungen

KM: unklarer Tumor/Raumforderung, Gefäßprozess, Embolie/Thrombose

Vorbereitung und Lagerung

Orale KM-Gabe: z. B. 1 Liter CT-Bariumbrei oder besser eine ca. 3%ige Lösung aus Wasser mit jodhaltigem Kontrastmittel (z. B. 30 ml Gastrografin/Peritrast auf 1 Liter Wasser) eine Stunde vor Untersuchungsbeginn trinken lassen.
Gonadenschutz! Alle Fremdkörper entfernen, bequeme Rückenlage, Kopf in Bocollokissen oder Bodyschale (Abb. 1), Arme kopfwärts strecken. Exakte symmetrische Einstellung zur Körperachse, mit Fadenkreuz kontrollieren, ggf. Korrektur nach Referenzscan.

KM-Gabe: großlumigen i.v. Zugang legen (lassen), KM-Injektor anschließen.

Untersuchungsbereich

Beckenkamm bis Beckenboden   Fensterlage Width/Center: ca. 350/30
Eventuell komplette Untersuchung im UHR-Kernel berechnen   Fensterlage Width/Center: ca. 3000/500

Wichtiges, Tipps & Tricks

• Wenn möglich, Untersuchung mit gefüllter Harnblase. Blasenkatheter ca. eine Stunde vorher abklemmen (lassen).
• Bei Untersuchung der Harnblase mit intravenöser KM-Gabe eventuell Spätaufnahmen nach 5 min.
• Eventuell Atemkommando mit dem Patienten vor Untersuchungsbeginn üben.
• Patientenlagerung: feet first erleichtert Lagern bei Intensivpatienten, kann Untersuchungen bei Patienten mit Platzangst ermöglichen.

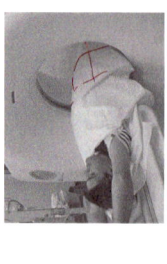

1 Lagerung

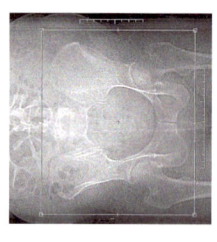

2 Topogramm/Scout

Weitere Hilfe siehe Seite 2–5

1.6.1 Einzeilen-CT

Phase	Scan Art	Slice (mm)	Table speed (mm)	Increment (mm)	Time (s)	kV	mA	Kernel	KM Delay (s)	Post-processing
1	Topo ap	2				120	100	Std		
2	Referenzscan	5			0,75	120	250	Std		zentrieren
3 nativ	Spirale	5	7,5	5	0,75	120	250	Std		
KM-Gabe KM (ml) flow (ml/s)	80–100 1,5									
4 venös	Spirale	5	7,5	5	0,75	120	250	Std	80	

1.6.1 Mehrzeilen-CT

Phase	Scan Art	Slice (mm)	Table speed (mm)	Increment (mm)	Time (s)	kV	mA	Kernel	KM Delay (s)	Post-processing
1	Topo ap	2				120	10/100	Std		
2	Topo lat	2				120	10/100	Std		
3 nativ	Spirale	5	20–30	5	0,5	120	200–300	Std		
KM-Gabe KM (ml) flow (ml/s)	80–100 1,5									
4 venös	Spirale	5	20–30	5	0,5	120	200–300	Std	80	

1.6.2 CT-Untersuchung: Becken – Trauma (Fraktur)

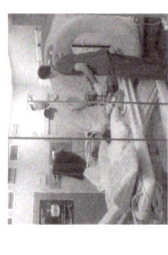

1 Lagerung

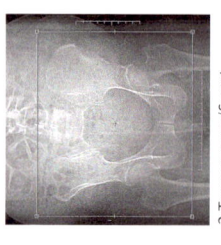

2 Topogramm/Scout

Fragestellung

Nativ: Beckenring-/Acetabulum-/Sakrumfraktur, Iliosakralgelenksprengung, Symphysensprengung, Beckenhämatom, prä-/postoperative Kontrolle

Vorbereitung und Lagerung

Gonadenschutz! Alle Fremdkörper entfernen, bequeme Rückenlage, Kopf in Bocollokissen oder Bodyschale (Abb. 1). Arme kopfwärts strecken. Exakte symmetrische Einstellung zur Körperachse, mit Fadenkreuz kontrollieren, ggf. Korrektur nach Referenzscan.

Untersuchungsbereich

Beckenkamm bis Schambeinbasis   Fensterlage Width/Center: ca. 350/30
komplette Untersuchung im UHR-Kernel berechnen   Fensterlage Width/Center: ca. 3000/500

Wichtiges, Tipps & Tricks

- 3D-Rekonstruktion bei vorderer/hinterer Beckenringfraktur/Acetabulumfraktur meist als Routineanfertigung (optionale Software nötig).
- Eventuell Atemkommando mit dem Patienten vor Untersuchungsbeginn üben.
- Patientenlagerung: feet first erleichtert Lagern bei Intensivpatienten, kann Untersuchungen bei Patienten mit Platzangst ermöglichen.

Weitere Hilfe siehe Seite 2–5

1.6.2 Einzellen-CT

	Phase	Scan Art	Slice (mm)	Table speed (mm)	Increment (mm)	Time (s)	kV	mA	Kernel	Post-processing
1		Topo ap	2				120	100	Std	
2		Referenzscan	1			0,75	140	300	UHR	zentrieren
3	nativ	Spirale	1	2	1	0,75	140	300	UHR	MPR, 3D
4		Rohdaten-Reko	5		5				Std	Weichteile Dokumentation
5		Rohdaten-Reko	2		2				UHR	Knochen Dokumentation

1.6.2 Mehrzellen-CT

	Phase	Scan Art	Slice (mm)	Table speed (mm)	Increment (mm)	Time (s)	kV	mA	Kernel	Post-processing
1		Topo ap	2				120	10/100	Std	
2		Topo lat	2				120	10/100	Std	
3	nativ	Spirale	1/1,25	4–10	1/1,25	0,5	120	200–300	UHR	MPR, 3D
4		Rohdaten-Reko	5		5				Std	Weichteile Dokumentation
5		Rohdaten-Reko	2		2				UHR	Knochen Dokumentation

1.6.3 CT-Untersuchung: Becken (Gynäkologie)

Fragestellung

Nativ: Blutung, Fremdkörper, Myomverkalkung, Zysten, Harnblasenstein, Ureterkonkremente

KM: Harnblasen-/Ovarial-/Endometrium-/Zervixkarzinom, unklare Raumforderung, prä-/postoperativer Situs

Vorbereitung und Lagerung

Orale KM-Gabe: z. B. 1 Liter CT-Bariumbrei oder besser eine ca. 3%ige Lösung aus Wasser mit jodhaltigem Kontrastmittel (z. B. 30 ml Gastrografin/Peritrast auf 1 Liter Wasser) eine Stunde vor Untersuchungsbeginn trinken lassen.

Gonadenschutz! Alle Fremdkörper entfernen (auch Tampons), bequeme Rückenlage (Abb. 1), Kopf in Bocollokissen oder Bodyschale, Arme kopfwärts strecken. Exakte symmetrische Einstellung zur Körperachse, mit Fadenkreuz kontrollieren, ggf. Korrektur nach Referenzscan.

KM-Gabe: großlumigen i.v. Zugang legen (lassen), KM-Injektor anschließen.

Untersuchungsbereich

Beckenkamm bis Beckenboden   Fensterlage Width/Center: ca. 350/30

Wichtiges, Tipps & Tricks

- Wenn möglich, Untersuchung mit gefüllter Harnblase. Blasenkatheter ca. eine Stunde vorher abklemmen (lassen).
- Bei Untersuchung der Harnblase mit intravenöser KM-Gabe eventuell Spätaufnahmen nach 5 min.
- Eventuell Atemkommando mit dem Patienten vor Untersuchungsbeginn üben.
- Patientenlagerung: feet first erleichtert Lagern bei Patienten mit Platzangst ermöglichen.

Weitere Hilfe siehe Seite 2–5

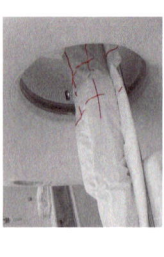

1 Lagerung

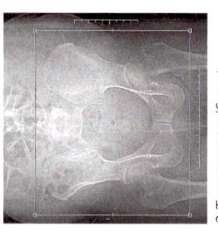

2 Topogramm/Scout

1.6.3 Einzellen-CT

	Phase	Scan Art	Slice (mm)	Table speed (mm)	Increment (mm)	Time (s)	kV	mA	Kernel	KM Delay (s)	Post-processing
1		Topo ap	2				120	100	Std		
2		Referenzscan	3			0,75	120	250	Std		zentrieren
3	nativ	Spirale	3	3–4,5	3	0,75	120	250	Std		
KM-Gabe	KM (ml) flow (ml/s)	80–100 1,5									
4	venös	Spirale	3	3–4,5	3	0,75	120	250	Std	80	

1.6.3 Mehrzellen-CT

	Phase	Scan Art	Slice (mm)	Table speed (mm)	Increment (mm)	Time (s)	kV	mA	Kernel	KM Delay (s)	Post-processing
1		Topo ap	2				120	10/100	Std		
2		Topo lat	2				120	10/100	Std		
3	nativ	Spirale	3/3,75	20–30	3/3,75	0,5	120	200–300	Std		
KM-Gabe	KM (ml) flow (ml/s)	80–100 1,5									
4	venös	Spirale	3/3,75	20–30	3/3,75	0,5	120	200–300	Std	80	

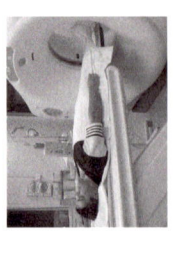

1 Lagerung

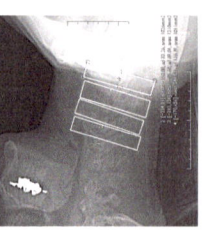

2 Topogramm/Scout

1.7.1 CT-Untersuchung: HWS – Standard/Bandscheibe

Fragestellung

Nativ: Bandscheibenprolaps/-protrusion/-sequester, enger Spinalkanal
KM: postoperativer Situs, Spondylodiscitis, Spondylitis, Abszess, Tumor/Raumforderung, Osteolyse

Vorbereitung und Lagerung

Gonadenschutz! Alle Fremdkörper entfernen, bequeme Rückenlage. Kopf in Bocollokissen, Schultern aus dem Untersuchungsbereich nach kaudal verlagern (Abb. 1). Exakte symmetrische Einstellung zur Körperachse, mit Fadenkreuz kontrollieren, ggf. Korrektur nach Referenzscan.

KM-Gabe: großlumigen i.v. Zugang legen (lassen), KM-Injektor anschließen.

Untersuchungsbereich

Nach ärztlicher Angabe, Bandscheibenetagen einzeln einstellen
Eventuell komplette Untersuchung im UHR-Kernel berechnen

Fensterlage Width/Center: ca. 250/30
Fensterlage Width/Center: ca. 3000/500

Wichtiges, Tipps & Tricks

- Schultern mittels Gurt nach kaudal ziehen, Knie gesteckt (Abb. 1).
- Möglichen Tumor/angrenzenden Weichteilprozess, BS-Prolaps komplett abbilden (in einer Winkellage untersuchen, Rekonstruktion!).
- Konventionelle Röntgenaufnahmen als Einstellhilfe empfehlenswert.
- 2D-Rekonstruktion koronar und sagittal für jedes Segment anfertigen.
- Patientenlagerung: feet first erleichtert Lagern bei Intensivpatienten, kann Untersuchungen bei Patienten mit Platzangst ermöglichen.
- Raw-Data-Speicherung aktivieren.

Weitere Hilfe siehe Seite 2–5

1.7.1 Einzeilen-CT

Phase	Scan Art	Slice (mm)	Increment (mm)	Time (s)	kV	mA	Kernel	KM Delay (s)	Post-processing
1	Topo ap	2			120	100	Std		
2	Referenzscan	3		1	140	250	Std		zentrieren
3 nativ	Axial/Sequenz	2	2	1–1,5	140	300	Std		MPR koronar + sagittal
Schritt 3 für jedes Wirbelsegment mit entsprechender Winkelung wiederholen									
KM-Gabe optional	KM (ml) 80 flow (ml/s) 1,5								
4 post KM	Axial/Sequenz	2	2	1–1,5	140	300	Std	180	
5	Rohdaten-Reko	2	2				UHR		MPR koronar + sagittal

1.7.1 Mehrzeilen-CT

Phase	Scan Art	Slice (mm)	Increment (mm)	Time (s)	kV	mA	Kernel	KM Delay (s)	Post-processing
1	Topo ap	2			140	10/100	Std		
2	Topo lat	2			140	10/100	Std		
3 nativ	Axial/Sequenz	1,25/2	1,25/2	1	140	300	Std		MPR koronar + sagittal
Schritt 3 für jedes Wirbelsegment mit entsprechender Winkelung wiederholen									
KM-Gabe optional	KM (ml) 80 flow (ml/s) 1,5								
4 post KM	Axial/Sequenz	1,25/2	1,25/2	1	140	300	Std	180	
5	Rohdaten-Reko	1,25/2	1,25/2				UHR		MPR koronar + sagittal

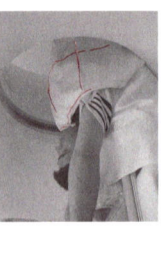

1 Lagerung

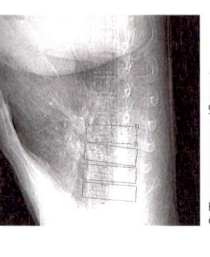

2 Topogramm/Scout

1.7.2 CT-Untersuchung: BWS – Standard/Bandscheibe

Fragestellung

Nativ: Bandscheibenprolaps/-protrusion/-sequester, enger Spinalkanal

KM: postoperativer Situs, Spondylitis, Spondylodiscitis, Abszess, Tumor/Raumforderung, Osteolyse

Vorbereitung und Lagerung

Gonadenschutz! Alle Fremdkörper entfernen, bequeme Rückenlage. Kopf in Bocollokissen (Abb. 1). Arme kopfwärts strecken. Exakte symmetrische Einstellung zur Körperachse, mit Fadenkreuz kontrollieren, ggf. Korrektur nach Referenzscan.

KM-Gabe: großlumigen i.v. Zugang legen (lassen), KM-Injektor anschließen.

Untersuchungsbereich

Nach ärztlicher Angabe, Bandscheibenetagen einzeln einstellen Fensterlage Width/Center: ca. 250/30

Eventuell komplette Untersuchung im UHR-Kernel berechnen Fensterlage Width/Center: ca. 3000/500

Wichtiges, Tipps & Tricks

- Sagittales Topogramm bis einschließlich lumbosakraler Übergang zur sicheren Orientierung (Wirbelkörperabzählen).
- Konventionelle Röntgenaufnahmen als Einstellhilfe empfehlenswert.
- Möglichen Tumor/angrenzenden Weichteilprozess, BS-Prolaps komplett abbilden (in einer Winkellage untersuchen, Rekonstruktion!).
- 2D-Rekonstruktion koronar und sagittal für jedes Segment anfertigen.
- Patientenlagerung: feet first erleichtert Lagern bei Intensivpatienten, kann Untersuchungen bei Patienten mit Platzangst ermöglichen.
- Raw-Data-Speicherung aktivieren.

Weitere Hilfe siehe Seite 2–5

1.7.2 Einzellen-CT	Phase	Scan Art	Slice (mm)	Increment (mm)	Time (s)	kV	mA	Kernel	KM Delay (s)	Post-processing
1		Topo lat	2			120	100	Std		
2		Referenzscan	2		1	140	300	Std		zentrieren
3	nativ	Axial/Sequenz	2	2	1–1,5	140	300	Std		MPR koronar + sagittal
	Schritt 3 für jedes Wirbelsegment mit entsprechender Winkelung wiederholen									
KM-Gabe optional	KM (ml) 80 flow (ml/s) 1,5									
4	post KM	Axial/Sequenz	2	2	1–1,5	140	300	Std	180	
5		Rohdaten-Reko	2	2				UHR		MPR koronar + sagittal

1.7.2 Mehrzeilen-CT	Phase	Scan Art	Slice (mm)	Increment (mm)	Time (s)	kV	mA	Kernel	KM Delay (s)	Post-processing
1		Topo ap	2			140	10/100	Std		
2		Topo lat	2			140	10/100	Std		
3	nativ	Axial/Sequenz	2,5/3,75	2,5/3,75	1	140	300	Std		MPR koronar + sagittal
	Schritt 3 für jedes Wirbelsegment mit entsprechender Winkelung wiederholen									
KM-Gabe optional	KM (ml) 80 flow (ml/s) 1,5									
4	post KM	Axial/Sequenz	2,5/3,75	2,5/3,75	1	140	300	Std	180	
5		Rohdaten-Reko	2,5/3,75	2,5/3,75				UHR		MPR koronar + sagittal

1.7.3 CT-Untersuchung: LWS – Standard/Bandscheibe

Fragestellung

Nativ: Bandscheibenprolaps/-protrusion/-sequester, enger Spinalkanal
KM: postoperativer Situs, Spondylodiscitis, Spondylitis, Senkungsabszess, Tumor/Raumforderung, Osteolyse

Vorbereitung und Lagerung

Gonadenschutz! Alle Fremdkörper entfernen, bequeme Rückenlage. Kopf in Bocollokissen (Abb. 1). Arme kopfwärts strecken. Exakte symmetrische Einstellung zur Körperachse, mit Fadenkreuz kontrollieren, ggf. Korrektur nach Referenzscan.
KM-Gabe: großlumigen i.v. Zugang legen (lassen), KM-Injektor anschließen.

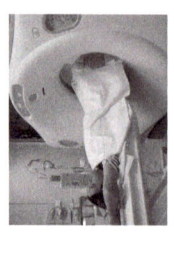

1 Lagerung

Untersuchungsbereich

Nach ärztlicher Angabe, Bandscheibenetagen einzeln einstellen   Fensterlage Width/Center: ca. 250/30
Eventuell komplette Untersuchung im UHR-Kernel berechnen   Fensterlage Width/Center: ca. 3000/500

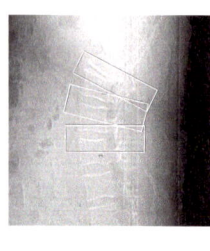

2 Topogramm/Scout

Wichtiges, Tipps & Tricks

- Konventionelle Röntgenaufnahmen als Einstellhilfe empfehlenswert.
- Möglichen Tumor/angrenzenden Weichteilprozess, BS-Prolaps komplett abbilden (in einer Winkellage untersuchen, Rekonstruktion!).
- 2D-Rekonstruktion koronar und sagittal für jedes Segment anfertigen.
- Patientenlagerung: feet first erleichtert Lagern bei Intensivpatienten, kann Untersuchungen bei Patienten mit Platzangst ermöglichen.
- Raw-Data-Speicherung aktivieren.

Weitere Hilfe siehe Seite 2–5

1.7.3 Einzeilen-CT

Phase	Scan Art	Slice (mm)	Increment (mm)	Time (s)	kV	mA	Kernel	KM Delay (s)	Post-processing
1		Topo lat	2			120	100	Std		
2		Referenzscan	3		1	140	350	Std		zentrieren
3	nativ	Axial/Sequenz	3	3	1–1,5	140	350	Std		MPR koronar + sagittal
Schritt 3 für jedes Wirbelsegment mit entsprechender Winkelung wiederholen									
KM-Gabe optional	KM (ml) **80** flow (ml/s) **1,5**								
4	post KM	Axial/Sequenz	3	3	1–1,5	140	350	Std	180	
5		Rohdaten-Reko	3	3				UHR		MPR koronar + sagittal

1.7.3 Mehrzeilen-CT

Phase	Scan Art	Slice (mm)	Increment (mm)	Time (s)	kV	mA	Kernel	KM Delay (s)	Post-processing
1		Topo ap	2			140	10/100	Std		
2		Topo lat	2			140	10/100	Std		
3	nativ	Axial/Sequenz	2,5/3,75	2,5/3,75	1	140	300	Std		MPR koronar + sagittal
Schritt 3 für jedes Wirbelsegment mit entsprechender Winkelung wiederholen									
KM-Gabe optional	KM (ml) **80** flow (ml/s) **1,5**								
4	post KM	Axial/Sequenz	2,5/3,75	2,5/3,75	1	140	300	Std	180	
5		Rohdaten-Reko	2,5/3,75	2,5/3,75				UHR		MPR koronar + sagittal

1.7.4 CT-Untersuchung: HWS – Trauma

Fragestellung

Nativ: Densfraktur, Wirbelkörper-/-bogenfraktur(en), prä-/postoperativ, Spondylolisthesis

Vorbereitung und Lagerung

Gonadenschutz! Alle Fremdkörper entfernen, bequeme Rückenlage. Kopf in Bocollokissen (Abb. 1), falls indiziert/möglich: Schulter aus dem Untersuchungsbereich nach kaudal verlagern (Abb. 1). Exakte symmetrische Einstellung zur Körperachse, mit Fadenkreuz kontrollieren, ggf. Korrektur nach Referenzscan.

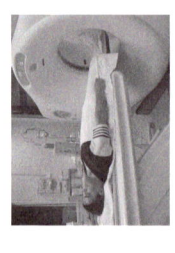

1 Lagerung

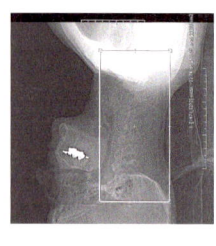

2 Topogramm/Scout

Untersuchungsbereich

Vom Arzt angeforderten Bereich **ohne** Gantryneigung!   Fensterlage Width/Center: ca. 3500/500
Eventuell komplette Untersuchung im Standard-Kernel berechnen   Fensterlage Width/Center: ca. 350/40

Wichtiges, Tipps & Tricks

- Umlagerung des Patienten nur nach Absprache mit begleitendem/verantwortlichem Arzt!
- Bei Untersuchungen mit Vakuummatratze die mAs-Werte um ca. 30–50 anheben.
- Falls möglich, Schultern mittels Gurt nach kaudal ziehen, Knie gestreckt (Abb. 1).
- 2D-Rekonstruktion koronar und sagittal für jedes Segment anfertigen.
- Optional 3D-Rekonstruktion (spezielle Software notwendig).
- Patientenlagerung: feet first erleichtert Lagern bei Intensivpatienten, kann Untersuchungen bei Patienten mit Platzangst ermöglichen.
- Raw-Data-Speicherung aktivieren.

Weitere Hilfe siehe Seite 2–5

1.7.4 Einzeilen-CT

Phase	Scan Art	Slice (mm)	Table speed (mm)	Increment (mm)	Time (s)	kV	mA	Kernel	Post-processing
1		Topo lat	2				120	100	Std	
2		Referenzscan	3				140	300	Std	zentrieren
3	nativ	Spirale	2	2	2	1	140	300	Std	MPR koronar + sagittal
4		Rohdaten-Reko	2		2	1			UHR	MPR koronar + sagittal

1.7.4 Mehrzeilen-CT

Phase	Scan Art	Slice (mm)	Table speed (mm)	Increment (mm)	Time (s)	kV	mA	Kernel	Post-processing
1		Topo ap	2				120	10/100	Std	
2		Topo lat	2				120	10/100	Std	
3	nativ	Spirale	1,25/2	4–10	1,25/2	1	140	250–300	Std	
4		Rohdaten-Reko	1,25/2		1,25/2				UHR	MPR koronar + sagittal

1.7.5 CT-Untersuchung: BWS – Trauma

Fragestellung

Nativ: Wirbelkörper-/-bogenfraktur(en), prä-/postoperativ, Spondylolisthesis

Vorbereitung und Lagerung

Gonadenschutz! Alle Fremdkörper entfernen, bequeme Rückenlage. Kopf in Bocollokissen (Abb. 1). Arme kopfwärts strecken. Exakte symmetrische Einstellung zur Körperachse, mit Fadenkreuz kontrollieren, ggf. Korrektur nach Referenzscan.

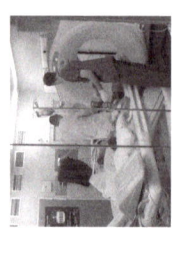

1 Lagerung

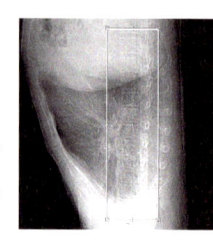

2 Topogramm/Scout

Untersuchungsbereich

Vom Arzt angeforderten Bereich **ohne** Gantryneigung! Fensterlage Width/Center: ca. 3500/500
Eventuell komplette Untersuchung im Standard-Kernel berechnen Fensterlage Width/Center: ca. 350/40

Wichtiges, Tipps & Tricks

- Umlagerung des Patienten nur nach Absprache mit begleitendem/verantwortlichem Arzt!
- Bei Untersuchungen mit Vakuummatratze die mAs-Werte um ca. 30–50 anheben.
- 2D-Rekonstruktion koronar und sagittal für jedes Segment anfertigen.
- Optional 3D-Rekonstruktion (spezielle Software notwendig).
- Patientenlagerung: feet first erleichtert Lagern bei Intensivpatienten, kann Untersuchungen bei Patienten mit Platzangst ermöglichen.
- Raw-Data-Speicherung aktivieren.

Weitere Hilfe siehe Seite 2–5

1.7.5 Einzeilen-CT

Phase	Scan Art	Slice (mm)	Table speed (mm)	Increment (mm)	Time (s)	kV	mA	Kernel	Post-processing
1	Topo lat	2				120	100	Std	
2	Referenzscan	2			1	140	300	Std	zentrieren
3	nativ	Spirale	2	2	2	1	140	300	Std	MPR koronar + sagittal
4	Rohdaten-Reko	2		2				UHR	MPR koronar + sagittal

1.7.5 Mehrzeilen-CT

Phase	Scan Art	Slice (mm)	Table speed (mm)	Increment (mm)	Time (s)	kV	mA	Kernel	Post-processing
1	Topo ap	2				120	10/100	Std	
2	Topo lat	2				120	10/100	Std	
3	nativ	Spirale	1,25/2	4–10	1,25/2	1	140	250–300	Std	
4	Rohdaten-Reko	1,25/2		1,25/2				UHR	MPR koronar + sagittal

1.7.6 CT-Untersuchung: LWS – Trauma

Fragestellung

Nativ: Wirbelkörper-/-bogenfraktur(en), prä-/postoperativ, Spondylolisthesis

Vorbereitung und Lagerung

Gonadenschutz! Alle Fremdkörper entfernen, bequeme Rückenlage. Kopf in Bocollokissen (Abb. 1). Arme kopfwärts strecken, wenn möglich, sonst über Brust falten. Exakte symmetrische Einstellung zur Körperachse, mit Fadenkreuz kontrollieren, ggf. Korrektur nach Referenzscan.

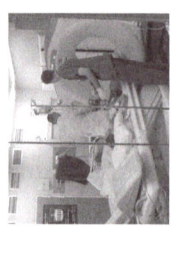

1 Lagerung

Untersuchungsbereich

Vom Arzt angeforderten Bereich **ohne** Gantryneigung! Fensterlage Width/Center: ca. 3500/500
Eventuell komplette Untersuchung im Standard-Kernel berechnen Fensterlage Width/Center: ca. 350/40

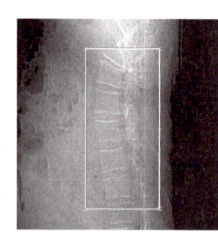

2 Topogramm/Scout

Wichtiges, Tipps & Tricks

- Umlagerung des Patienten nur nach Absprache mit begleitendem/verantwortlichem Arzt!
- Bei Untersuchungen mit Vakuummatratze die mAs-Werte um ca. 30–50 anheben.
- 2D-Rekonstruktion koronar und sagittal für jedes Segment anfertigen.
- Optional 3D-Rekonstruktion (spezielle Software notwendig).
- Patientenlagerung: feet first erleichtert Lagern bei Intensivpatienten, kann Untersuchungen bei Patienten mit Platzangst ermöglichen.
- Raw-Data-Speicherung aktivieren.

Weitere Hilfe siehe Seite 2–5

1.7.6 Einzellen-CT

Phase	Scan Art	Slice (mm)	Table speed (mm)	Increment (mm)	Time (s)	kV	mA	Kernel	Post-processing
1	Topo lat	2				120	100	Std	
2	Referenzscan	2			1	140	250	Std	zentrieren
3 nativ	Spirale	2	2	2	1	140	300–350	Std	MPR koronar + sagittal
4	Rohdaten-Reko	2		2				UHR	MPR koronar + sagittal

1.7.6 Mehrzellen-CT

Phase	Scan Art	Slice (mm)	Table speed (mm)	Increment (mm)	Time (s)	kV	mA	Kernel	Post-processing
1	Topo ap	2				120	10/100	Std	
2	Topo lat	2				120	10/100	Std	
3 nativ	Spirale	1,25/2	4–10	1,25/2	1	120	250–300	Std	
4	Rohdaten-Reko	1,25/2		1,25/2				UHR	MPR koronar + sagittal

1.7.7 CT-Untersuchung: WS – Myelographie

Fragestellung

KM: (nach Myelographie) Wurzelkompression, Stoppliquor/Spinalkanaleinengung, Myelonalteration

Vorbereitung und Lagerung

Gonadenschutz! Alle Fremdkörper entfernen, bequeme Bauchlage. Kopf in Kopfkissen (Abb. 1). Arme kopfwärts strecken. Exakte symmetrische Einstellung zur Körperachse, mit Fadenkreuz kontrollieren, ggf. Korrektur nach Referenzscan. Untersuchung nach konventioneller Röntgen-Myelographie!

Untersuchungsbereich

Vom Arzt angeforderter Bereich   Fensterlage Width/Center: ca. 3500/500
Eventuell komplette Untersuchung im Standard-Kernel berechnen   Fensterlage Width/Center: ca. 350/40

Wichtiges, Tipps & Tricks

- Bauchlage, zur Darstellung der Nervenwurzeltaschen.
- Umlagerung des Patienten nur nach Absprache mit begleitendem/verantwortlichem Arzt!
- Eventuell 2D-Rekonstruktion koronar und sagittal anfertigen.
- Optional 3D-Rekonstruktion (spezielle Software notwendig).
- Patientenlagerung: feet first erleichtert Lagern bei Intensivpatienten, kann Untersuchungen bei Patienten mit Platzangst ermöglichen.
- Raw-Data-Speicherung aktivieren.

Weitere Hilfe siehe Seite 2–5

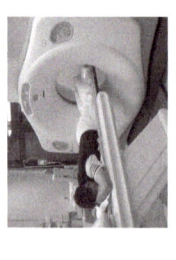

1 Lagerung

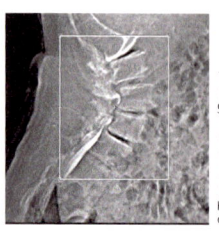

2 Topogramm/Scout

1.7.7 Einzeilen-CT	Scan Art	Slice (mm)	Table speed (mm)	Increment (mm)	Time (s)	KV	mA	Kernel	KM Delay (s)	Post-processing
Bauchlage!										
1	Topo lat	2				120	100	Std		
2	Referenzscan	3				140	300	Std		zentrieren
3 post Myelographie	Spirale	3	3–4,5	3	1	140	300	Std	bis ca. 1 Std. nach Myelographie möglich	MPR koronar + sagittal

1.7.7 Mehrzellen-CT	Scan Art	Slice (mm)	Table speed (mm)	Increment (mm)	Time (s)	KV	mA	Kernel	KM Delay (s)	Post-processing
1	Topo ap	2				120	10/100	Std		
2	Topo lat	2				120	10/100	Std		
3 post Myelographie	Spirale	2–2,5	4–10	2–2,5	1	120	250–300	Std	bis ca. 1 Std. nach Myelographie möglich	
4	Rohdaten-Reko	1–2		1–2				UHR		MPR koronar + sagittal

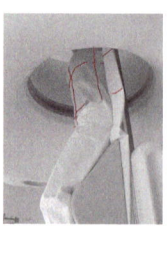

1 Lagerung

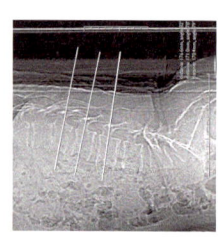

2 Topogramm/Scout

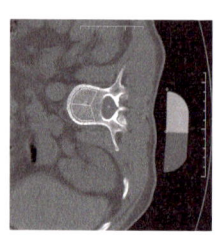

3 Osteoblock

1.7.8 CT-Untersuchung: WS – Knochendichte (Osteodensität)

Fragestellung

Nativ: Knochendichte

Vorbereitung und Lagerung

Gonadenschutz! Alle Fremdkörper entfernen, bequeme Bauchlage. Kopf in Kopfkissen (Abb. 1). Arme kopfwärts strecken. Exakte symmetrische Einstellung zur Körperachse, mit Fadenkreuz kontrollieren, ggf. Korrektur nach Referenzscan.
Ggf. Gerätekalibrierung durchführen. CT-Tischauflage durch Spezialauflage mit „Osteoblock" ersetzen. Spezial-Gelkissen auf den Osteoblock legen. Zu untersuchenden Wirbelsäulenbereich über dem Osteoblock positionieren (eventuell nach Herstellerangaben vorgehen).

Untersuchungsbereich

Typisch: LWK 1/2/3, jeweils eine Schicht, zentral oder per Softwareauswahl   Fensterlage Width/Center: ca. 1000/200
Andere Wirbelkörperauswahl möglich! (z. B. wegen Metall, Wirbelkörperfraktur etc.)

Wichtiges, Tipps & Tricks

- Referenzblock muss unbedingt vollständig im Bildausschnitt zur Auswertung miterfasst sein!
- Spezielle Software und Hardware zur Auswertung notwendig (auch für Dual-Energy-Verfahren).
- Raw-Data-Speicherung aktivieren.

Weitere Hilfe siehe Seite 2–5

1.7.8 Einzeilen-CT

	Phase	Scan Art	Slice (mm)	Table speed (mm)	Time (s)	kV	mA	Kernel	Post-processing
1		Topo lat	2			120	100	Std	
2	nativ	Axial/ Sequenz	10		1	80	100–300	Std	Osteo-Auswertung
	Schritt 2 für jedes Wirbelsegment mit entsprechender Winkelung wiederholen								

1.7.8 Mehrzeilen-CT

	Phase	Scan Art	Slice (mm)	Table speed (mm)	Time (s)	kV	mA	Kernel	Post-processing
1		Topo lat	2			120	10/100	Std	
2	nativ	Axial/ Sequenz	10		1	80	125–350	Std	Osteo-Auswertung
	Schritt 2 für jedes Wirbelsegment mit entsprechender Winkelung wiederholen								

1.7.9 CT-Untersuchung: WS – Navigation

Fragestellung

Nativ: Wirbelkörper-/bogenfraktur, Osteolyse, vor Navigations-gesteuerter OP

Vorbereitung und Lagerung

Gonadenschutz! Alle Fremdkörper entfernen, bequeme Rückenlage. Kopf in Bocollokissen (Abb. 1). Arme kopfwärts strecken. Exakte symmetrische Einstellung zur Körperachse, mit Fadenkreuz kontrollieren, ggf. Korrektur nach Referenzscan.

Untersuchungsbereich

Vom Arzt angeforderter Bereich ohne Gantryneigung!   Fensterlage Width/Center: ca. 3500/500
Eventuell komplette Untersuchung im Standard-Kernel berechnen   Fensterlage Width/Center: ca. 350/40

Wichtiges, Tipps & Tricks

- Umlagerung des Patienten nur nach Absprache mit begleitendem/verantwortlichem Arzt!
- 2D-Rekonstruktion koronar und sagittal anfertigen.
- Optional 3D-Rekonstruktion (spezielle Software notwendig).
- Patientenlagerung: feet first erleichtert Lagern bei Intensivpatienten, kann Untersuchungen bei Patienten mit Platzangst ermöglichen.
- Raw-Data-Speicherung aktivieren.
- Digitale Bilddaten zur Weiterleitung in den OP dem Anforderer zur Verfügung stellen (via Netzwerk, CD-ROM etc.)

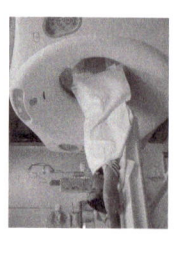

1 Lagerung

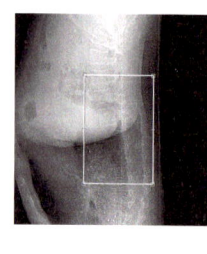

2 Topogramm/Scout

Weitere Hilfe siehe Seite 2–5

1.7.9 Einzellen-CT

Phase	Scan Art	Slice (mm)	Table speed (mm)	Increment (mm)	Time (s)	kV	mA	Kernel	Post-processing
1		Topo lat	2				120	100	Std	
2		Referenzscan	2			1	140	250	Std	zentrieren
3	nativ	Spirale	2	2	2	1	140	250	UHR	MPR koronar + sagittal

1.7.9 Mehrzeilen-CT

Phase	Scan Art	Slice (mm)	Table speed (mm)	Increment (mm)	Time (s)	kV	mA	Kernel	Post-processing
1		Topo ap	2				120	10/100	Std	
2		Topo lat	2				120	10/100	Std	
3	nativ	Spirale	1,25/2	4–10	1,25/2	1	120	250–300	UHR	
4		Rohdaten-Reko	1,25/2		1				UHR	MPR koronar + sagittal

1.8.1 CT-Untersuchung: Schultergelenk

Fragestellung

Nativ: Scapula-/Humeruskopffraktur, Rotatorenmanschettenläsion, Osteolyse, Fremdkörper, Hämatom, Luxation, Omarthrose, Impingement, Schultergelenkerguss, Epiphysiolyse
KM: Tumor/Raumforderung, Omarthritis, Schultergelenkempyem, Osteomyelitis, Phlegmone

Vorbereitung und Lagerung

Gonadenschutz! Alle Fremdkörper entfernen, bequeme Rückenlage, Kopf in Bocollokissen oder Bodyschale (Abb. 1), Arme dicht am Körper entlang. Exakte symmetrische Einstellung zur Körperachse, mit Fadenkreuz kontrollieren, ggf. Korrektur nach Referenzscan.
Falls KM-Gabe vorgesehen: großlumigen i.v. Zugang legen (lassen), KM-Injektor anschließen.

Untersuchungsbereich

Acromioclavicular-Gelenk bis Tuberculum minor   Fensterlage Width/Center: ca. 3500/500
Weichteilfenster   Fensterlage Width/Center: ca. 350/40

Wichtiges, Tipps & Tricks

- Rohdaten speichern.
- Ggf. Gegenseite oder kompletten Körperumfang aus Rohdatensatz nachberechnen.
- MPR, 3D-Rekonstruktion.

Weitere Hilfe siehe Seite 2–5

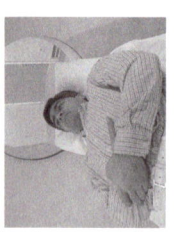

1 Lagerung

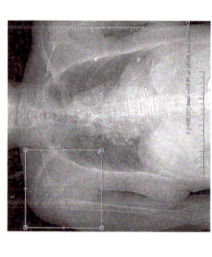

2 Topogramm/Scout

1.8.1 Einzellen-CT

Phase	Scan Art	Slice (mm)	Table speed (mm)	Increment (mm)	Time (s)	kV	mA	Kernel	KM Delay (s)	Post-processing
	Topo ap	2				140	100	Std		zentrieren
	Referenzscan	2			1	140	350	Std		
nativ	Spirale	2	3	2	1	140	350	Std		3D
	2. Reko	2		2	1			UHR		MPR koronar + sagittal
KM-Gabe optional	KM (ml) 100 flow (ml/s) 2,0									
venös	Spirale	2	3	2	1	120	350	Std	120–180	

1.8.1 Mehrzeilen-CT

Phase	Scan Art	Slice (mm)	Table speed (mm)	Increment (mm)	Time (s)	kV	mA	Kernel	KM Delay (s)	Post-processing
	Topo ap	2				120	10/100	Std		
	Topo lat	2				120	10/100	Std		
nativ	Spirale	1,25/2	4–10	1,25/2	1–1,5	140	250–200	Std		3D
	Rohdaten-Reko	1–1,25		1–1,25				UHR		MPR koronar + sagittal
KM-Gabe optional	KM (ml) 100 flow (ml/s) 2,0									
venös	Spirale	1,25/2	4–10	1,25/2	1–1,5	140	250–300	Std	120–180	

1.8.1

1.8.2 CT-Untersuchung: Schultergelenk – Arthrographie

Fragestellung

Nativ: Gelenkverhältnisse

Vorbereitung und Lagerung

Gonadenschutz! Alle Fremdkörper entfernen, bequeme Rückenlage, Kopf in Bocollokissen oder Bodyschale (Abb. 1), Arme dicht am Körper entlang. Exakte symmetrische Einstellung zur Körperachse, mit Fadenkreuz kontrollieren, ggf. Korrektur nach Referenzscan.

Vorher: Kontrastmittelgabe (jodhaltiges isoosmol. i.v.-KM) intraartikulär unter Röntgendurchleuchtung durch Arzt, Doppelkontrast durch zusätzliche Luftinjektion, jeweils ca. 10 ml (sterile Verhältnisse!)

Untersuchungsbereich

Acromioclavicular-Gelenk bis Tuberculum minor   Fensterlage Width/Center: ca. 3500/500

Weichteilfenster   Fensterlage Width/Center: ca. 350/40

Wichtiges, Tipps & Tricks

- Darstellung in Innen- und Außenrotation.
- MPR, 3D-Rekonstruktion.
- CT-Untersuchung sollte spätestens 60 min nach Arthrographie durchgeführt sein.

Weitere Hilfe siehe Seite 2–5

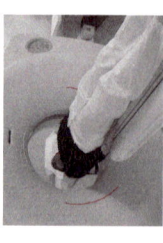

2 Lagerung Außenrotation

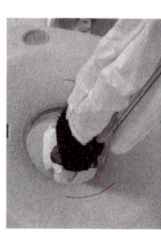

1 Lagerung Innenrotation

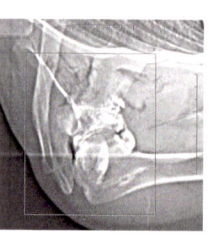

3 Topogramm/Scout

1.8.2 Einzellen-CT

	Phase	Scan Art	Slice (mm)	Table speed (mm)	Increment (mm)	Time (s)	kV	mA	Kernel	Post-processing
1		Topo ap	2				120	100	Std	
2		Referenzscan	2				140	250–300	UHR	zentrieren
3	nativ, Arm in Außenrotation	Spirale	2	3	2	1	140	250–300	UHR	MPR koronar + sagittal
4	nativ, Arm in Außenrotation	Spirale	2	3	2	1	140	250–300	UHR	MPR koronar + sagittal

1.8.2 Mehrzeilen-CT

	Phase	Scan Art	Slice (mm)	Table speed (mm)	Increment (mm)	Time (s)	kV	mA	Kernel	Post-processing
1		Topo ap	2				120	10/100	Std	
2		Topo lat	2				120	10/100	Std	
3	nativ, Arm in Außenrotation	Spirale	1,25/2	4–10	1,25/2	1	140	250–300	UHR	MPR koronar + sagittal
4	nativ, Arm in Außenrotation	Spirale	1,25/2	4–10	1,25/2	1	140	250–300	UHR	MPR koronar + sagittal

1.8.3   CT-Untersuchung: Oberarm

Fragestellung

Nativ: Humerus(schaft)fraktur, Osteolyse, Hämatom, Fremdkörper
KM: Tumor/Raumforderung, Osteomyelitis, Phlegmone

Vorbereitung und Lagerung

Gonadenschutz! Alle Fremdkörper entfernen, bequeme Rückenlage, Kopf in Bocollokissen oder Bodyschale (Abb. 1), Arme dicht am Körper entlang. Exakte symmetrische Einstellung zur Körperachse, mit Fadenkreuz kontrollieren, ggf. Korrektur nach Referenzscan.
Falls KM-Gabe vorgesehen: großlumigen i.v. Zugang **auf der Gegenseite** legen (lassen), KM-Injektor anschließen.

Untersuchungsbereich

Humeruskopf bis Ellenbogengelenk   Fensterlage Width/Center: ca. 3500/500
Weichteilfenster   Fensterlage Width/Center: ca. 350/40

Wichtiges, Tipps & Tricks

• MPR, 3D-Rekonstruktion.

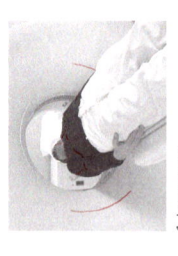

1 Lagerung

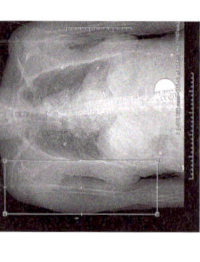

2 Topogramm/Scout

Weitere Hilfe siehe Seite 2–5

1.8.3 Einzeilen-CT

Phase	Scan Art	Slice (mm)	Table speed (mm)	Increment (mm)	Time (s)	kV	mA	Kernel	KM Delay (s)	Post-processing
1	Topo ap	2				120	100	Std		zentrieren
2	Referenzscan	2			1	120	250	Std		3D
3 nativ	Spirale	2	3	2	1	120	250	Std		
4	Rohdaten-Reko	2		2				UHR		MPR koronar + sagittal
KM-Gabe optional	KM (ml) 100 / flow (ml/s) 2,0									
5 venös	Spirale	2	3	2	1	120	280	Std	120–180	

1.8.3 Mehrzeilen-CT

Phase	Scan Art	Slice (mm)	Table speed (mm)	Increment (mm)	Time (s)	kV	mA	Kernel	KM Delay (s)	Post-processing
1	Topo ap	2				120	10/100	Std		
2	Topo lat	2				120	10/100	Std		3D
3 nativ	Spirale	1,25/2	4–10	1,25/2	1–1,5	120	200–250	Std		
4	Rohdaten-Reko	1,25–2		1,25–2				UHR		MPR koronar + sagittal
KM-Gabe optional	KM (ml) 100 / flow (ml/s) 2,0									
5 venös	Spirale	1,25/2	4–10	1,25/2	1–1,5	120	200–250	Std	120–180	

1.8.4 CT-Untersuchung: Ellenbogengelenk

Fragestellung

Nativ: Humeruskondylen-/Olekranon-/Radiusköpfchenfraktur, Gelenkerguss, Arthrose, Luxation, Osteolyse, Fremdkörper, Hämatom, Sulcus-ulnaris-Syndrom, Epiphysiolyse
KM: Tumor/Raumforderung, Arthritis, Gelenkempyem, Osteomyelitis

Vorbereitung und Lagerung

Gonadenschutz! Alle Fremdkörper entfernen, bequeme Rückenlage, Kopf in Bocollokissen oder Bodyschale (Abb. 1), Arme dicht am Körper entlang (eventuell betroffenen Arm über den Kopf lagern).
Falls KM-Gabe vorgesehen: großlumigen i.v. Zugang auf der Gegenseite legen (lassen), KM-Injektor anschließen.

Untersuchungsbereich

Distaler Humerus bis proximaler Unterarm
Weichteilfenster

Fensterlage Width/Center: ca. 3500/500
Fensterlage Width/Center: ca. 350/40

Wichtiges, Tipps & Tricks

• MPR, 3D-Rekonstruktion.

Weitere Hilfe siehe Seite 2–5

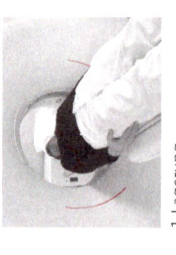

1 Lagerung

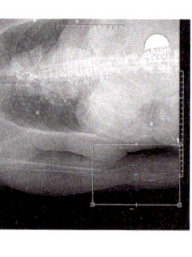

2 Topogramm/Scout

1.8.4 Einzeilen-CT

Phase	Scan Art	Slice (mm)	Table speed (mm)	Increment (mm)	Time (s)	kV	mA	Kernel	KM Delay (s)	Post-processing
1	Topo ap	2				120	100	Std		
2	Referenzscan	2			1	120	200	Std		zentrieren
3 nativ	Spirale	2	3	2	1	120	200	Std		3D
4	Rohdaten-Reko	2		2				UHR		MPR koronar + sagittal
KM-Gabe optional	KM (ml) flow (ml/s) 100 2,0									
5 venös	Spirale	2	3	2	1	120	200	Std	120–180	

1.8.4 Mehrzeilen-CT

Phase	Scan Art	Slice (mm)	Table speed (mm)	Increment (mm)	Time (s)	kV	mA	Kernel	KM Delay (s)	Post-processing
1	Topo ap	2				120	10/100	Std		
2	Topo lat	2				120	10/100	Std		
3 nativ	Spirale	1,25/2	4–10	1,25/2	1–1,5	120	200–250	Std		3D
4	Rohdaten-Reko	1,25–2		1,25–2				UHR		MPR koronar + sagittal
KM-Gabe optional	KM (ml) flow (ml/s) 100 2,0									
5 venös	Spirale	1,25/2	4–10	1,25/2	1–1,5	120	200–250	Std	120–180	

1.8.5 CT-Untersuchung: Unterarm

Fragestellung

Nativ: Radius(schaft)-/Ulna(schaft)fraktur, Osteolyse, Fremdkörper, Hämatom
KM: Tumor/Raumforderung, Osteomyelitis, Phlegmone

Vorbereitung und Lagerung

Gonadenschutz! Alle Fremdkörper entfernen, bequeme Bauchlage, Kopf abpolstern, Arme kopfwärts strecken (Abb. 1). Exakte symmetrische Einstellung zur Körperachse.
Falls KM-Gabe vorgesehen: großlumigen i.v. Zugang auf der Gegenseite legen (lassen), KM-Injektor anschließen.

Untersuchungsbereich

Ellenbogengelenk bis Handgelenk   Fensterlage Width/Center: ca. 3500/500
Weichteilfenster   Fensterlage Width/Center: ca. 350/40

Wichtiges, Tipps & Tricks

- MPR, 3D-Rekonstruktion.

Weitere Hilfe siehe Seite 2–5

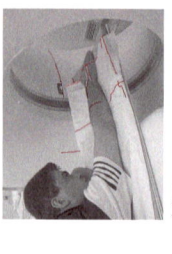

1 Lagerung

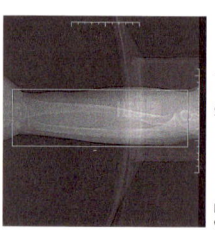

2 Topogramm/Scout

1.8.5 Einzeilen-CT

Phase	Scan Art	Slice (mm)	Table speed (mm)	Increment (mm)	Time (s)	kV	mA	Kernel	KM Delay (s)	Post-processing
1	Topo ap					120	100	Std		zentrieren
2	Referenzscan	2			1	120	200	Std		
3 nativ	Spirale	2	3	2	1	120	200	Std		3D
4	Rohdaten-Reko	2		2				UHR		MPR koronar + sagittal
KM-Gabe optional	**KM (ml) flow (ml/s) 100 2,0**									
5 venös	Spirale	2	3	2	1	120	200	Std	120–180	

1.8.5 Mehrzeilen-CT

Phase	Scan Art	Slice (mm)	Table speed (mm)	Increment (mm)	Time (s)	kV	mA	Kernel	KM Delay (s)	Post-processing
1	Topo ap					120	10/100	Std		
2	Topo lat	2				120	10/100	Std		
3 nativ	Spirale	1,25/2	4–10	1,25/2	1–1,5	120	200–250	Std		3D
4	Rohdaten-Reko	1,25–2		1,25–2				UHR		MPR koronar + sagittal
KM-Gabe optional	**KM (ml) flow (ml/s) 100 2,0**									
5 venös	Spirale	1,25/2	4–10	1,25/2	1–1,5	120	200–250	Std	120–180	

1.8.6 CT-Untersuchung: Handgelenk

Fragestellung

Nativ: distale Radius-/Ulna-/Galeazzifraktur, Distorsion, Fremdkörper, Handgelenkerguss, Hämatom, Luxation, Arthrose, Karpaltunnelsyndrom, Epiphysiolyse

KM: Tumor/Raumforderung, Arthritis, Tendovaginitis, Tendinitis, Phlegmone, Osteomyelitis

Vorbereitung und Lagerung

Gonadenschutz! Alle Fremdkörper entfernen, bequeme Bauchlage, Kopf abgepolstert, Arme kopfwärts strecken (Abb. 1). Exakte symmetrische Einstellung zur Körperachse.

Falls KM-Gabe vorgesehen: großlumigen i.v. Zugang auf der Gegenseite legen (lassen), KM-Injektor anschließen.

Untersuchungsbereich

Distaler Unterarm bis distale Handwurzelknochen

Weichteilfenster

Fensterlage Width/Center: ca. 3500/500
Fensterlage Width/Center: ca. 350/40

Wichtiges, Tipps & Tricks

- MPR, 3D-Rekonstruktion.

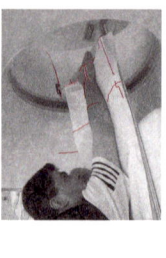

1 Lagerung

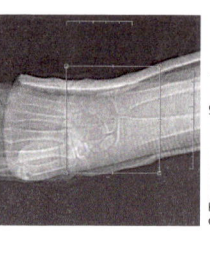

2 Topogramm/Scout

Weitere Hilfe siehe Seite 2–5

1.8.6 Einzeilen-CT

Phase	Scan Art	Slice (mm)	Table speed (mm)	Increment (mm)	Time (s)	kV	mA	Kernel	KM Delay (s)	Post-processing
1	Topo ap	2				120	100	Std		zentrieren
2	Referenzscan	2			1	120	200	Std		3D
3 nativ	Spirale	2	3	2	1	120	200	Std		
4	Rohdaten-Reko	2		2				UHR		MPR koronar + sagittal
KM-Gabe optional	KM (ml) 100 flow (ml/s) 2,0									
5 venös	Spirale	2	3	2	1	120	200	Std	120–180	

1.8.6 Mehrzeilen-CT

Phase	Scan Art	Slice (mm)	Table speed (mm)	Increment (mm)	Time (s)	kV	mA	Kernel	KM Delay (s)	Post-processing
1	Topo ap	2				120	10/100	Std		
2	Topo lat	2				120	10/100	Std		3D
3 nativ	Spirale	1,25/2	4–10	1,25/2	1–1,5	120	200–250	Std		
4	Rohdaten-Reko	~2		1–2				UHR		MPR koronar + sagittal
KM-Gabe optional	KM (ml) 100 flow (ml/s) 2,0									
5 venös	Spirale	1,25/2	4–10	1,25/2	1–1,5	120	200–250	Std	120–180	

1.8.7 CT-Untersuchung: Hand (Handwurzel, Mittelhand, Finger)

Fragestellung

Nativ: Metakarpalfraktur, Fremdkörper, Hämatom, Arthrose, Luxation, Pseudarthrose, Osteonekrose, Osteolyse
KM: Tumor/Raumforderung, Arthritis, Osteomyelitis, Tendinitis, Tendovaginitis, Phlegmone

Vorbereitung und Lagerung

Gonadenschutz! Alle Fremdkörper entfernen, bequeme Bauchlage, Kopf abpolstern, Arme kopfwärts strecken (Abb. 1).
Falls KM-Gabe vorgesehen: großlumigen i.v. Zugang auf der Gegenseite legen (lassen), KM-Injektor anschließen

Untersuchungsbereich

Handgelenk bis Fingerspitzen   Fensterlage Width/Center: ca. 3500/500
Weichteilfenster   Fensterlage Width/Center: ca. 350/40

Wichtiges, Tipps & Tricks

• MPR, 3D-Rekonstruktion.

Weitere Hilfe siehe Seite 2–5

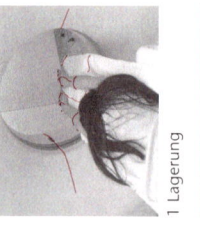

1 Lagerung

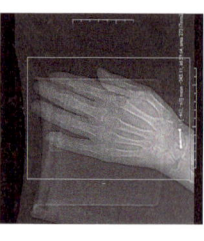

2 Topogramm/Scout

1.8.7 Einzeilen-CT

Phase	Scan Art	Slice (mm)	Table speed (mm)	Increment (mm)	Time (s)	kV	mA	Kernel	KM Delay (s)	Post-processing
1	Topo ap	2				120	100	Std		
2	Referenzscan	2			1	120	200	Std		zentrieren
3 nativ	Spirale	2	3	2	1	120	200	Std		3D
4	Rohdaten-Reko	2		2				UHR		MPR koronar + sagittal
KM-Gabe optional	**KM (ml) flow (ml/s) 100 2,0**									
5 venös	Spirale	2	3	2	1	120	200	Std	120–180	

1.8.7 Mehrzeilen-CT

Phase	Scan Art	Slice (mm)	Table speed (mm)	Increment (mm)	Time (s)	kV	mA	Kernel	KM Delay (s)	Post-processing
1	Topo ap	2				120	10/100	Std		
2	Topo lat	2				120	10/100	Std		
3 nativ	Spirale	1,25/2	4–10	1,25/2	1–1,5	120	200–250	Std		3D
4	Rohdaten-Reko	1,25–2		1,25–2				UHR		MPR koronar + sagittal
KM-Gabe optional	**KM (ml) flow (ml/s) 100 2,0**									
5 venös	Spirale	1,25/2	4–10	1,25/2	1–1,5	120	200–250	Std	120–180	

1.8.8 CT-Untersuchung: Schulterblatt (Scapula)

Fragestellung
Nativ: Scapulafraktur, Osteolyse, prä-/postoperativ

Vorbereitung und Lagerung
Gonadenschutz! Alle Fremdkörper entfernen, bequeme Rückenlage, Kopf in Bocollokissen oder Bodyschale (Abb. 1), Arme dicht am Körper entlang. Exakte symmetrische Einstellung zur Körperachse, mit Fadenkreuz kontrollieren, ggf. Korrektur nach Referenzscan.

Untersuchungsbereich
Acromioclavicular-Gelenk bis subscapulär   Fensterlage Width/Center: ca. 3500/500
Weichteilfenster   Fensterlage Width/Center: ca. 350/40

Wichtiges, Tipps & Tricks
- Rohdaten speichern.
- Ggf. Gegenseite oder kompletten Körperumfang aus Rohdatensatz nachberechnen.
- MPR, 3D-Rekonstruktion.

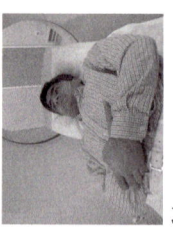

1 Lagerung

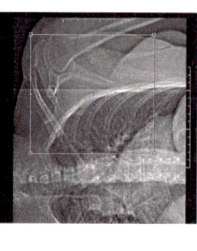

2 Topogramm/Scout

Weitere Hilfe siehe Seite 2–5

1.8.8 Einzeilen-CT

Phase	Scan Art	Slice (mm)	Table speed (mm)	Increment (mm)	Time (s)	kV	mA	Kernel	Post-processing
	Topo ap	2				140	100	Std	
	Referenzscan	2			1	140	350	Std	zentrieren
nativ	Spirale	2	3	2	1	140	350	UHR	MPR koronar + sagittal
	Rohdaten-Reko	2		2				Std	3D

1.8.8 Mehrzeilen-CT

Phase	Scan Art	Slice (mm)	Table speed (mm)	Increment (mm)	Time (s)	kV	mA	Kernel	Post-processing
	Topo ap	2				120	10/100	Std	
	Topo lat	2				120	10/100	Std	
nativ	Spirale	1,25/2	4–10	1,25/2	1	140	250–300	UHR	MPR koronar + sagittal
	Rohdaten-Reko	1–2		0,5–1				Std	3D

1.9.1 CT-Untersuchung: Hüftgelenk

Fragestellung

Nativ: Acetabulum-/Femurkopf-/Schenkelhalsfraktur, TEP, Coxarthrose, Gelenkerguss, Hüftkopfnekrose/M. Perthes, Hüftluxation, vor/nach Umstellungsosteotomie, Osteolyse, Epiphysiolyse

KM: Tumor/Raumforderung, Gelenkempyem, Coxarthritis, Osteomyelitis

Vorbereitung und Lagerung

Gonadenschutz! Alle Fremdkörper entfernen, bequeme Rückenlage, Kopf in Bocollokissen (Abb. 1), Arme kopfwärts strecken, sonst über Brust verschränken. Exakte symmetrische Einstellung zur Körperachse.

Falls KM-Gabe vorgesehen: großlumigen i.v. Zugang legen (lassen), KM-Injektor anschließen.

Untersuchungsbereich

Supraacetabulär bis Unterrand Trochanter minor   Fensterlage Width/Center: ca. 3500/500
Weichteilfenster   Fensterlage Width/Center: ca. 350/40

Wichtiges, Tipps & Tricks

• MPR, 3D-Rekonstruktion.

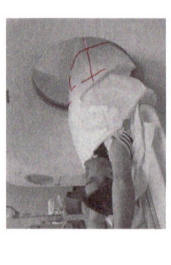

1 Lagerung

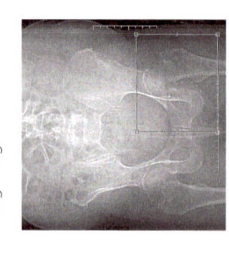

2 Topogramm/Scout

Weitere Hilfe siehe Seite 2–5

1.9.1 Einzeilen-CT

Phase	Scan Art	Slice (mm)	Table speed (mm)	Increment (mm)	Time (s)	kV	mA	Kernel	KM Delay (s)	Post-processing
1	Topo ap	2				140	100	Std		
2	Referenzscan	2			1	140	250	Std		zentrieren
3 nativ	Spirale	2	3	2	1	140	250	Std		3D
4	Rohdaten-Reko	2		2	1			UHR		MPR koronar + sagittal
KM-Gabe optional	KM (ml) 100 / flow (ml/s) 2,0									
5 venös	Spirale	2	3	2	1	140	250	Std	120–180	

1.9.1 Mehrzeilen-CT

Phase	Scan Art	Slice (mm)	Table speed (mm)	Increment (mm)	Time (s)	kV	mA	Kernel	KM Delay (s)	Post-processing
1	Topo ap	2				120	10/100	Std		
2	Topo lat	2				120	10/100	Std		
3 nativ	Spirale	1,25/2	4–10	1,25/2	1–1,5	120	200–250	Std		3D
4	Rohdaten-Reko	1,25–2		1,25–2				UHR		MPR koronar + sagittal
KM-Gabe optional	KM (ml) 100 / flow (ml/s) 2,0									
5 venös	Spirale	1,25/2	4–10	1,25/2	1–1,5	120	200–250	Std	120–180	

1.9.2 CT-Untersuchung: Drehfehlerbestimmung Oberschenkel (Antetorsionswinkel)

Fragestellung

Nativ: prä-/postoperativ

Vorbereitung und Lagerung

Gonadenschutz! Alle Fremdkörper entfernen, bequeme Rückenlage, Kopf in Bocollokissen (Abb. 1), Arme kopfwärts strecken oder über Brust verschränken. Exakte symmetrische Einstellung zur Körperachse. Beine mit Pflaster fixieren.

Untersuchungsbereich

2 Scans Hüfte bis 2 Scans Kniegelenk   Fensterlage Width/Center: ca. 3500/500
Weichteilfenster   Fensterlage Width/Center: ca. 350/40

Wichtiges, Tipps & Tricks

- Eventuell Bildaddition.
- Digitale Winkelbestimmung durch Distance- oder Angle-Funktion, ggf. mit Stift und Winkelmesser auf Film.
- **Beide Seiten im Vergleich.**

Weitere Hilfe siehe Seite 2–5

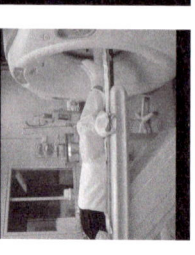

1 Lagerung

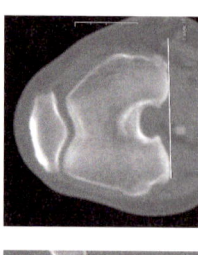

2 Topogramm/Scout

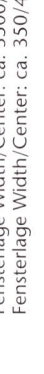

3 digitale Angulierung

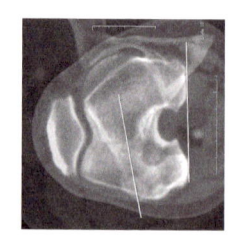

4 digitale Angulierung

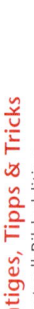

5 Imageaddition

1.9.2 Einzeilen-CT

Phase	Scan Art	Slice (mm)	Increment (mm)	Time (s)	kV	mA	Kernel	Post-processing
1	Topo ap	2			140	100	Std	
2	Referenzscan	2		1	140	250	Std	zentrieren
3 nativ	Axial/Sequenz	2–5	2–5	1	140	250	UHR	Bildaddition Winkelbestimmung

1.9.2 Mehrzeilen-CT

Phase	Scan Art	Slice (mm)	Increment (mm)	Time (s)	kV	mA	Kernel	Post-processing
1	Topo ap	2			120	10/100	Std	
2	Topo lat	2			120	10/100	Std	
3 nativ	Axial/Sequenz	2–5	2–5	1	120	250	UHR	Bildaddition Winkelbestimmung

1.9.3 CT-Untersuchung: Oberschenkel

Fragestellung

Nativ: Femurfraktur, Fremdkörper, Osteolyse, prä-/postoperativ, Hämatom
KM: Tumor/Raumforderung, Phlegmone, Osteomyelitis

Vorbereitung und Lagerung

Gonadenschutz! Alle Fremdkörper entfernen, bequeme Rückenlage, Kopf in Bocollokissen (Abb. 1). Exakte symmetrische Einstellung zur Körperachse.
Falls KM-Gabe: großlumigen i.v. Zugang legen (lassen), KM-Injektor anschließen.

Untersuchungsbereich

Acetabulum bis Kniegelenk   Fensterlage Width/Center: ca. 3500/500
Weichteilfenster   Fensterlage Width/Center: ca. 350/40

Wichtiges, Tipps & Tricks

- MPR, 3D-Rekonstruktion.
- Eventuell Untersuchungsbereich vom verantwortlichen Radiologen eingrenzen lassen.

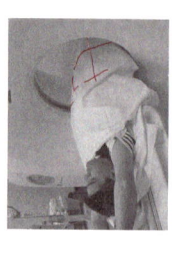

1 Lagerung

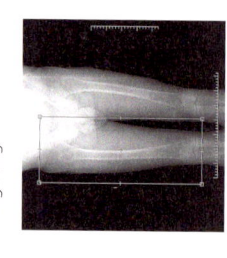

2 Topogramm/Scout

Weitere Hilfe siehe Seite 2–5

1.9.3 Einzellen-CT

Phase	Scan Art	Slice (mm)	Table speed (mm)	Increment (mm)	Time (s)	kV	mA	Kernel	KM Delay (s)	Post-processing
1	Topo ap	2					100	Std		
2	Referenzscan	5			1	120	250	Std		zentrieren
3 nativ	Spirale	5	7,5	5	1	120	250	Std		
4	Rohdaten-Reko	2		2				UHR		MPR koronar + sagittal
KM-Gabe optional	KM (ml) 100 / flow (ml/s) 2,0									
5 venös	Spirale	5	7,5	5	1	120	250	Std	120–180	

1.9.3 Mehrzeilen-CT

Phase	Scan Art	Slice (mm)	Table speed (mm)	Increment (mm)	Time (s)	kV	mA	Kernel	KM Delay (s)	Post-processing
1	Topo ap	2				120	10/100	Std		
2	Topo lat	2				120	10/100	Std		
3 nativ	Spirale	5	20–30	5	1	120	200–250	Std		
4	Rohdaten-Reko	1,25–2		1,25–2				UHR		MPR koronar + sagittal
KM-Gabe optional	KM (ml) 100 / flow (ml/s) 2,0									
5 venös	Spirale	5	20–30	5	1	120	200–250	Std	120–180	

1.9.4 CT-Untersuchung: Kniegelenk

Fragestellung

Nativ: Femurkondylen-/Tibiakopf-/Fibulaköpfchenfraktur, TEP, Gonarthrose, Gelenkerguss, Luxation, Epiphysiolyse, Meniskusläsion, Kreuzbandriss/-plastik, Distorsion, Patellaläsion
KM: Tumor/Raumforderung, Gelenkempyem, Gonarthritis

Vorbereitung und Lagerung

Gonadenschutz! Alle Fremdkörper entfernen, bequeme Rückenlage, Kopf in Bocollokissen (Abb. 1). Exakte symmetrische Einstellung zur Körperachse. Beine mit Pflaster fixieren.
Falls KM-Gabe: großlumigen i.v. Zugang legen (lassen), KM-Injektor anschließen.

Untersuchungsbereich

Distaler Femur bis proximale Tibia   Fensterlage Width/Center: ca. 3500/500
Weichteilfenster   Fensterlage Width/Center: ca. 350/40

Wichtiges, Tipps & Tricks

- MPR koronar und sagittal.
- 3D, VRT.

Weitere Hilfe siehe Seite 2–5

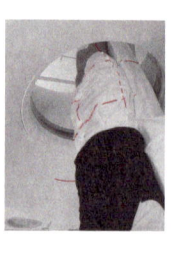

1 Lagerung

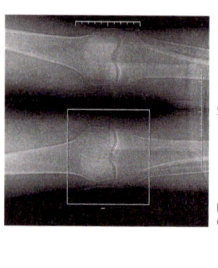

2 Topogramm/Scout

1.9.4 Einzeilen-CT

Phase	Scan Art	Slice (mm)	Table speed (mm)	Increment (mm)	Time (s)	kV	mA	Kernel	KM Delay (s)	Post-processing
1		Topo ap					120	100	Std		
2		Referenzscan					120	250	Std		zentrieren
3	nativ	Spirale	2	3	2	1	120	250	Std		
4		Rohdaten-Reko	2		2	1	120		UHR		MPR koronar + sagittal
KM-Gabe optional	KM (ml) 100 / flow (ml/s) 2,0										
5	venös	Spirale	3	4,5	3	1	120	250	Std	180	

1.9.4 Mehrzeilen-CT

Phase	Scan Art	Slice (mm)	Table speed (mm)	Increment (mm)	Time (s)	kV	mA	Kernel	KM Delay (s)	Post-processing
1		Topo ap	2				120	10/100	Std		
2		Topo lat	2				120	10/100	Std		
3	nativ	Spirale	2–2,5	4–10	2–2,5	1	120	200–250	Std		
4		Rohdaten-Reko	1,25–2		1,25–2				UHR		MPR koronar + sagittal
KM-Gabe optional	KM (ml) 100 / flow (ml/s) 2,0										
5	venös	Spirale	2–2,5	4–10	2–2,5	1	120	200–250	Std	120–180	

1.9.5 CT-Untersuchung: Unterschenkel

Fragestellung

Nativ: Tibia(schaft)-/Fibula(schaft)fraktur, prä-/postoperativ, Fremdkörper, Osteolyse

KM: Tumor/Raumforderung, Abszess/Phlegmone, Osteomyelitis

Vorbereitung und Lagerung

Gonadenschutz! Alle Fremdkörper entfernen, bequeme Rückenlage, Kopf in Bocollokissen (Abb. 1). Exakte symmetrische Einstellung zur Körperachse. Beine mit Pflaster fixieren.

Falls KM-Gabe: großlumigen i.v. Zugang legen (lassen), KM-Injektor anschließen.

Untersuchungsbereich

Kniegelenkspalt bis Sprunggelenkspalt   Fensterlage Width/Center: ca. 3500/500
Weichteilfenster   Fensterlage Width/Center: ca. 350/40

Wichtiges, Tipps & Tricks

- MPR koronar und sagittal.
- 3D, VRT.
- Eventuell Untersuchungsbereich vom verantwortlichen Radiologen eingrenzen lassen.

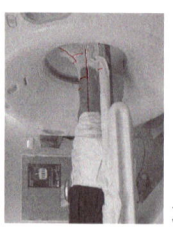

1 Lagerung

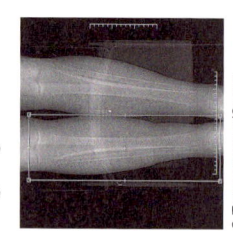

2 Topogramm/Scout

Weitere Hilfe siehe Seite 2–5

1.9.5 Einzeilen-CT

Phase	Scan Art	Slice (mm)	Table speed (mm)	Increment (mm)	Time (s)	kV	mA	Kernel	KM Delay (s)	Post-processing
1		Topo ap	2				120	100	Std		
2		Referenzscan	5				120	250	Std		zentrieren
3	nativ	Spirale	5	7,5	5	1	120	250	Std		
4		Rohdaten-Reko	2		2				UHR		MPR koronar + sagittal
KM-Gabe optional	KM (ml) 100 flow (ml/s) 2,0										
5	venös	Spirale	5	7,5	5	1	120	250	Std	120–180	

1.9.5 Mehrzeilen-CT

Phase	Scan Art	Slice (mm)	Table speed (mm)	Increment (mm)	Time (s)	kV	mA	Kernel	KM Delay (s)	Post-processing
1		Topo ap	2				120	10/100	Std		
2		Topo lat	2				120	10/100	Std		
3	nativ	Spirale	1,25–2	4–10	1,25–2	1	120	200–250	Std		
4		Rohdaten-Reko	1,25–2		1,25–2				UHR		VRT, MPR koronar + sagittal
KM-Gabe optional	100 2,0										
5	venös	Spirale	5	20–30	5	1	120	200–250	Std	120–180	

1.9.6 CT-Untersuchung: Drehfehlerbestimmung Unterschenkel (Tibiatorsionswinkel)

Fragestellung
Nativ: prä-/postoperativ

Vorbereitung und Lagerung
Gonadenschutz! Alle Fremdkörper entfernen, bequeme Rückenlage, Kopf in Bocollokissen (Abb. 1). Exakte symmetrische Einstellung zur Körperachse. Beine mit Pflaster fixieren.

Untersuchungsbereich
2 Bilder Kniegelenk bis 2 Bilder distales Tibiaplateau   Fensterlage Width/Center: ca. 3500/500

Wichtiges, Tipps & Tricks
- Eventuell Bildaddition.
- digitale Winkelbestimmung durch Distance- oder Angle-Funktion, ggf. mit Stift und Winkelmesser auf Film.
- **Beide Seiten im Vergleich!**

Weitere Hilfe siehe Seite 2–5

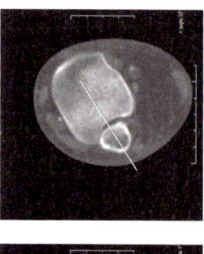

2 Topogramm/Scout

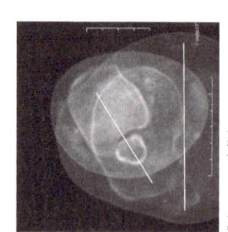

4 digitale Angulierung OSG

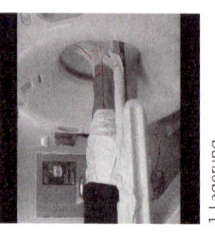

1 Lagerung

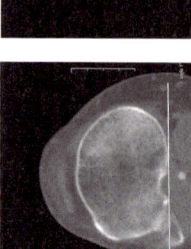

3 digitale Angulierung

5 Imageaddition

1.9.6 Einzelen-CT

Phase	Scan Art	Slice (mm)	Table speed (mm)	Increment (mm)	Time (s)	kV	mA	Kernel	Post-processing
1	Topo ap	2				120	100	Std	
2	Referenzscan	2			1	120	250	Std	zentrieren
3 nativ	Axial/Sequenz	2	2		1	120	250	UHR	Bildaddition Winkelbestimmung

1.9.6 Mehrzeilen-CT

Phase	Scan Art	Slice (mm)	Table speed (mm)	Increment (mm)	Time (s)	kV	mA	Kernel	Post-processing
1	Topo ap	2				120	10/100	Std	
2	Topo lat	2				120	10/250	Std	
3 nativ	Axial/Sequenz	2–5		2–5	1	120	250	UHR	Bildaddition Winkelbestimmung

1.9.7 CT-Untersuchung: oberes Sprunggelenk (OSG)

Fragestellung

Nativ: distale Tibia-/Fibulafraktur, Weber-Frakturen, prä-/postoperativ, Arthrose, Distorsion, Luxation, Gelenkerguss, Bandläsion, Osteochondrosis dissecans, Epiphysiolyse
KM: Tumor/Raumforderung, Arthritis, Tendinitis, Tendovaginitis

Vorbereitung und Lagerung

Gonadenschutz! Alle Fremdkörper entfernen, bequeme Rückenlage, Kopf in Bocollokissen (Abb. 1). Exakte symmetrische Einstellung zur Körperachse. Füße mit Pflaster fixieren.
Falls KM-Gabe: großlumigen i.v. Zugang legen (lassen), KM-Injektor anschließen.

Untersuchungsbereich

Distaler Unterschenkel bis Calcaneus   Fensterlage Width/Center: ca. 3500/500
Weichteilfenster   Fensterlage Width/Center: ca. 350/40

Wichtiges, Tipps & Tricks

- MPR koronar und sagittal.
- 3D, VRT.

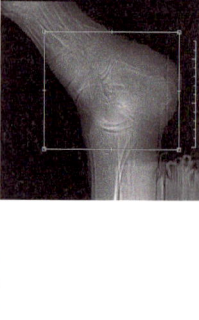

1 Lagerung

2 Topogramm/Scout

Weitere Hilfe siehe Seite 2–5

1.9.7 Einzeilen-CT

Phase	Scan Art	Slice (mm)	Table speed (mm)	Increment (mm)	Time (s)	kV	mA	Kernel	KM Delay (s)	Post-processing
1	Topo lat	2				120	100	Std		
2	Referenzscan	2			1	120	250	Std		zentrieren
3 nativ	Spirale	2	3	2	1	120	250	Std		3D
4	Rohdaten-Reko	2		2	1			UHR		MPR koronar + sagittal
KM-Gabe optional	KM (ml) 100 / flow (ml/s) 2,0									
5 venös	Spirale	5	5	5	1	120	250	Std	120–180	

1.9.7 Mehrzeilen-CT

Phase	Scan Art	Slice (mm)	Table speed (mm)	Increment (mm)	Time (s)	kV	mA	Kernel	KM Delay (s)	Post-processing
1	Topo ap	2				120	10/100	Std		
2	Topo lat	2				120	10/100	Std		
3 nativ	Spirale	1,25/2	4–10	1,25/2	1	120	250	Std		3D
4	Rohdaten-Reko	1–2		1–2				UHR		VRT, MPR koronar + sagittal
KM-Gabe optional	KM (ml) 100 / flow (ml/s) 2,0									
5 venös	Spirale	3	10–20	3	1	120	250	Std	120–180	

1.9.8 CT-Untersuchung: Fuß (Fußwurzelknochen, Mittelfuß, Zehen)

Fragestellung

Nativ: Naviculare-/Metatarsalefraktur, prä-/postoperativ, Arthrose, Luxation, Osteolyse, Osteonekrose, Hämatom, Pseudarthrose
KM: Tumor/Raumforderung, Arthritis, Tendinitis, Tendovaginitis

Vorbereitung und Lagerung

Gonadenschutz! Alle Fremdkörper entfernen, bequeme Rückenlage, Kopf in Bocollkissen. Exakte symmetrische Einstellung zur Körperachse. Beine angewinkelt aufstellen, Füße mit Pflaster fixieren (Abb. 1).
Falls KM-Gabe: großlumigen i.v. Zugang legen (lassen), KM-Injektor anschließen.

Untersuchungsbereich

Zehenspitzen bis Talus   Fensterlage Width/Center: ca. 3500/500
Weichteilfenster   Fensterlage Width/Center: ca. 350/40

Wichtiges, Tipps & Tricks

• MPR koronar und sagittal.
• 3D, VRT.

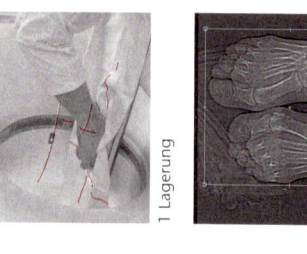

1 Lagerung

2 Topogramm/Scout

Weitere Hilfe siehe Seite 2–5

1.9.8 Einzeilen-CT

Phase	Scan Art	Slice (mm)	Table speed (mm)	Increment (mm)	Time (s)	kV	mA	Kernel	KM Delay (s)	Post-processing
1	Topo ap	2				120	100	Std		
2	Referenzscan	2				120	250	Std		zentrieren
3 nativ	Spirale	2	3	2	1	120	250	Std		3D
4	Rohdaten-Reko	2		2	1			UHR		MPR koronar + sagittal
KM-Gabe optional	**KM (ml) flow (ml/s) 100 2,0**									
5 venös	Spirale	2	3	2	1	120	250	Std	120–180	

1.9.8 Mehrzeilen-CT

Phase	Scan Art	Slice (mm)	Table speed (mm)	Increment (mm)	Time (s)	kV	mA	Kernel	KM Delay (s)	Post-processing
1	Topo ap	2				120	10/100	Std		
2	Topo lat	2				120	10/100	Std		
3 nativ	Spirale	1,25/2	4–10	1,25/2	1	120	250	Std		3D
4	Rohdaten-Reko	1–2		1–2				UHR		VRT, MPR koronar + sagittal
KM-Gabe optional	**KM (ml) flow (ml/s) 100 2,0**									
5 venös	Spirale	2–2,5	4–10	2–2,5	1	120	250	Std	120–180	

1.9.9a CT-Untersuchung: Calcaneus koronar

Fragestellung
Nativ: Calcaneusfraktur, prä-/postoperativ

Vorbereitung und Lagerung
Gonadenschutz! Alle Fremdkörper entfernen, bequeme Rückenlage, Kopf in Bocollokissen. Exakte symmetrische Einstellung zur Körperachse. Beine angewinkelt aufstellen, Fußsohle flach auf Untersuchungstisch stellen, Füße mit Pflaster fixieren (Abb. 1).

Untersuchungsbereich
Calcaneus komplett abbilden

Fensterlage Width/Center: ca. 3500/500

Wichtiges, Tipps & Tricks
- MPR axial und sagittal.
- 3D-Rekonstruktion, VRT.

Weitere Hilfe siehe Seite 2–5

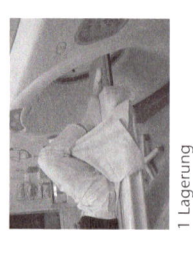

1 Lagerung

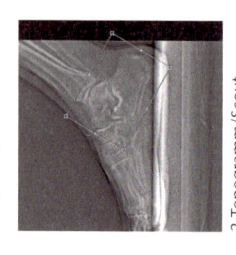

2 Topogramm/Scout

1.9.9a Einzeilen-CT

Phase	Scan Art	Slice (mm)	Table speed (mm)	Increment (mm)	Time (s)	kV	mA	Kernel	Post-processing
1	Topo ap	2				120	100	Std	
2	Referenzscan	2				120	250	Std	zentrieren
3 nativ	Spirale	2	2–3	2	1	120	250	UHR	MPR axial + sagittal
4 optional	Rohdaten-Reko	2		1	1			Std	3D

1.9.9a Mehrzeilen-CT

Phase	Scan Art	Slice (mm)	Table speed (mm)	Increment (mm)	Time (s)	kV	mA	Kernel	Post-processing
1	Topo ap	2				120	10/100	Std	
2	Topo lat	2				120	10/100	Std	VRT, MPR axial + sagittal
3 nativ	Spirale	1,25/2	4–10	1,25/2	1	120	250	UHR	
4 optional	Rohdaten-Reko	1		0,5				Std	3D

1.9.9b CT-Untersuchung: Calcaneus axial

Fragestellung
Nativ: Calcaneusfraktur, prä-/postoperativ

Vorbereitung und Lagerung
Gonadenschutz! Alle Fremdkörper entfernen, bequeme Rückenlage, Kopf in Bocollokissen, Arme kopfwärts strecken. Exakte symmetrische Einstellung zur Körperachse. Beine ausstrecken, fixieren (Abb. 1).

Untersuchungsbereich
Calcaneus Hinterkante bis proximale Mittelfußknochen   Fensterlage Width/Center: ca. 3500/500

Wichtiges, Tipps & Tricks
- MPR koronar und sagittal.
- 3D-Rekonstruktion.

Weitere Hilfe siehe Seite 2–5

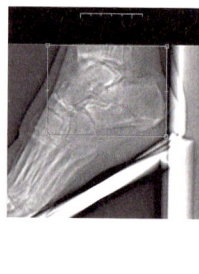

1 Lagerung

2 Topogramm/Scout

1.9.9b Einzellen-CT

Phase	Scan Art	Slice (mm)	Table speed (mm)	Increment (mm)	Time (s)	kV	mA	Kernel	Post-processing
1		Topo ap	2				120	100	Std	
2		Referenzscan	2			1	120	250	Std	zentrieren
3	nativ	Spirale	2	2–3	2	1	120	250	UHR	MPR koronar + sagittal
4	optional	Rohdaten-Reko	2		1				Std	3D

1.9.9b Mehrzeilen-CT

Phase	Scan Art	Slice (mm)	Table speed (mm)	Increment (mm)	Time (s)	kV	mA	Kernel	Post-processing
1		Topo ap	2				120	10/100	Std	
2		Topo lat	2				120	10/100	Std	
3	nativ	Spirale	1,25/2	4–10	1,25/2	1	120	250	UHR	VRT, MPR koronar +sagittal
4	optional	Rohdaten-Reko	2		0,5				Std	3D

1.9.10 CT-Untersuchung: Becken-Bein-Angiographie arteriell

Fragestellung

KM: Becken-/Beingefäßstenose/-verschluss/-embolie/-aneurysma/-dissektion, prä-/postoperativ, postinterventionell, vor/nach Bypass

Vorbereitung und Lagerung

Gonadenschutz! Alle Fremdkörper entfernen, bequeme Rückenlage, Kopf in Bocollokissen, Arme kopfwärts strecken oder über Brust verschränken. Exakte symmetrische Einstellung zur Körperachse. Beine strecken und horizontal lagern, Fersen unterpolstern, Füße mit Pflaster fixieren (Abb. 1).

KM-Gabe: großlumigen i.v. Zugang legen (lassen), KM-Injektor anschließen.

Untersuchungsbereich

Beckenkamm bis oberes Sprunggelenk Fensterlage Width/Center: ca. 900/100

Wichtiges, Tipps & Tricks

- MPR, 3D, MIP, VRT, Vessel-Analysis-Darstellung. Spezielle Software zur Darstellung erforderlich!
- Mit Einzeilen-CT oft nur bis Mitte Unterschenkel möglich!

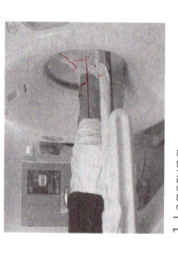

1 Lagerung

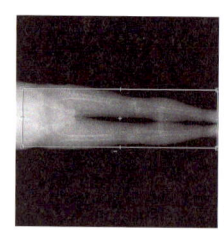

2 Topogramm/Scout

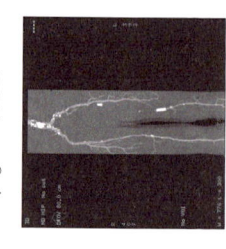
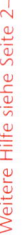

3 MIP

Weitere Hilfe siehe Seite 2–5

1.9.10 Einzeilen-CT	Phase	Scan Art	Slice (mm)	Table speed (mm)	Increment (mm)	Time (s)	kV	mA	Kernel	Bolus-Tracking (Position)	Post-processing
1		Topo ap	2				120	100	Std		
2		Referenzscan	3			0,75	120	250	Std		zentrieren
KM-Gabe	KM (ml) 140 flow (ml/s) 4,0										
3	arteriell	Spirale	3	6	2	0,75	120	250	Std	distale Aorta abdominalis	VRT, Vessel-Analysis

1.9.10 Mehrzeilen-CT	Phase	Scan Art	Slice (mm)	Table speed (mm)	Increment (mm)	Time (s)	kV	mA	Kernel	Bolus-Tracking (Position)	Post-processing
1		Topo ap	2				120	10/100	Std		
2		Topo lat	2				120	10/100	Std		
KM-Gabe optional	KM (ml) 140 flow (ml/s) 4,0										
3	arteriell	Spirale	1,25/2	4–10	1,25/2	1	120	250	Std	distale Aorta abdominalis	VRT, Vessel-Analysis

1.9.11 CT-Untersuchung: Becken-Bein-Phlebographie venös

Fragestellung

KM: Beinvenenthrombose, Venenklappeninsuffizienz, Unter-/Oberschenkelvarikosis, Thrombophlebitis

Vorbereitung und Lagerung

Gonadenschutz! Alle Fremdkörper entfernen, bequeme Rückenlage, Kopf in Bocollokissen, Arme kopfwärts strecken oder über Brust verschränken. Exakte symmetrische Einstellung zur Körperachse. Beine strecken und horizontal lagern, Fersen unterpolstern, Füße mit Pflaster fixieren (Abb. 1).

KM-Gabe: großlumigen i.v. Zugang legen (lassen), KM-Injektor anschließen

Untersuchungsbereich

Beckenkamm bis oberes Sprunggelenk   Fensterlage Width/Center: ca. 900/100

Wichtiges, Tipps & Tricks

- MPR sagittal und koronar.
- MIP (spezielle Software erforderlich).
- Mit Einzeilen-CT meist nur bis Mitte Unterschenkel möglich!

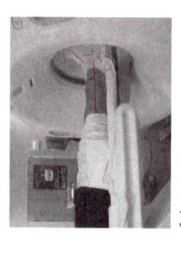

1 Lagerung

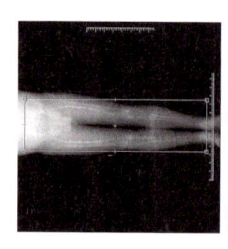

2 Topogramm/Scout

Weitere Hilfe siehe Seite 2–5

1.9.11 Einzellen-CT

Phase	Scan Art	Slice (mm)	Table speed (mm)	Increment (mm)	Time (s)	kV	mA	Kernel	KM Delay (s)	Post-processing
1	Topo ap	2				120	100	Std		
2	Referenzscan	3			0,75	120	250	Std		zentrieren
KM-Gabe	KM (ml) 140 / flow (ml/s) 4,0									
3	venös Spirale	3	6	2	0,75	120	250	Std	100	MIP

1.9.11 Mehrzeilen-CT

Phase	Scan Art	Slice (mm)	Table speed (mm)	Increment (mm)	Time (s)	kV	mA	Kernel	KM Delay (s)	Post-processing
1	Topo ap	2				120	10/100	Std		
2	Topo lat	2				120	10/100	Std		
KM-Gabe	KM (ml) 140 / flow (ml/s) 4,0									
3	venös Spirale	1,25/2	4–10	1,25/2	0,5	120	250	Std	100	MIP

1.10.1 CT-Kombi-Untersuchung: Kopf-Hals-Thorax-Abdomen (nur Mehrzeilen-CT)

Fragestellung
Nativ/**KM:** Fokussuche

Vorbereitung und Lagerung
Patient 30 min vor Untersuchungsbeginn 500 bis 1000 ml orales KM trinken lassen.
Gonadenschutz! Alle Fremdkörper entfernen, bequeme Rückenlage, Kopf in Bocollokissen. Für Thorax und Abdomen, wenn möglich, Arme kopfwärts strecken, für Kopf und Hals Arme am Körper entlang lagern (Abb. 1). Exakte symmetrische Einstellung zur Körperachse, mit Fadenkreuz kontrollieren, ggf. Korrektur nach Referenzscan.
KM-Gabe: großlumigen i.v. Zugang legen (lassen), KM-Injektor anschließen.

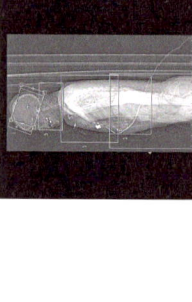

1 Lagerung für Thorax und Abdomen

2 Topogramm/Scout

Untersuchungsbereich
nativ:
Kopf: Foramen magnum bis Kalottendach   Fensterlage Width/Center: ca. 190/40
Oberbauch: Zwerchfellkuppe bis Nierenbasis   Fensterlage Width/Center: ca. 300/40

KM:
Thorax: Zwerchfellwinkel bis Kinnspitze   Fensterlage Width/Center: ca. 350/35
Abdomen: Zwerchfellkuppe bis Beckenboden   Fensterlage Width/Center: ca. 350/40
Hals: Orbitaboden bis Aortenbogen   Fensterlage Width/Center: ca. 350/35
Kopf: Foramen magnum bis Kalottendach   Fensterlage Width/Center: ca. 190/40

Wichtiges, Tipps & Tricks
- Atemkommando mit dem Patienten vor Untersuchungsbeginn üben, Prozedere erklären, falls möglich! Beatmete Patienten: Atemstopp während der Datenaufnahme empfohlen (Absprache mit Anästhesie).
- Patientenlagerung: feet first erleichtert Lagern bei Intensivpatienten, kann Untersuchungen bei Patienten mit Platzangst ermöglichen.

Weitere Hilfe siehe Seite 2–5

1.10.1 Mehrzeilen-CT	Phase	Scan Art	Slice (mm)	Table speed (mm)	Increment (mm)	Time (s)	kV	mA	Kernel	KM Delay (s)
Arme am Körper entlang										
1		Topo ap	2				120	10/100	Std	
2		Topo lat	2				120	10/100	Std	
3	Kopf nativ	Axial/Sequenz	5	10		1	120	260	Std	
4	Kopf nativ	Axial/Sequenz	8	16		1	120	260	Std	
Arme kopfwärts strecken lassen										
5	Oberbauch nativ	Spirale	7,5/8	20–30	7,5/8	0,7/0,75	120	260	Std	
KM-Gabe	KM (ml) flow (ml/s)	80 2,5								
6	Thorax venös	Spirale	5	20–30	5	0,5	120	180–250	Std	40
7	Abdomen venös	Spirale	5	20–30	5	1	120	250	Std	80
Arme am Körper entlang										
KM-Gabe	KM (ml) flow (ml/s)	50 1,0								
8	Hals	Spirale	5	20–30	5	1	120	250–300	Std	40
9	Kopf post KM	Axial/Sequenz	5	10		1	120	260	Std	
10	Kopf post KM	Axial/Sequenz	8	16		1	120	260	Std	

1.10.2 CT-Kombi-Untersuchung: Kopf-Hals-Thorax-Abdomen 3 Phasen (nur Mehrzeilen-CT)

Fragestellung

Nativ/KM: Fokussuche inklusive Oberbauchorgandiagnostik

Vorbereitung und Lagerung

Patient 15 min vor Untersuchungsbeginn 500 bis 1000 ml Wasser trinken lassen. Gonadenschutz! Alle Fremdkörper entfernen, bequeme Rückenlage, Kopf in Bocollokissen. Für Thorax und Abdomen, wenn möglich, Arme kopfwärts strecken, für Kopf und Hals Arme am Körper entlang lagern (Abb. 1). Exakte symmetrische Einstellung zur Körperachse, mit Fadenkreuz kontrollieren, ggf. Korrektur nach Referenzscan.
KM-Gabe: großlumigen i.v. Zugang legen (lassen), KM-Injektor anschließen.

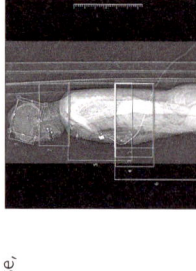

1 Lagerung Thorax und Abdomen

2 Topogramm/Scout

Untersuchungsbereich

nativ:

Kopf: Foramen magnum bis Kalottendach	Fensterlage Width/Center: ca. 190/40
Oberbauch: Zwerchfellkuppe bis Nierenbasis	Fensterlage Width/Center: ca. 300/40

KM:

1. KM-Phase: Zwerchfellkuppe bis Leberspitze	Fensterlage Width/Center: ca. 300/40
2. KM-Phase: Zwerchfellkuppe bis Leberspitze	Fensterlage Width/Center: ca. 300/40
Thorax: Zwerchfellwinkel bis Kinnspitze	Fensterlage Width/Center: ca. 350/35
Abdomen **venös:** Zwerchfellkuppe bis Beckenboden	Fensterlage Width/Center: ca. 350/40
Hals: Orbitaboden bis Aortenbogen	Fensterlage Width/Center: ca. 350/35
Kopf: Foramen magnum bis Kalottendach	Fensterlage Width/Center: ca. 190/40

Wichtiges, Tipps & Tricks

- Atemkommando mit dem Patienten vor Untersuchungsbeginn üben, Prozedere erklären, falls möglich! Beatmete Patienten: Atemstopp während der Datenaufnahme empfohlen (Absprache mit Anästhesie).
- Patientenlagerung: feet first erleichtert Lagern bei Intensivpatienten, kann Untersuchungen bei Patienten mit Platzangst ermöglichen.

Weitere Hilfe siehe Seite 2–5

1.10.2 Mehrzeilen-CT	Phase	Scan Art	Slice (mm)	Table speed (mm)	Increment (mm)	Time (s)	kV	mA	Kernel	KM Delay (s)	Post-processing
Arme am Körper entlang											
1		Topo ap	2				120	10/100	Std		
2		Topo lat	2				120	10/100	Std		
3	Kopf nativ	Axial/Sequenz	5	10		1	120	260	Std		
4	Kopf nativ	Axial/Sequenz	8	16		1	120	260	Std		
Arme kopfwärts strecken lassen											
5	Oberbauch nativ	Spirale	7,5/8	20–30	7,5/8	0,7/0,75	120	260	Std		
KM-Gabe	KM (ml) flow (ml/s)	**100 4,0**									
6	Oberbauch arteriell	Spirale	5	10–20	5	0,5	120	300	Std	18	
7	Oberbauch venös	Spirale	5	10–20	5	0,5	120	300	Std	40	
8	Thorax venös	Spirale	5	10–20	5	0,5	120	250	Std	60	
9	Abdomen venös	Spirale	7,5/8	20–30	5	0,5	120	300	Std	80	
Arme am Körper entlang											
KM-Gabe	KM (ml) flow (ml/s)	**50 1,5**									
10	Hals	Spirale	5	10–20	5	1	120	300	Std	40	
11	Kopf post KM	Axial/Sequenz	5	10		1	120	260	Std		
12	Kopf post KM	Axial/Sequenz	8	16		1	120	260	Std		
13	arteriell	Rohdaten-Reko	2–3		2–3				Std		MIP, VRT
14	portal venös	Rohdaten-Reko	2–3		2–3				Std		MIP, VRT

1.10.3   CT-Kombi-Untersuchung: Polytrauma (AUDI-Modus) (nur Mehrzeilen-CT)

Fragestellung

Nativ/KM: Screening für Verletzungen (AUDI = aggressive use of diagnostic imaging)

Vorbereitung und Lagerung

Gonadenschutz! Alle Fremdkörper entfernen, Rückenlage, Kopf in Bocollokissen. Für Thorax-Abdomen Arme wenn möglich kopfwärts strecken, für Kopf-Hals Arme am Körper entlang lagern (Abb. 1). Exakte symmetrische Einstellung zur Körperachse (mit Fadenkreuz kontrollieren, ggf. Korrektur nach Referenzscan).

KM-Gabe: großlumigen i.v. Zugang legen (lassen), KM-Injektor anschließen.

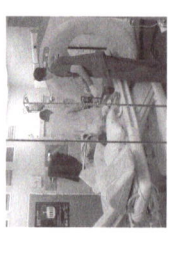

1 Lagerung

Untersuchungsbereich

nativ:

Kopf: Hirnschädel	Fensterlage Width/Center: ca. 200/40
Gesicht-Hals: Stirnhöhle bis BWK 1	Fensterlage Width/Center: ca. 3500/500

KM:

Thorax-Abdomen: HWK 7 bis proximaler Oberschenkel   Fensterlage Width/Center: ca. 350/40
Selektive FOV für knöcherne Bereiche und Wirbelsäule aus Rohdaten berechnen

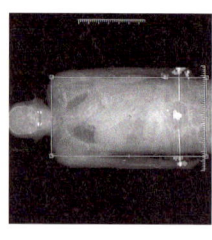

2 Topogramm/Scout

Wichtiges, Tipps & Tricks

- Oberste Priorität ist das schnelle Abbilden von Hirn- und Körperstamm.
- Dünnschicht-Spiral-Mode mit Option zur Rekonstruktion dickerer Schichten, sagittale und koronare MPR für Spinalkanalabbildung.
- Atemkommando mit dem Patienten vor Untersuchungsbeginn üben, Prozedere erklären, falls möglich! Beatmete Patienten: Atemstopp während der Datenaufnahme empfohlen (Absprache mit Anästhesie).
- Patientenlagerung: feet first erleichtert Lagern bei Intensivpatienten, kann Untersuchungen bei Patienten mit Platzangst ermöglichen.

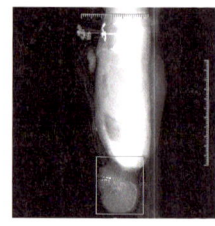

3 Topogramm/Scout

Weitere Hilfe siehe Seite 2–5

1.10.3 Mehrzeilen-CT	Phase	Scan Art	Slice (mm)	Table speed (mm)	Increment (mm)	Time (s)	kV	mA	Kernel	KM Delay (s)	Post-processing
Arme am Körper entlang											
1		Topo ap	2				120	10/100	Std		
2		Topo lat	2				120	10/100	Std		
3	Kopf/Gesichtsschädel/ HWS nativ	Spirale	2–3,75	10–20	2–3,75	0,5–1	120	250	Std		
wenn möglich, Arme kopfwärts strecken (lassen)											
KM-Gabe	**KM (ml) flow (ml/s)**	**150 3,5**									
4	Thorax/Abdomen venös	Spirale	2–3,75	10–20	2–3,75	0,5–1	120	250	Std	60	
5	Kopf/Gesichtsschädel/ HWS nativ	Keine Reko aus den Rohdaten, sondern Nachverarbeitung der Bilder									Knochenfenster + Filter
6	Thorax/Abdomen venös	Keine Reko aus den Rohdaten, sondern Nachverarbeitung der Bilder									Knochenfenster + Filter
3	Kopf/Gesichtsschädel/ HWS nativ	Rohdaten-Reko	1–1,25		1–1,25				Std		3D, MPR koronar + sagittal
4	Thorax/Abdomen venös	Rohdaten-Reko	1–1,25		1–1,25				Std		3D, MPR koronar + sagittal

2 MRT

2.0 MRT: Allgemeines, Wichtiges, Patientenvorbereitung und -aufklärung

Aufklärung

- Indikationsstellung durch Radiologen überprüfen lassen!
- Optimale Patientenmitarbeit ist die halbe Untersuchung! Deshalb lieber mehr Zeit für ordentliche Aufklärung des Patienten über Untersuchungsmethode, Kontrastmittelgabe einschließlich möglicher Komplikationen sowie sein Verhalten während der Untersuchung, als Abbruch oder Sequenzwiederholung bzw. schlechte Bildqualität.
- Sorgfältige Dokumentation von Anamnese und Aufklärung durch Arzt mit handschriftlichen Notizen und Unterschrift der Einverständniserklärung durch Patient bzw. bei Kindern durch (beide!) Erziehungsberechtigten/Vormund und jeweils den untersuchenden Arzt!
- Bei geplanter Kontrastmittelgabe sorgfältige Aufklärung durch Arzt mit handschriftlichen Notizen und Unterschrift der Einverständniserklärung durch Patient bzw. bei Kindern durch (beide!) Erziehungsberechtigten/Vormund und Arzt!
- Keine Delegierung von Aufklärungsgesprächen durch den Arzt an nichtärztliches Personal, juristisch problematisch!
- Den Patienten nochmals nach eventuellen Unklarheiten befragen.

Patientenvorbereitung

- Bei klaustrophoben Patienten eventuell zunächst „Testlauf". Eventuell nach Rücksprache mit behandelndem Arzt leichte Sedierung (Pulsoxymeter-Überwachung).
- Patient soll *vor* der Untersuchung auf die Toilette gehen! Besonders wichtig bei Kindern!
- Patient sollte nicht direkt vor dem KM-MRT eine größere Mahlzeit eingenommen haben, am besten Nahrungskarenz von ca. 2–3 Stunden. Medikamente sollen natürlich eingenommen werden, z. B. Insulin, Betablocker, Blutdrucksenker o. ä.
- *Unverzichtbare Laborwerte vor* Untersuchungsbeginn: aktuelles Kreatinin im Serum, bei geplanter MRT-gesteuerter Intervention (Punktion, Biopsie o. ä.) Gerinnungsparameter notwendig (TPZ, PTT, Thrombozyten).
- Kein Herzschrittmacher-Patient ins MRT, ebenso keine Patienten mit nicht entfernbaren längeren metallischen Sonden (Stimulatoren etc.). Alle mobilisierbaren Metallteile entfernen. Achten auf: Halsketten, Brille, Hörgeräte, Ohrringe, Zahnprothesen, Piercingschmuck (auch Zunge/Mamille/Nabel usw.), Epithesen, Prothesen, Haarklammern, Kämme, Perücken u. ä.).
- Keine Untersuchung bzw. vorherige Abklärung bei nicht entfernbarem Metall im/am Körper, eventuell Röntgenaufnahme zum Ausschluss metallischen Materials empfohlen. Geld aus allen Taschen entfernen. Schwere Gürtelschnallen entfernen.
- Bei medizinischen metallischen Implantaten ggf. unter **www.mrisafety.com** anmelden und über MRT-Verträglichkeit nachlesen.
- Patient möglichst weitgehend (zumindest im zu untersuchenden Bereich) entkleiden, OP-Hemd/Kittel *ohne* Metallknöpfe anbieten. Bequeme optimale Lagerung des Patienten ist Voraussetzung für Ruhigliegen und beste Bildqualität. Unterpolsterung, wo es helfen kann (Hals/Nacken/Schulter, Rücken, Knie, Fersen).
- Fixierung leicht beweglicher Körperteile im Untersuchungsbereich empfohlen.

- I.v.-Zugang an Arm/Hand legen, falls nicht vorhanden. Falls abhängig von der Indikation KM notwendig sein könnte, vor der Untersuchung einen (besser großlumigen) i.v. Zugang legen (lassen) sowie eine mit 0,9% Kochsalzlösung gefüllte 10 ml-Spritze bzw. einen Injektor mit Verlängerungsschlauch anschließen, spart Zeit und vermeidet Lageveränderungen.
- KM-Injektor: KM aufziehen, entlüften, anschließen, programmieren.
- Während der KM-Injektion Patientenmonitoring durch Arzt, damit im Fall einer KM-Reaktion/Fehlinjektion sofort interveniert werden kann.
- Bei Untersuchungen des Gesichtsschädels und der Augen auf „metallischen" Lidschatten oder Make-up achten, auch Mascara! Vor der Untersuchung abschminken lassen!
- Immer Gehörschutz anbieten (Kopfhörer/Ohrstöpsel).
- Notfallknopf in die Hand geben. Bei Untersuchungen im Kopf-/Halsbereich Mund schließen lassen.
- Bei eingeschränkter Nierenfunktion kann Gd-haltiges KM bis zu einem Kreatininwert im Serum von 3 mg/100 ml unbedenklich gegeben werden. Bei Kreatininwerten über 3 mg/100 ml Rücksprache mit zuweisendem Arzt. Bei Patienten mit Nierenversagen, terminaler Niereninsuffizienz und bei Dialyse-Patienten Terminabsprache mit Zuweiser bezüglich eventueller Dialyse nach KM-MRT.

Untersuchungstechnik

- Exakte symmetrische Einstellung zur Körperachse (mit Laserkreuz kontrollieren), vermeidet zeitaufwendige Lagekorrektur nach Scout und zeitaufwendige Schrägeinstellung der Aufnahmen.
- Bei (Intensivpflege-)Patienten mit zentralem Venenkatheter KM-Gabe mit hoher Flussgeschwindigkeit nicht über 3-Wege-Hahn! 3-Wege-Hahn entfernen, Direktanschluss oder anderer/neuer venöser Zugang!
- Bei Hydro-MRT von Magen und/oder Darm muss der Patient nüchtern sein.
- EKG-Triggerung oder Fingerpulsableitung macht nur Sinn bei klarer R-Zacken-Ableitung, normalerweise wird ab R-Zacke das Trigger-delay gemessen. Bei Arrhythmie eventuell Verzicht auf EKG-Triggerung und Umsteigen auf Atemanhalte-Sequenzen, falls möglich.
- Statt teurem eisenoxidhaltigem oralem KM kann auch Heidelbeersaft den gleichen Zweck erfüllen.
- Nach Kenntnis der interessierenden und abzubildenden Körperregion Spulenwahl zur Optimierung des FOV.
- FOV immer optimieren, so klein wie möglich, so groß wie nötig nach Fragestellung. Einfaltungsartefakte vermeiden (koronar!). Rechteck-FOV verkürzt Messzeit, erhöht aber das Rauschen (bei Extremitätenuntersuchung gängige Praxis). Rechteck-Matrix (rectangular) auf der Basis 256 empfohlen (geringeres Rauschen), bei Hochauflösung bis 512 in Phasengradienten-Richtung, sonst reicht meist 192 in Phasengradienten-Richtung bei gewünschter normaler Ortsauflösung.
- Schlucken während der Messung vermeiden, nicht auf Nichtschlucken hinweisen, bewirkt meist das Gegenteil! Besser jeweils vor der Sequenz schlucken und/oder husten lassen.

KM-Zwischenfall

- Kontrastmittelzufuhr stoppen.
- Arzt informieren.
- Patient aus dem Gerät herausfahren.
- Vorgehen je nach Schwere der Symptomatik in Absprache mit Arzt vor Ort, ggf. Reanimations-Team/Notarzt/Intensivmedizin benachrichtigen (siehe Seite X–XI).

Kinder-MRT

- Bei Kindern ärztliches Vorgespräch *einen Tag vor der Untersuchung* mit allen Erziehungsberechtigten anstreben, Untersuchungsraum zeigen.
- Kinder vor der Untersuchung zur Toilette bringen lassen (schicken).
- Kinder unter 5 Jahre sollten durch Kinderarzt oder Anästhesisten überwacht und ggf. sediert werden. Gute Fixierung vermeidet Bewegungsartefakte!
- Bei ängstlichen Kindern eventuell scout-view von Teddy oder Puppe machen (Cave! Metall!!), kann Angst nehmen.
- Bei älteren Kindern sollte/kann ein Elternteil oder Betreuer im Untersuchungsraum bleiben (Hörschutz!).
- KM-Gabe bei Kindern analog zu Erwachsenen (0,1–0,2 mmol/kg KG), jedoch flow reduzieren bei kleinen Kindern und Säuglingen.
- Stillende Mütter sollten nach KM-Gabe eine Stillpause von ca. 24 Stunden einhalten und die Muttermilch verwerfen.

Nachsorge

- *Interventionelle MRT:* Untersuchungsprotokoll und Kurzbefund mit auf die Station geben. Patient soll mindestens eine Stunde nach der Untersuchung auf der Station in der Abteilung in kürzeren Abständen kontrolliert werden (Blutung, Verbandskontrolle, septischer Schock, Blutdruck-Kontrolle, Pneumothorax).

2.1.1 MRT-Untersuchung: Kopf – Standard/Liquordynamik

Fragestellung

Nativ: unklare Kopfschmerzen, Hirndruck, Hydrozephalus, Hirnblutung, Hirninfarkt
KM: Tumor, Metastasen, Gefäßprozess, Hirnabszess, Hirninfarkt, Enzephalitis, Meningitis

Vorbereitung und Lagerung

Bequeme Rückenlage, Knie unterpolstern, Kopf in Kopfspule, Spulenmitte über Nasenwurzel, Ohrstöpsel, ggf. Fixieren des Kopfes seitlich mit Polstern, Arme seitlich am Körper. Notfallknopf in die Hand geben. Möglichst genaue symmetrische Einstellung zur Körperachse (mit Laserkreuz kontrollieren). Mund schließen lassen. Nochmal auf Ruhiglage hinweisen.
KM-Gabe: großlumigen i.v. Zugang legen (lassen), eine mit 0,9% Kochsalzlösung gefüllte 10 ml-Spritze bzw. Injektor mit Verlängerungsschlauch anschließen.

Untersuchungsbereich

Foramen magnum bis Kalottendach, transversale Schichten ggf. gewinkelt (parallel zur Verbindungslinie anteriore-posteriore Kommissur, Abb. 3), bei Liquordynamik mediosagittal und selektiv transversal (Abb. 5).

Wichtiges, Tipps & Tricks

- Bei Verdacht auf Meningeom, insbesondere Keilbeinflügelmeningeom: T1-Sequenzen mit Fettsättigung + KM (koronar!).
- Mastoid bei Verdacht auf Meningitis vollständig abbilden (koronar!).

Weitere Hilfe siehe Seite 182–184

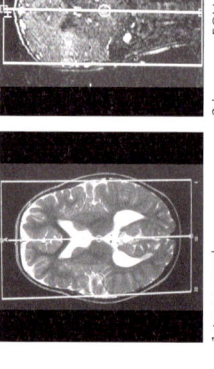

1 transversal

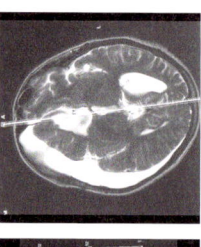

2 koronar, FOV

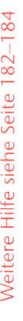

3 sagittal

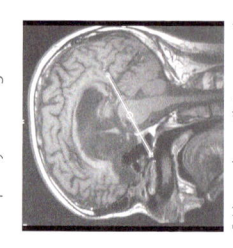

4 Liquordynamik sagittal

5 Liquordynamik transversal

Sequenzprotokoll Kopf – Standard

Mess-Sequenz	Scout	1.	2. optional	3.	4. + 5. optional	6. optional	7. optional	8. + 9. + 10. optional	11. + 12. + 13.	14. + 15.
Indikation		Ganzhirn	bei Infarkt	Ganzhirn	weitere Ebenen	Kinder/Markreife	Hirnstammläsion	Blutung/Kalk	bei Pathologie	Liquordynamik
Gewichtung		T2	T2	T1	T1	Prot./T2	T2	T2*	T1 + KM (fatsat)	T2
Sequenztyp	Scout/FISP o. ä.	FSE/TSE	Flair/IR	TSE/SE	TSE/SE	Doppel-SE	FSE/TSE	FFE/GRE	TSE/SE	FISP/PSIF
Orientierung	3 Ebenen	tra (gewinkelt)	tra (gewinkelt)	tra (gewinkelt)	kor/sag	tra (gewinkelt)	sag	tra/kor/sag	tra/kor/sag	sag/tra
TR (ms)		3500–4500	5000–9000	450–600	450–600	2500–4000	2500–4500	700–900	450–600	20
TE (ms)		90–120	100–120	9–15	9–15	15–25/90–120	90–120	15–35	9–15	kleinstes (eff. ca. 37)
TI (ms)			1900–2300							
Flipwinkel (Grad)				50–70	50–70			15–20	50–70	80
FOV (mm)	250–300	230	230	230	230	200–230	230	230	230	sag 230, tra 180
Schichtanzahl	je 1–3	19–23	19–23	19–23	19–23	19–23	bis 19	bis 23	19–23	1
Schichtdicke (mm)	5–8	5–6	5–6	5–6	5–6	4–5	3	3–6	5–6	4
Schichtabstand (mm) bzw. -faktor		1–1,2 / 0,2	1–1,2 / 0,2	1–1,2 / 0,2	1–1,2 / 0,2	1 / 0,2–0,25	0,33–1 / 0,1–0,33	1–2 / 0,33	1–1,2 / 0,2	0
Bildmittlungen		2–4	bis 2	2	2	1	bis 3	2	2	1
Sonstiges	mindestens je eine Schicht in 3 Ebenen	ggf. 50 bis 80 mm Sättigungsblock transversal über Hals ca. 10 mm kaudal der untersten bei **transversalen** Schichten, Flusskompensation empfohlen, bei **koronaren** Schichten auf Einfaltungsartefakte achten! ETL bei FLAIR bis 30, KM-Aufnahmen eventuell mit Fettsättigung. Koronare und sagittale Schichten senkrecht zu transversalen. Dünne Hirnstammschichten sagittal mittig auf koronarem und transversalem Scout einstellen.								routinemäßig mediosagittal, zusätzlich transversal in Höhe des Aquädukts

2.1.1

2.1.2 MRT-Untersuchung: Kopf – Temporallappen

Fragestellung

Nativ: Epilepsie, klinischer Hinweis auf Temporallappenprozess, EEG-Fokus temporal
KM: auffälliger Befund nativ, Ausschluss Temporallappenprozess

Vorbereitung und Lagerung

Bequeme Rückenlage, Knie unterpolstern, Kopf in Kopfspule, Spulenmitte über Nasenwurzel, Ohrstöpsel, ggf. Fixieren des Kopfes seitlich mit Polstern, Arme seitlich am Körper. Notfallknopf in die Hand geben. Möglichst genaue symmetrische Einstellung zur Körperachse (mit Laserkreuz kontrollieren). Mund schließen lassen. Nochmal auf Ruhiglage hinweisen.
KM-Gabe: großlumigen i.v. Zugang legen (lassen), eine mit 0,9% Kochsalzlösung gefüllte 10 ml-Spritze bzw. Injektor mit Verlängerungsschlauch anschließen.

Untersuchungsbereich

Routinemäßig zuerst Ganzhirn transversal (Ausnahme: Voraufnahmen vorhanden). Etwa Orbitamitte bis Schädelbasis, transversale Schichten nach ventrokaudal gewinkelt parallel zur **Fissura sylvii** im parasagittalen Scout (Abb. 1). Koronare Schichten senkrecht zu den transversalen ausrichten (Abb. 3).

Wichtiges, Tipps & Tricks

- Exakte Einstellung parallel bzw. senkrecht zum Temporallappen beachten!

Weitere Hilfe siehe Seite 182–184

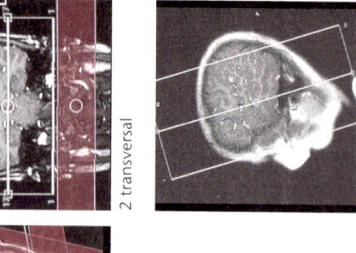

2 transversal

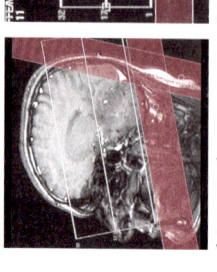

1 transversal

3 koronar

Sequenzprotokoll Temporallappen

Mess-Sequenz	Scout/FISP o. ä.	1. Ganzhirn	2. Herdnachweis	3. Herdnachweis	4. Herdnachweis	5. optional Herdnachweis	6. optional Herdnachweis	7. optional Herdnachweis
Indikation								
Gewichtung		T2	T2	T2	T1	T1	T1 + KM	T1
Sequenztyp	Scout/FISP o. ä.	TSE/SE	FLAIR/IR	TSE/SE	TSE/SE	TSE/SE	TSE/SE	STIR
Orientierung	3 Ebenen	tra (gewinkelt)	kor (gewinkelt)	kor (gewinkelt)	kor (gewinkelt)	tra (gewinkelt)	kor (gewinkelt)	kor (gewinkelt)
TR (ms)		3500–4500	5000–9000	2500–4500	450–600	450–600	450–600	ca. 3500
TE (ms)		90–120	00–120	90–120	9–15	9–15	9–15	60–70
TI (ms)			1900–2300					ca. 140
Flipwinkel (Grad)					50–70	50–70	50–70	
Schichtanzahl	je 1–3	19–23	19–23	19–23	19–23	19–23	19–23	19–23
Schichtdicke (mm)	5–8	5–6	3	3	3	3	3	4
Schichtabstand (mm) bzw. -faktor		1–1,2 / 0,2	0,3–0,6 / 0,1–0,2	0,3–0,6 / 0,1–0,2	0,3–0,6 / 0,1–0,2	0,3–0,6 / 0,1–0,2	0,3–0,6 / 0,1–0,2	0,4–0,8 / 0,1–0,2
Bildmittelungen		2–4	1–2	bis 3	2	2	2	1–2
Sonstiges	3 sagittale Schichten: 2× durch Mitte Orbitae, 1× median	ggf. 50 bis 80 mm Sättigungsblock transversal über Hals, **Winkelung parallel zur Fissura Sylvii**	koronare Schichten senkrecht zu transversalen, ETL bis 30	jeweils 40 mm Sättigungsblocks schräg koronar über venöse Sinus dorsal sowie transversal über Schädelbasis caudal des Temporallappens				hohe Matrix 512, wenn möglich

2.1.3 MRT-Untersuchung: Kopf – Kleinhirnbrückenwinkel/Innenohr

Fragestellung

Nativ/KM: Raumforderung, Akustikusneurinom/Meningeom, Innenohr-Abklärung, vor Cochlea-Implantat, Hirnnervenläsion

Vorbereitung und Lagerung

Bequeme Rückenlage, Knie unterpolstern, Kopf in Kopfspule, Spulenmitte über Nasenwurzel, Ohrstöpsel, ggf. Fixieren des Kopfes seitlich mit Polstern, Arme seitlich am Körper. Notfallknopf in die Hand geben. Möglichst genaue symmetrische Einstellung zur Körperachse (mit Laserkreuz kontrollieren). Mund schließen lassen. Nochmal auf Ruhiglage hinweisen.

KM-Gabe: großlumigen i.v. Zugang legen (lassen), eine mit 0,9% Kochsalzlösung gefüllte 10 ml-Spritze bzw. Injektor mit Verlängerungsschlauch anschließen.

Untersuchungsbereich

Routinemäßig zuerst Ganzhirn transversal (Ausnahme: Voraufnahmen vorhanden), Zielaufnahmen etwa Orbitamitte bis Schädelbasis, transversale Schichten meist nicht gewinkelt (Abb. 1), 3D-Aufnahmen Cochlea beidseits mit gekreuzten schräg koronaren Blöcken (Abb. 5).

Wichtiges, Tipps & Tricks

- Kopfschieflage berücksichtigen! Exakte Einstellung transversal mit symmetrischer Darstellung beider Mastoide/inneren Gehörgänge!
- Cochlea/Innenohrdarstellung nach 3D-Sequenz mittels MIP-Technik.

Weitere Hilfe siehe Seite 182–184

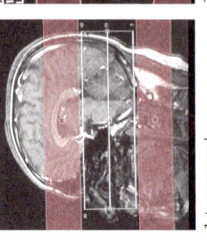

1 transversal

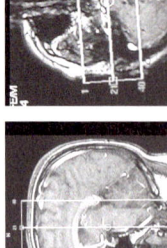

2 transversal

3 koronar

4 koronar

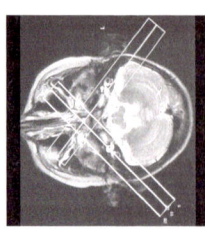

5 Cochlea-3D, gekreuzt

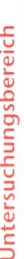

Sequenzprotokoll Kleinhirnbrückenwinkel/Cochlea

Mess-Sequenz	Scout	1. Ganzhirn	2. optional selektiv	3. + 4. immer 2 Ebenen	5. (+ 6.) selektiv	7. optional statt 3. + 4. selektiv	8. optional statt 5./6. selektiv	9. Cochlea-Abklärung	10. optional statt 9. Cochlea-Abklärung
Indikation									
Gewichtung		T2	T2	T1	T1 + KM	T1	T1 + KM	T2	T2
Sequenztyp	Scout/FISP o. ä.	FSE/TSE	FSE/TSE	TSE/SE	TSE/SE	3D-GRE/FFE	3D-GRE/FFE	3D-FSE/TSE	3D-FSE/TSE
Orientierung	3 Ebenen	tra (10°)	tra oder kor	tra und kor	tra und/oder kor	3D (tra)	3D (tra)	3D (tra)	3D (sag/kor)
TR (ms)		3500–4500	2500–4500	450–600	450–600	so kurz wie möglich	so kurz wie möglich	4000–5000	4000–5000
TE (ms)		90–120	90–120	9–15	9–15	4–7 (10)	4–7 (10)	ca. 300	ca. 400
Flipwinkel (Grad)				50–70	50–70	30–50	30–50		
FOV (mm)	250–300	230	230–260	230	230	180–220	180–220	200	200
Schichtanzahl	je 1–3	19–23	bis 23	19–23	19–23	Block bis 50 mm	Block bis 50 mm	Block 25–35 mm	2 Blöcke rechts und links bis 40 mm
Schichtdicke (mm)	5–8	5–6	2–3	2–3	2–3	<1,25 mm (bis 40 Schichten)	<1,25 mm (bis 40 Schichten)	1 bis 1,2 mm	<2 mm (bis 30 Schichten)
Schichtabstand (mm) bzw. -faktor		1–1,2 0,2	0,5–1 0,25–0,33	0,5–1 0,25–0,33	0,5–1 0,25–0,33	0	0	bis 50% überlappend	bis 50% überlappend
Bildmittelungen		2–4	1–2	2	2	1	1	1	1
Sonstiges	je eine Schicht in 3 Ebenen	ggf. 50 bis 80 mm Sättigungsblock transversal über Hals	30 mm Sättigungsblöcke parallel zu den transversalen Schichten ca. 10 mm kranial bzw. kaudal der Grenzschichten, ggf. Flusskompensation, bei koronaren Schichten Einfaltungsartefakte beachten!			keine Sättigung, bei 0,5 Tesla TE um 10 ms		schräg koronare/sagittale Schichten bds. über Innenohr, keine Sättigung, ETL bis 70, MIP in verschiedenen Ebenen bei kleinem FOV	

2.1.4 MRT-Untersuchung: Kopf – Sella/Hypophyse

Fragestellung

Nativ/KM: selläre/paraselläre Raumforderung, Chiasma-Affektion, Hypophysenprozess/-adenom, Sellametastase, Kraniopharyngeom

Vorbereitung und Lagerung

Bequeme Rückenlage, Knie unterpolstern, Kopf in Kopfspule, Spulenmitte über Nasenwurzel, Ohrstöpsel, ggf. Fixieren des Kopfes seitlich mit Polstern, Arme seitlich am Körper. Notfallknopf in die Hand geben. Möglichst genaue symmetrische Einstellung zur Körperachse (mit Laserkreuz kontrollieren). Mund schließen lassen. Nochmal auf Ruhiglage hinweisen.

KM-Gabe: großlumigen i.v. Zugang legen (lassen), eine mit 0,9% Kochsalzlösung gefüllte 10 ml-Spritze bzw. Injektor mit Verlängerungsschlauch anschließen.

Untersuchungsbereich

Routinemäßig zuerst Ganzhirn transversal (Ausnahme: Voraufnahmen vorhanden), Zielaufnahmen selektiv im Sellabereich, meist koronar und sagittal.

Wichtiges, Tipps & Tricks

- KM-Dynamik: Sequenz-Serie starten, dann sofort KM injizieren. Vorteil: bessere Darstellung langsam anreichernder Mikroadenome!
- Alternativ halbe KM-Dosis.

Weitere Hilfe siehe Seite 182–184

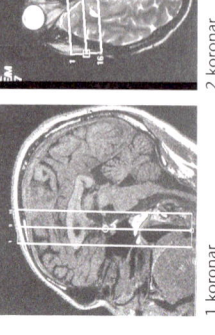

1 koronar

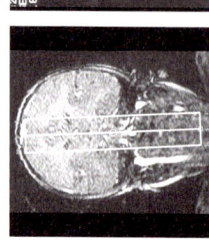

2 koronar

3 sagittal

4 sagittal

Sequenzprotokoll Sella/Hypophyse

Mess-Sequenz	Scout	1. Ganzhirn	2. Sella selektiv	3. + 4. Sella selektiv	5. + 6. Sella selektiv	7. optional statt 5. + 6. Sella selektiv
Indikation						
Gewichtung		T2	T2	T1	T1 + KM	T1 + KM
Sequenztyp	Scout/FISP o. ä.	FSE/TSE	FSE/TSE	TSE/SE	TSE/SE	3D-GRE/FFE
Orientierung	3 Ebenen	tra (gewinkelt)	sag	kor + sag	kor + sag	3D-kor
TR (ms)		3500–4500	3500–4500	450–600	450–600	minimal
TE (ms)		90–120	90–120	9–15	9–15	4–7
Flipwinkel (Grad)						30
FOV (mm)	250–300	230	230	200	200	180–200
Schichtanzahl	je 1–3	19–23	19–23	19–23	19–23	ca. 50 mm Block
Schichtdicke (mm)	5–8	5–6	3	2–3	2–3	< 1
Schichtabstand (mm) bzw. -faktor		1–1,2 / 0,2	0	0,25–1 / 0,1–0,33	0,25–1 / 0,1–0,33	0
Bildmittelungen		2–4	2–4	2	2	1
Sonstiges	mindestens je eine Schicht in 3 Ebenen	ggf. 50 bis 80 mm Sättigungsblock transversal über Hals, ETL bis 18	ETL bis 18	ggf. 40 mm Sättigungsblocks schräg koronar über venöse Sinus dorsal sowie transversal über Schädelbasis wie bei Temporallappen, KM eventuell mit halber Dosis bei Mikroadenomen		ca. 15 × hintereinander

2.1.5 MRT-Untersuchung: Kopf – Multiple Sklerose (MS) (Encephalomyelitis disseminata)

Fragestellung
Nativ/KM: Multiple Sklerose, bei Herdbefunden KM-Gabe

Vorbereitung und Lagerung
Bequeme Rückenlage, Knie unterpolstern, Kopf in Kopfspule, Spulenmitte über Nasenwurzel, Ohrstöpsel, ggf. Fixieren des Kopfes seitlich mit Polstern, Arme seitlich am Körper. Notfallknopf in die Hand geben. Möglichst genaue symmetrische Einstellung zur Körperachse (mit Laserkreuz kontrollieren). Mund schließen lassen. Nochmal auf Ruhiglage hinweisen.

KM-Gabe: großlumigen i.v. Zugang legen (lassen), eine mit 0,9% Kochsalzlösung gefüllte 10 ml-Spritze bzw. Injektor mit Verlängerungsschlauch anschließen.

Untersuchungsbereich
Ganzhirn, Foramen ovale bis Kalottendach, transversale Schichten gewinkelt (parallel zur Verbindungslinie anteriore-posteriore Kommissur), Einstellung wie Kopf – Standard (2.1.1).

Wichtiges, Tipps & Tricks
- Bei MS-Patienten ggf. doppelte KM-Dosis bzw. höher konzentriertes KM und Spätaufnahmen nach ca. 40 bis 60 Minuten sinnvoll.

Weitere Hilfe siehe Seite 182–184

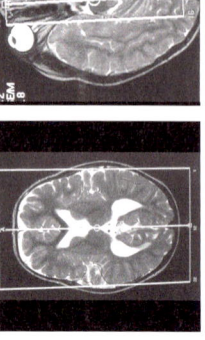

1 transversal, FOV

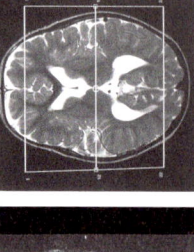

2 sagittal

3 koronar, FOV

4 koronar

Sequenzprotokoll MS

Mess-Sequenz		1.	2. optional	3.	4. optional	5.	6.	7.
Indikation	Scout		Hirnstamm und Balken			Herdsuche	bei Pathologie	bei Pathologie
Gewichtung		T2	T2	T1	T1	T2	T1 + Gd	T1 + Gd
Sequenztyp	Scout/FISP o. ä.	FSE/TSE	FSE/TSE	TSE/SE	TSE/SE	Flair/IR	TSE/SE	TSE/SE
Orientierung	3 Ebenen	tra (gewinkelt)	sag	tra (gewinkelt)	kor	tra (gewinkelt)	tra (gewinkelt)	kor
TR (ms)		3500–4500	3500–4500	400–600	400–600	5000–9000	400–600	400–600
TE (ms)		90–120	90–120	9–15	9–15	100–120	9–15	9–15
TI (ms)						1900–2300		
Flipwinkel (Grad)				50–70	50–70		50–70	50–70
FOV (mm)	250–300	230	230	230	230	230	230	230
Schichtanzahl	je 1–3	19–23	19–23	19–23	19–23	19–23	19–23	19–23
Schichtdicke (mm)	5–8	5–6	3	5–6	5–6	5–6	5–6	5–6
Schichtabstand (mm) bzw. -faktor		1–1,2 / 0,2	0,33–1 / 0,1–0,33	1–1,2 / 0,2	1–1,2 / 0,2	1–1,2 / 0,2	1–1,2 / 0,2	1–1,2 / 0,2
Bildmittlungen		2–4	2–4	2	2	1	2	2
Sonstiges	mindestens je eine Schicht in 3 Ebenen	ggf. 50 bis 80 mm Sättigungsblock transversal über Hals ca. 10 mm kaudal der untersten bei transversalen Schichten, Flusskompensation empfohlen, bei koronaren Schichten auf Einfaltungsartefakte achten! ETL bei den T2-gewichteten Sequenzen bis ~6							

2.1.6 MRT-Untersuchung: Kopf – M. Parkinson/Dystonie

Fragestellung

Nativ: Verdacht a. M. Parkinson bzw. unklare Dystonien

Vorbereitung und Lagerung

Bequeme Rückenlage, Knie unterpolstern, Kopf in Kopfspule, Spulenmitte über Nasenwurzel, Ohrstöpsel, ggf. Fixieren des Kopfes seitlich mit Polstern, Arme seitlich am Körper. Notfallknopf in die Hand geben. Möglichst genaue symmetrische Einstellung zur Körperachse (mit Laserkreuz kontrollieren). Mund schließen lassen. Nochmal auf Ruhiglage hinweisen.

Falls KM-Gabe vorgesehen: großlumigen i.v. Zugang legen (lassen), eine mit 0,9% Kochsalzlösung gefüllte 10 ml-Spritze bzw. Injektor mit Verlängerungsschlauch anschließen.

Untersuchungsbereich

Zielaufnahmen zentrales Hirn, Schädelbasis bis hochparietal, transversale Schichten ggf. winkeln. Einstellung wie Kopf – Standard (2.1.1).

Wichtiges, Tipps & Tricks

● KM-Gabe nur in Ausnahmefällen notwendig.

Weitere Hilfe siehe Seite 182–184

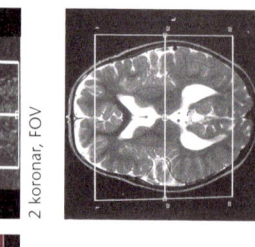

1 transversal

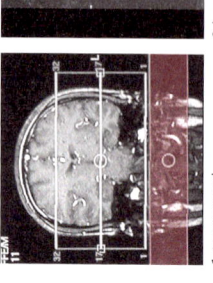

2 koronar, FOV

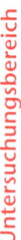

3 koronar

Sequenzprotokoll M. Parkinson/Dystonie

Mess-Sequenz / Indikation	Scout	1. selektiv zentral	2. selektiv zentral	3. Herdsuche zentral	4. Herdsuche zentral
Gewichtung		T2	T2	T1	T1
Sequenztyp	Scout/FISP o. ä.	FSE/TSE	FSE/TSE	IR	IR
Orientierung	3 Ebenen	tra (gewinke t)	kor	tra (gewinkelt)	kor
TR (ms)		bis 4500	bis 4500	5000–7000	5000–7000
TE (ms)		90	90	16 bis 20	16 bis 20
TI (ms)				ca. 350	ca. 350
Flipwinkel (Grad)		70	70		
FOV (mm)	250–300	230	230	230	230
Schichtanzahl	je 1–3	40	40	32	32
Schichtdicke (mm)	5 bis 8	3	3	2 bis 3	2 bis 3
Schichtabstand (mm) bzw. -faktor		0,3–1 0,1–0,33	0,3–1 0,1–0,33	0,2–1 0,1–0,33	0,2–1 0,1–0,33
Bildmittelungen		2 bis 4	2 bis 4	3	3
Sonstiges	mindestens je eine Schicht in 3 Ebenen	ggf. 50 bis 80 mm Sättigungsblock transversal über Hals ca. 10 mm kaudal der untersten bei transversalen Schichten, Flusskompensation empfohlen, bei koronaren Schichten auf Einfaltungsartefakte achten! ETL bis 20 bei den TSE-Sequenzen			

2.1.7 MRT-Untersuchung: Kopf – Stereotaxie/Navigation

Fragestellung

Nativ: prä- und postoperativ bei Stimulationselektrodenimplantation bei M. Parkinson/chronischen Schmerzen

KM: bei anreichernden Raumforderungen vor Hirnbiopsie

Vorbereitung und Lagerung

Anlage des MRT-kompatiblen Stereotaxierahmens im OP bzw. Anlegen der MR-kompatiblen Markierungen auf der Kopfhaut. Patient in der Regel sediert bzw. anästhesiert. Rückenlage, Knie unterpolstern, Kopf mit Stereotaxie-Rahmen (Abb. 1) in Kopfspule, Spulenmitte über Nasenwurzel, Ohrstöpsel, ggf. zusätzlich Fixieren des Kopfes, Arme seitlich am Körper. Genaue symmetrische Einstellung zur Körperachse (mit Laserkreuz kontrollieren). Mund schließen.

KM-Gabe: bei Navigations-MRT **vor** der Umlagerung auf Patiententisch KM-Gabe über großlumigen i.v. Zugang (ist meistens bereits vorher erfolgt, immer abklären).

Untersuchungsbereich

Bei Navigation Ganzhirn, Foramen magnum bis Kalottendach, transversale Schichten **nicht** gewinkelt. Bei Stereotaxie Mittellinie und Kommissuren zusammen mit den Markierungen des Stereotaxierahmens erkennbar.

Wichtiges, Tipps & Tricks

- Pulsoxymeter-Überwachung sinnvoll.
- Auf einem transversalen Schnitt müssen beide Kommissuren zusammen mit den Markierungen des Stereotaxierahmens erkennbar sein.

Weitere Hilfe siehe Seite 182–184

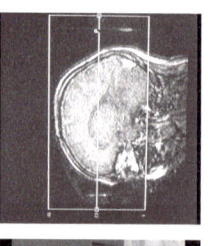

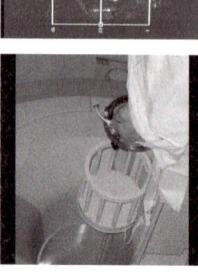

1 Stereotaxie-Rahmen/Kopfspule

2 transversal-3D

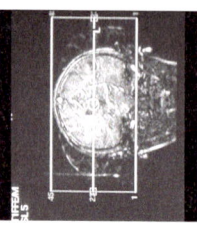

3 transversal-3D

4 transversal-3D, FOV

Sequenzprotokoll Stereotaxie/Navigation

Mess-Sequenz	Scout	1. Stereotaxie Mittellinie	2. Stereotaxie Kommissuren	3. Stereotaxie Thalami/Subthalami	4. Stereotaxie postoperativ Thalami/Subthalami	1. Navigation Ganzhirn	2. Navigation optional — bei nicht anreichernden Herden, Ganzhirn
Indikation							
Gewichtung		T1	T1	T1	T1	T1	T2
Sequenztyp	Scout/FISP o.ä.	TSE/SE	TSE/SE	3D-GRE/FFE	3D-GRE/FFE	3D-GRE/FFE	TSE/FSE
Orientierung	3 Ebenen	sag	tra (gewinkelt)	3D (kor)	3D (kor)	3D (tra)	tra
TR (ms)		450–600	450–600	kürzeste	kürzeste	kürzeste	3500–4500
TE (ms)		9–15	9–15	4–7	4–7	4–7	90–120
Flipwinkel (Grad)		50–70	50–70	30–40	30–40	30–40	50–70
FOV (mm)	250–300	200	200	180–200	180–200	180–200	230
Schichtanzahl	je 1–3	19–23	19–23	ca. 50 mm Block	ca. 50 mm Block	Ganzhirn, ca. 60	3 × je 23
Schichtdicke (mm)	5–8	2	2	< 1	< 1	2	2
Schichtabstand (mm) bzw. -faktor		0,2–0,5 0,1–0,25	0,2–0,2 0,1–0,25	0	0	0	0,2–0,5 0,1–0,25
Bildmittlungen		2	2	1	1	1	1
Sonstiges	je eine Schicht in 3 Ebenen	ggf. 40 mm Sättigungsblock schräg koronar dorsal	exakt parallel zur Verbindungslinie beider Kommissuren, Markierungen müssen erkennbar sein		vollständige Darstellung aller Elektroden notwendig	KM-Gabe vor der Untersuchung! Alle Marker müssen erkennbar sein	bei nicht KM-aufnehmenden Raumforderungen, in der Regel 3 Sequenzen zur vollständigen Erfassung des gesamten Schädels inkl. Markierungen

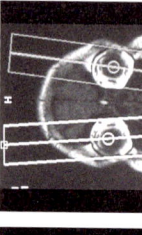

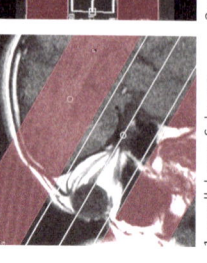

1 parallel zum Sehnerv

2 parallel zum Sehnerv

3 gekreuzt sagittal

4 gekreuzt sagittal

2.1.8   MRT-Untersuchung: Kopf – Orbita(e)

Fragestellung

Nativ: Raumforderungen intraorbital, Sehnervenaffektion, Exophthalmus, endokrine Orbitopathie
KM: Tumor, Metastasen, Gefäßprozess, Entzündung, malignes Lymphom, Pseudotumor, Aderhautmelanom

Vorbereitung und Lagerung

Bequeme Rückenlage, Knie unterpolstern, Kopf in Kopfspule (Spulenmitte über Nasenwurzel) oder unter Orbita-Oberflächenspule (**Doppelspule**: Spulenmitte über Nasenwurzel. **Einzelspule**: Spulenmitte über jeweiligem Bulbus zentriert, Kopf leicht zur Gegenseite gedreht, so dass untersuchter Sehnerv etwa senkrecht verläuft). Ohrstöpsel, ggf. Fixieren des Kopfes seitlich mit Polstern, Arme seitlich am Körper. Notfallknopf in die Hand geben. Genaue symmetrische Einstellung zur Körperachse (mit Laserkreuz kontrollieren). Augen geschlossen. Mund schließen lassen. Nochmal auf Ruhiglage hinweisen.
KM-Gabe: großlumigen i.v. Zugang legen (lassen), eine mit 0,9% Kochsalzlösung gefüllte 10 ml-Spritze bzw. Injektor mit Verlängerungsschlauch anschließen.

Untersuchungsbereich

Bei Kopfspule zuerst Ganzhirn transversal (wie Kopf – Standard), sonst bzw. anschließend Zielaufnahmen der Orbita +/– Chiasma (je nach Spule), Winkelung nach Sehnerv-Verlauf (Abb. 1, 3).

Wichtiges, Tipps & Tricks

- **Kopfspule/Orbitadoppelspule:** parasagittale Aufnahmen in zwei Blöcken jeweils parallel zum Sehnerv, Kreuzung der Blöcke über dem Chiasma (Abb. 3, 4).

Weitere Hilfe siehe Seite 182–184

Sequenzprotokoll Orbita(e)

Mess-Sequenz	Scout	1.	2. Kopfspule oder Doppelspule	3. Kopfspule oder Doppelspule	4. Kopfspule oder Doppelspule Orbita optional statt 3.	5. Kopfspule oder Doppelspule Orbita	6. Wiederholung 3./4. und 5.	7. Kopfspule oder Doppelspule	8. Einzelspule Orbita
Indikation		Ganzhirn	Orbitae	beide Orbitae	beide Orbitae	beide Orbitae	beide Orbitae	endokrine Orbitopathie	eine Orbita
Gewichtung		T2	T2 fatsat	T1 fatsat	T1 fatsat	T1 (fatsat)	T1 fatsat + KM	T2 Multiecho	wie 2.,3./4.,6.,7.
Sequenztyp	Scout/FISP o.ä.	FSE/TSE	FSE/TSE	TSE/SE	3D-GRE/FFE	TSE/SE	siehe 3./4.	FSE/TSE	wie 2.,3./4.,6.,7.
Orientierung	3 Ebenen	tra (gewinkelt)	kor	tra, parallel zum Sehnerv	so kurz wie möglich	sag, jeweils parallel zum Sehnerv	siehe 3./4.	kor	wie 2.,3./4.,6.,7.
TR (ms)		3500–4500	3500–4500	450–600	so kurz wie möglich	450–600	siehe 3./4.	bis 3500	wie 2.,3./4.,6.,7.
TE (ms)		90–120	90–120	9–15	4–7	9–15	siehe 3./4.	8×, 30 bis 240	wie 2.,3./4.,6.,7.
Flipwinkel (Grad)		90–120	90–120	50–70	30–50	50–70	siehe 3./4.	90	wie 2.,3./4.,6.,7.
FOV (mm)	150–300	230	230	< 230	< 230	< 230	siehe 3./4.	< 180	120–180
Schichtanzahl	je 1–3	19–23	19–23	bis 23	50–60	2 × je 11	siehe 3./4.	1 bis 3	wie 2.,3./4.,6.,7.
Schichtdicke (mm)	5–8	5–6	3 (Kopfspule) 1–2 (Orbitaspule)	3 (Kopfspule) 1–2 (Orbitaspule)	1	2–3 (Kopfspule) 1–2 (Orbitaspule)	siehe 3./4.	6	1–2
Schichtabstand (mm) bzw. -faktor		1–1,2 / 0,2	0,33–1 / 0,1–0,33	0,33–1 / 0,1–0,33	0	0,33–1 / 0,1–0,33	siehe 3./4.	3,6–6 / 0,5–1	0,1–0,5 / 0,1–0,25
Bildmittelungen		2–4	1–2	2	1	2	siehe 3./4.	1	wie 2.,3./4.,6.,7.
Sonstiges	je eine Schicht transversal und koronar, 3 Schichten sagittal: 1 × median, 2 × durch Orbitae	ggf. 50 bis 80 mm Sättigungsblock transversal über Hals, ETL bis 16	Fettsättigung, Chiasma mitabbilden, ETL bis 16	Fettsättigung, je ein Sättigungsblock ober- und unterhalb der Schichten	Fettsättigung, je ein Sättigungsblock ober- und unterhalb der Schichten	parasagittale Schichtführung jeweils parallel zu den Sehnerven, kreuzen über Chiasma, oversampling, **ggf. Fettsättigung**	Fettsättigung, je ein Sättigungsblock transversal ober- und unterhalb der Schichten	T2-Zeit-Kalkulation	wie 2.,3./4.,6.,7.

2.1.9 MRT-Untersuchung: Kopf – Angiographie arteriell/venös

Fragestellung

Nativ/(selten KM): Gefäßprozesse intrakraniell, Hirnangiome, Hirnaneurysma, Gefäßversorgung von Raumforderungen, Blutungen unklarer Genese, Hirninfarkt, Sinusvenenthrombose

Vorbereitung und Lagerung

Bequeme Rückenlage, Knie unterpolstern, Kopf in Kopfspule, Spulenmitte über Nasenwurzel zentriert, Ohrstöpsel, ggf. Fixieren des Kopfes seitlich mit Polstern, Arme seitlich am Körper. Notfallknopf in die Hand geben. Möglichst genaue symmetrische Einstellung zur Körperachse (mit Laserkreuz kontrollieren). Mund schließen lassen. Nochmal auf Ruhiglage hinweisen.

Falls KM-Gabe vorgesehen: großlumigen i.v. Zugang legen (lassen), eine mit 0,9% Kochsalzlösung gefüllte 10 ml-Spritze bzw. Injektor mit Verlängerungsschlauch anschließen.

Untersuchungsbereich

In der Regel: arteriell – Schädelbasis bis Seitenventrikelniveau (Abb. 1, 2), venös – Sella nach dorsal bis Occiput (Abb. 3, 4), sonst Zielaufnahmen der interessierenden Region.

Wichtiges, Tipps & Tricks

- KM-Gabe **überwiegend nicht notwendig,** da keine Bildqualitätsverbesserung/Zusatzinformation.

Weitere Hilfe siehe Seite 182–184

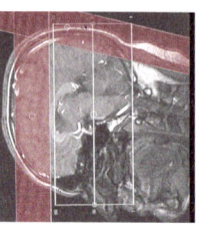

1 arteriell-3D, transversal

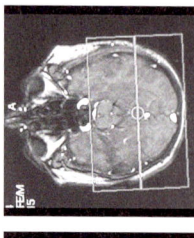

2 arteriell-3D, transversal

3 venös-3D, koronar

4 venös-3D, koronar

Sequenzprotokoll Kopf – Angiographie

Mess-Sequenz		1. optional arteriell bzw. venös	2. arteriell	3. optional statt 2.	4. + 5. optional arteriell	6. venös
Indikation	Scout	Ganzhirn-Übersicht	Befund gezielt HSG bis Balken	Befund gezielt HSG bis Balken	Befund gezielt	Sinusvenen, venöser Abfluss
Gewichtung		T2	Angio	Angio	T1 + KM	Angio
Sequenztyp	Scout/FISP o. ä.	FSE/TSE	3D-TOF-GRE/FFE	3D-TOF-GRE/FFE	TSE/SE	3D-TOF-GRE/FFE
Orientierung	3 Ebenen	tra (gewinkelt)	tra	tra	tra/kor	kor
TR (ms)		3500–4500	7 bis 10	50 bis 60	450–600	24
TE (ms)		90–120	ca. 1,6	ca. 3,4	9–15	ca. 4,9
Flipwinkel (Grad)			20	20	50–70	40–60
FOV (mm)	250–300	230	200–230	200–230	230	230
Schichtanzahl	je 1–3	19–23	ca. 90 mm Block	ca. 90 mm Block	19–23	ca. 60
Schichtdicke (mm)	5–8	5–6	1,6	1,6	2,5–3	1–2
Schichtabstand (mm) bzw. -faktor		1–1,2 / 0,2	0	0	0,5–1 / 0,2–0,33	0
Bildmittellungen		2–4	1	1	2	1
Sonstiges	je eine Schicht in 3 Ebenen	ggf. 50 bis 80 mm Sättigungsblock transversal über Hals	transversaler Sättigungsblock hochkranial über Sinus sagittalis, ggf. schräg koronar über venösen Sinus dorsal, MIP-3D-Nachverarbeitung		ggf. 50 bis 80 mm Sättigungsblock transversal über Hals, Einfaltungsartefakte vermeiden	50 bis 80 mm Sättigungsblock transversal über Hals, Einfaltungsartefakte vermeiden, MIP-3D-Nachverarbeitung

2.1.10 MRT-Untersuchung: Kopf – Kiefergelenke

Fragestellung

Nativ: Fehlstellung, Degeneration, Luxation, Entzündung
Selten KM: Tumor, Entzündung

Vorbereitung und Lagerung

Bequeme Rückenlage, Knie unterpolstern. Kiefergelenk-(TMJ-) Spule anpassen (Spulenmitte über beiden Kiefergelenken zentrieren), alternativ Kopf hoch in Kopfspule oder auf flexible OF-Spule (seitlich hochbiegen und fixieren). Ohrstöpsel, Arme seitlich am Körper. Notfallknopf in die Hand geben. Genaue symmetrische Einstellung zur Körperachse (mit Laserkreuz kontrollieren). Mundöffnung prüfen, Einfügen des Aufbisskeils ohne Kopfbewegung üben. Zunächst Aufnahmen mit geschlossenem Kiefer. Nochmal auf Ruhiglage hinweisen.

KM-Gabe nur selten notwendig: ggf. großlumigen i.v. Zugang legen (lassen), eine mit 0,9% Kochsalzlösung gefüllte 10 ml-Spritze bzw. Injektor mit Verlängerungsschlauch anschließen, nach Injektion ca. 2 Minuten Verzögerung bis Messbeginn empfohlen.

Untersuchungsbereich

Zielaufnahmen der Kiefergelenke beidseits.

Wichtiges, Tipps & Tricks

- Auf „metallischen" Lidschatten oder Make up achten!
- Schräge sagittale Aufnahmen nicht durch Sinus sigmoideus legen oder Sättigungsblock über Sinus sigmoideus legen.
- Aufbisskeil vor der Untersuchung anpassen für maximale Mundöffnung über mehrere Minuten, üben.
- Bei KM-Gabe: eventuell doppelte Dosis ca. 20 bis 30 min vor Untersuchungsbeginn und Kaugummi-Kauen vor der Untersuchung erlauben bessere Gelenkdarstellung.

Weitere Hilfe siehe Seite 182–184

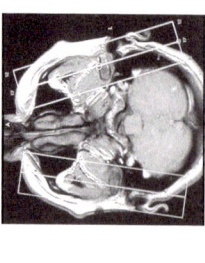

1 schräg sagittal

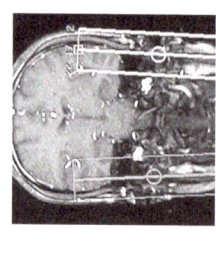

2 schräg sagittal

Sequenzprotokoll Kiefergelenk

Mess-Sequenz / Indikation	Scout	1. Übersicht Gelenkregion	2. Gelenkregion	3. optional statt 2. Gelenkregion	4. optional Gelenkregion	5. optional statt 4. Gelenkregion	6. Gelenkregion	7. optional Gelenkregion	8. + 9. + 10. optional bei Tumor/Entzündung
Gewichtung		T1	T1	T1	T1	T1	T1	T2	T1 + Gd
Sequenztyp	Scout/FISP o.ä.	TSE/SE	TSE/SE	FFE/GRE	TSE/SE	FFE/GRE	TSE/SE	FSE/TSE	TSE/SE
Orientierung	3 Ebenen	tra	sag (gewinkelt)	sag (gewinkelt)	kor	kor	sag (gewinkelt)	sag (gewinkelt)	tra/kor/sag (gewinkelt)
TR (ms)		450–600	450–600	300–400	450–600	300–400	450–600	2500–4000	450–600
TE (ms)		9–15	9–15	5–9	9–15	5–9	9–15	90–120	9–15
Flipwinkel (Grad)		50–70	50–70	30–50	50–70	30–50	50–70		50–70
FOV (mm)	Kopfspule 250 Kieferspule 180	Kopfspule 200 Kieferspule 120	Kopfspule 200 Kieferspule 120	Kopfspule 200 Kieferspule 120	Kopfspule 200 Kieferspule 120	Kopfspule 200 Kieferspule 120	Kopfspule 200 Kieferspule 120	Kopfspule 200 Kieferspule 120	Kopfspule 200 Kieferspule 120
Schichtanzahl	je 1–3	bis 23	bis 23	bis 23	bis 23	bis 23	bis 23	bis 23	bis 23
Schichtdicke (mm)	5	2–3	2	2	2	2	2	2–3	2–3
Schichtabstand (mm) bzw. -faktor	0,2–0,3 0,1	0–0,4 0–0,2	0–0,4 0–0,2	0–0,4 0–0,2	0–0,4 0–0,2	0–0,4 0–0,2	0–0,4 0–0,2	0–0,6 0–0,2	0–0,6 0–0,2
Bildmittlungen	2	2	2	2	2	2	2	1–2	2
Sonstiges	je eine Schicht in 3 Ebenen	Mund **zu**	Mund **zu**, Winkelung parallel zum Unterkieferast, Phase ap, oversampling	Mund **zu**, Winkelung parallel zum Unterkieferast, Phase ap, oversampling	Phase re-li, oversampling, Mund **zu**, ggf. jeweils parakoronare Schichten gewinkelt senkrecht über Kieferköpfchen		Mund **auf**, mit Keil fixiert, Winkelung parallel zum Unterkieferast	Mund **zu**, Winkelung parallel zum Unterkieferast, Phase ap, oversampling	Mund **zu**, Winkelung parallel zum Unterkieferast, Phase ap, oversampling

2.2.1 MRT-Untersuchung: Hals – Weichteile

Fragestellung

Nativ/KM: Raumforderungen, Gefäßprozess, Entzündung/Abszess, Phlegmone, Larynxkarzinom, malignes Lymphom, Schilddrüsenveränderungen

Vorbereitung und Lagerung

Oberkörper bis auf Unterwäsche freimachen, bequeme Rückenlage, Knie unterpolstern, Hals in „array-Spule" (Hals/head-neck/WS), selten Körper-/Thoraxspule bei großem FOV notwendig, Spulenmitte meist Kehlkopf- oberrand, Ohrstöpsel/Kopfhörer, ggf. Fixieren des Kopfes seitlich mit Polstern, Arme seitlich am Körper. Not- fallknopf in die Hand geben. Symmetrische Einstellung zur Körperachse (mit Laserkreuz kontrollieren). Mund schließen lassen. Nochmal auf Ruhiglage während der Messungen hinweisen. Vor der Messung schlucken las- sen.

KM-Gabe: großlumigen i.v. Zugang legen (lassen), eine mit 0,9% Kochsalzlösung gefüllte 10 ml-Spritze bzw. Injektor mit Verlängerungsschlauch anschließen. Nach KM-Gabe ca. 2 Minuten Verzögerung bis Messbeginn empfohlen.

Untersuchungsbereich

In der Regel Schädelbasis/Densspitze bis Manubrium/ca. Th2, axiale und koronare Schichten je nach Lage gewinkelt, senkrecht zueinander.

Wichtiges, Tipps & Tricks

- Vor der Messung schlucken lassen, Hinweise auf Nichtschlucken während der Messung bewirken das Gegenteil!
- Bei transversalen Schichten meist Bildqualitätsverbesserung durch parallele Sättigung darüber und darunter.
- Bei großem FOV oder adipösen Patienten „ohne Hals" flexible Thoraxspule, „Doppelspule", große Wirbel- spule (mit Bereichsverstärkung) oder notfalls Körperspule verwenden.

Weitere Hilfe siehe Seite 182–184

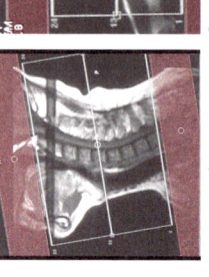

1 transversal

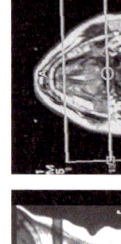

2 transversal

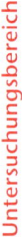

3 koronar

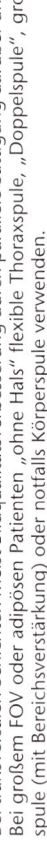

4 koronar

Sequenzprotokoll Halsweichteile

Mess-Sequenz / Indikation	Scout	1. Ganzhals fatsat	2. optional Ganzhals nativ	3. lokalisiert nativ	4. optional Ganzhals nativ	5. lokalisiert nativ	6.+7. optional weitere Ebenen	8. lokalisiert KM	9.+10. optional weitere Ebenen + KM	11. optional Abgrenzung Pathologie
Gewichtung		T2 fatsat	T2	T2	T2	T1	T1	T1 + KM	T1 + KM	T1 + KM fatsat
Sequenztyp	Scout/FISP o. ä.	FSE/TSE	IR	FSE/TSE	FSE/TSE	TSE/SE	TSE/SE	TSE/SE	TSE/SE	TSE/SE
Orientierung	3 Ebenen	kor	kor	tra	sag	tra	kor/sag	tra	kor/sag	kor
TR (ms)		2500–3500	5000–7000	2500–4500	2500–4500	450–600	450–600	450–600	450–600	450–600
TE (ms)		60–90	30–60	90–120	90–120	9–15	9–15	9–15	9–15	9–15
TI (ms)			120–140							
Flipwinkel (Grad)						50–70	50–70	50–70	50–70	50–70
FOV (mm)	250–300	< 250	< 250	< 200	< 250	< 200	< 250	< 200	< 250	< 250
Schichtanzahl	je 1–3	19–23	19–23	bis 30	19–23	bis 30	19–23	bis 30	19–23	19–23
Schichtdicke (mm)	5–8	5–6	5–6	5–6	bis 5	5–6	5–6	5–6	5–6	5–6
Schichtabstand (mm) bzw. -faktor		1–1,2 / 0,2	1–1,2 / 0,2	1–1,2 / 0,2	0,5–1 / 0,1–0,2	1–1,2 / 0,2	0,5–1,2 / 0,1–0,2	1–1,2 / 0,2	0,5–1,2 / 0,1–0,2	0,5–1,2 / 0,1–0,2
Bildmittlungen		2	1–2	2	2	2	2	2	2	2
Sonstiges	mindestens je eine Schicht in in 3 Ebenen	30–50 mm Sättigungsblock transversal über Hals in Jugulum-Höhe, bei transversaler Schichtführung parallele Sättigung unterhalb und oberhalb vermindert Pulsationsartefakte, ggf. Flusskompensation, bei koronaren Schichten auf Einfaltungsartefakte achten! Rechteck-FOV verkürzt Messzeit, erhöht Rauschen!								

2.2.2 MRT-Untersuchung: Hals – Angiographie arteriell/venös

Fragestellung

Nativ/KM: Tumor-/Metastasenbezug zu Halsgefäßen, Gefäßprozess, A. carotis-Stenose/-Verschluss/-Thrombose, Dissektion, Jugularisthrombose

Vorbereitung und Lagerung

Oberkörper bis auf Unterwäsche freimachen, bequeme Rückenlage, Knie unterpolstern, Hals in „array-Spule" (Hals/head-neck/WS), selten Körper-/Thoraxspule bei großem FOV notwendig, Spulenmitte meist Kehlkopfoberrand, Ohrstöpsel/Kopfhörer, ggf. Fixieren des Kopfes seitlich mit Polstern, Arme seitlich am Körper. Notfallknopf in die Hand geben. Symmetrische Einstellung zur Körperachse (mit Laserkreuz kontrollieren). Mund schließen lassen. Nochmal auf Ruhiglage während der Messungen hinweisen. **Vor** der Messung schlucken lassen.

KM-Gabe: großlumigen i.v. Zugang legen (lassen), eine mit 0,9% Kochsalzlösung gefüllte 10 ml-Spritze bzw. Injektor mit Verlängerungsschlauch anschließen.

Untersuchungsbereich

In der Regel Clivus bis Manubrium/ca. Th2, nach Scout am besten schnelle Phasenkontrast-Angiographie zur Gefäßlokalisation (2 Blöcke sagittal 50–60 mm), daran „echte" Angiographie-Sequenzen einstellen (s. Abb. 1, 2).

Wichtiges, Tipps & Tricks

- Vor der Messung schlucken lassen, Hinweise auf Nichtschlucken während der Messung bewirken das Gegenteil!
- Faustregel: Injektionsgeschwindigkeit: KM-Volumen durch halbe Sequenzzeit = Geschwindigkeit in ml/s (meist 1–2 ml/s).
- Testbolus mit 2 ml KM im Schlauch und 20 ml NaCl Nachinjektion. Kreislaufzeitermittlung: Beginn des Signalanstiegs im Bulbus caroticus nach Injektionsbeginn in Sekunden. Kreislaufzeit minus ⅓ Sequenzzeit = KM-delay in Sekunden bei normalen Angio-Sequenzen mit sequenzieller k-Raum-Füllung, anschließend Nachverarbeitung mit Subtraktion KM-Aufnahmen minus native. Bei Sequenzen mit elliptisch-zentrischer k-Raum-Füllung nur Kreislaufzeit-delay (Vorteile: reine arterielle Darstellung, venöser flow wird unterdrückt, keine Subtraktion notwendig).
- Getrennte Darstellung rechte und linke A. carotis in koronarer MIP.

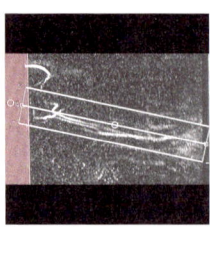

1 Einstellung 3D-Angio auf Phasenkontrast-Angio

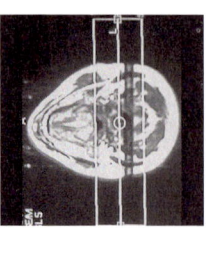

2 3D-Angio koronar

Weitere Hilfe siehe Seite 182–184

Sequenzprotokoll Hals – Angiographie

Mess-Sequenz	Scout	1. optional Testbolus Kreislaufzeit-Bestimmung	2. optional arteriell Dissektion/Blutung	3. arteriell nativ Aa. carotides	4. optional statt 3. Aa. carotides	5. arteriell KM Aa. carotides	6. optional statt 5. Aa. carotides	1. venös Vv. jugulares
Indikation								
Gewichtung		T1	T1 fat-sat	Angio	Angio	Angio + **KM**	Angio + **KM**	Angio
Sequenztyp	Scout/FISP o.ä.	FFE/GRE	TSE/SE	3D-TOF-GRE	3D-TOF-FFE	3D-TOF-GRE	3D-TOF-FFE	3D-TOF-GRE
Orientierung	3 Ebenen	tra	kor	kor	kor	kor	kor	kor
TR (ms)		5–14	450–600	6–9	2,5–5	6–9	2,5–5	6–9
TE (ms)		1,4–4	9–15	ca. 2,3	ca. 1,5	ca. 2,3	ca. 1–2	ca. 2,3
Flipwinkel (Grad)		20–60	50–70	40–50	25–45	40–50	25–40	40–50
FOV (mm)	250–300	300	bis ca. 300	300–360	300–360	300–360	300–360	300–360
Schichtanzahl	je 1–3	30–40, in gleicher Lokalisation	19–23	50–60 mm Block, bis 36 Schichten	50–60 mm Block, bis 36 Schichten	50–60 mm Block, bis 36 Schichten	50–60 mm Block, bis 36 Schichten	50–60 mm Block, bis 36 Schichten
Schichtdicke (mm)	5–8	5	3–4	ca. 1,6	ca. 1,6	ca. 1,6	ca. 1,6	ca. 1,6
Schichtabstand (mm) bzw. -faktor		0	0,5–1 / 0,2–0,33	0	0	0	0	0
Bildmittlungen	1	1	2	1	1	1	1	1
Sonstiges	transversal und koronar je eine Schicht, sagittal eine median und zwei durch die Gefäßscheiden	bei vorgesehener KM-Applikation Messzeit 30×1 s in der gleichen Schicht, Ermittlung des Signalanstiegs und -maximums	Einfaltungsartefakte vermeiden	Atemanhalte-Technik, Sättigungsblock oberhalb der Schichten, 512er Matrix empfohlen, ggf. Rechteckmatrix, Einfaltungsartefakte vermeiden, KM-Gabe nach errechnetem delay, MIP-3D-Nachverarbeitung				Sättigungsblock unterhalb der Schichten unterdrückt arteriellen Fluss, MIP-3D-Nachverarbeitung

2.2.2

2.2.3 MRT-Untersuchung: Hals – Wirbelsäule

Fragestellung

Nativ/KM: Bandscheibenprolaps/-protrusion, Wirbelkörperfraktur/-osteolyse, Spondylitis, Spondylodiscitis, zervikales Querschnittsyndrom, zervikale Myelopathie, spinale Blutung/Hämatom, spinaler Abszess, spinale Raumforderung, prä-/postoperativer Situs

Vorbereitung und Lagerung

Oberkörper bis auf Unterwäsche freimachen, bequeme Rückenlage, Knie unterpolstern, ggf. weitere Polsterungen bis zur schmerzfreien Lage. Hals in Halsspule bzw. Wirbelsäulen-OF-Spule, selten Bodyspule bei großem FOV notwendig. Spulenmitte meist Kehlkopfbereich, bei kurzem Hals eher Jugulum. Ohrstöpsel, ggf. Fixieren des Kopfes seitlich mit Polstern, Arme seitlich am Körper. Notfallknopf/-klingel/-ball in die Hand geben. Gerade Einstellung zur Körperachse (mit Laserkreuz kontrollieren) in Halsmitte. Nochmal auf Ruhiglage während der Sequenzen hinweisen. Vor der Messung schlucken lassen.

KM-Gabe: großlumigen i.v. Zugang legen (lassen), eine mit 0,9% Kochsalzlösung gefüllte 10 ml-Spritze bzw. Injektor mit Verlängerungsschlauch anschließen. Falls KM-Gabe notwendig, nach Injektion ca. 2 Minuten Verzögerung bis Messbeginn empfohlen.

Untersuchungsbereich

In der Regel Pons bis Manubrium/ca. Th2, sagittale und transversale Schichten je nach Lage gewinkelt, koronare parallel zum Bandscheibenfach.

Wichtiges, Tipps & Tricks

- **Vor** der Messung schlucken lassen, Hinweise auf Nichtschlucken während der Messung bewirken das Gegenteil!
- Bei BWS-/HWS-Kyphose Becken unterpolstern und/oder Kopf leicht unterpolstern, eventuell Halskrause. Eventuell selektive transversale Anpassung durch Einstellung in sagittaler und koronarer Ebene. Auf Miterfassung aller seitlichen Anteile der skoliotischen Wirbelsäule bei sagittaler Schnittführung achten. Bei angrenzender Weichteilpathologie alles mitabbilden.
- Koronarer Sättigungsblock über dorsalem subkutanen Fettgewebe bei adipösen Patienten sinnvoll.
- Bei großem transversalen Schichtblock über ganze HWS meist Bildqualitätsverbesserung durch parallele Sättigung darüber und darunter.
- Mehrere verschieden gewinkelte transversale Schichten in unterschiedlichen Höhen innerhalb einer Messplanung einstellbar (Abb. 3, 4).
- Bei großem FOV oder adipösen Patienten „ohne Hals" „Doppelspule", „große Wirbelspule" (mit Bereichsverstärkung) oder notfalls Körperspule verwenden.
- Bei fraglichem Gefäßprozess Angio-Sequenzen anschließen. Nach operativem Eingriffen KM-Gabe empfohlen zum Nachweis von Narbengewebe.

Weitere Hilfe siehe Seite 182–184

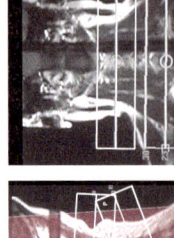

1 sagittal

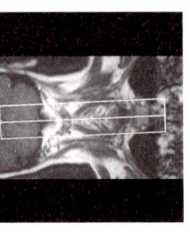

2 sagittal

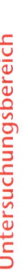

3 transversal, zwei Blöcke

4 transversal, zwei Blöcke

Sequenzprotokoll Halswirbelsäule

Mess-Sequenz	Scout	1.	2. + 3.	4. optional statt 3: tra	5. optional statt 3. tra	6.	7. optional	8. optional statt 7.	9. + 10.
Indikation	Scout	Übersicht WK/Myelon	Übersicht WK/Myelon	Spinalkanal transversal	Spinalkanal transversal	Übersicht Nervenwurzeln	WK-Läsion Fraktur	WK-Läsion Fraktur	Pathologie/post-operativ nach KM
Gewichtung		T2	T1	T2	Protonendichte	T2	T2 fatsat	T2	T1+ KM (fatsat)
Sequenztyp	Scout/FISP o.ä.	FSE/TSE	TSE/SE	GRE/FFE	FSE/TSE	FSE/TSE	FSE/TSE	STIR	TSE/SE
Orientierung	3 Ebenen	sag	sag/tra (gewinkelt)	tra (gewinkelt)	tra (gewinkelt)	kor	sag	sag	sag/tra (gewinkelt)
TR (ms)		2500–4500	450–600	500–850	1500–2000	3500–4500	2500–4500	ca. 3500	450–600
TE (ms)		90–120	9–15	18–26	12–20	100–150	90–120	60–70	9–15
TI (ms)								ca. 140	
Flipwinkel (Grad)		50–70	50–70	20–30					50–70
FOV (mm)	250–300	< 260	sag < 260 tra ca. 200	ca. 200	ca. 200	250–300	< 260	< 260	sag < 260 tra ca. 200
Schichtanzahl	je 1–3	bis 19	sag bis 19 tra bis 32	bis 32	bis 32	bis 15	bis 19	bis 19	sag bis 19 tra bis 32
Schichtdicke (mm)	5–8	3–4	3–4	3–4	3–4	4–6	3–4	3–4	3–4
Schichtabstand (mm) bzw. -faktor		0,6–0,8 0,2	0,6–0,8 0,2	0,6–0,8 0,2	0,6–0,8 0,2	0,4–0,6 0,1	0,3–0,8 0,1–0,2	0,3–0,8 0,1–0,2	0,6–0,8 0,2
Bildmittlungen		bis 3	bis 3	2	2–3	bis 2	bis 3	1–2	bis 3
Sonstiges	je eine Schicht transversal und koronar, 3 Schichten sagittal	30–50 mm Sättigungsblöcke kranial transversal über Pons und (schräg) koronar ventral der HWS, ggf. kaudal transversal über Thorax. Ggf. Flusskompensation, bei sagittalen und koronaren Aufnahmen Oversampling, Phasenkodierung pa. Turbofaktor bei TSE 15–25, bei ST R 8–15. Einfaltungsartefakte vermeiden! Rechteck-FOV verkürzt Messzeit, erhöht Rauschen! Bei Skoliose und bei begleitender Weichteil-Läsion auf komplette Abbildung achten, ggf. FOV-Vergrößerung. Transversale Schichten bei vermehrter Lordosierung ggf. in mehreren Blöcken, auf sagittalem und koronarem Scout den WK-Deckplatten anpassen. Ohne erkennbare Pathologie 3 transversale „Routine"-Blöcke C 4/5–C 6/7.							

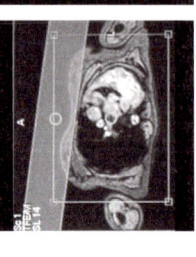

1 transversal, FOV

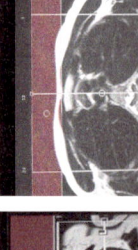

2 transversal

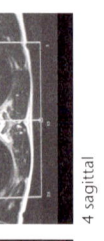

3 koronar

4 sagittal

5 sagittal, FOV

2.3.1   MRT-Untersuchung: Thorax – Mediastinum/Lunge

Fragestellung

Nativ/KM: Bronchialkarzinom, malignes Lymphom, Lungenmetastasen, mediastinale Tumorinfiltration, mediastinale Raumforderung, Thymustumor, Ösophagustumor, Mediastinalabszess, Lungenabszess, obere Einflussstauung

Vorbereitung und Lagerung

Bis auf Unterwäsche entkleiden, Oberkörper freimachen, vor Untersuchungsbeginn EKG-Elektroden anbringen (geräte-/herstellerabhängig unterschiedlich), auf jeden Fall klare Ableitung anstreben. Bequeme Rückenlage, Knie unterpolstern. Body-array- oder flexible Body-Spule, bei großem FOV Body-Spule notwendig, Spulenmitte nach Fragestellung, meist Sternummitte. Ohrstöpsel oder Kopfhörer, ggf. Fixieren des Kopfes seitlich mit Polstern, Arme besser seitlich am Körper, bei starker Adipositas über Kopf. Notfallknopf in die Hand geben. Symmetrische Einstellung zur Körperachse (mit Laserkreuz kontrollieren). Nochmal auf Ruhiglage und auf **gleichmäßige, flache** Atmung während der Sequenzen hinweisen.

KM-Gabe: großlumigen i.v. Zugang legen (lassen), eine mit 0,9% Kochsalzlösung gefüllte 10 ml-Spritze bzw. Injektor mit Verlängerungsschlauch anschließen. Nach KM-Gabe ca. 2 Minuten Verzögerung bis Messbeginn empfohlen.

Untersuchungsbereich

In der Regel Mitte Hals bis unterer Rippenbogen. Transversale und sagittale Schichten, senkrecht zueinander, seltener koronar.

Wichtiges, Tipps & Tricks

- Atem-Gating nur retrospektiv, sonst zu zeitaufwendig!
- Patienten-Compliance ist essentiell. EKG-Monitor muss saubere R-Zacke und gleichmäßige Herzfrequenz zeigen.
- Effektive Atemartefaktminderung durch Sättigung der vorderen Thoraxwand.
- Bei Arrhythmie eventuell Atemanhalte-Sequenzen (schlechtere Ortsauflösung!) oder Verzicht auf EKG-Ableitung. Bei sehr adipösen Patienten eventuell Pulsableitung über Fingerelektrode oder atypische Ableitung über Extremitäten, wenn möglich.

Weitere Hilfe siehe Seite 182–184

Sequenzprotokoll Lunge/Mediastinum

Mess-Sequenz	Scout	1.	2. optional	3. optional statt 1.	4. optional statt 2.	5.	6. optional	7.	8. optional statt 7.
Indikation	Scout	Übersicht Morphologie	Übersicht Morphologie	Übersicht Morphologie	Übersicht Morphologie	Übersicht SI	Übersicht SI	post-KM	post-KM
Gewichtung		T1-EKG	T1-EKG	T1-Atemhalt	T1-Atemhalt	T2 (fatsat) (Atemhalt)	T2-Atemhalt	T1-KM EKG	T1-Atemhalt
Sequenztyp	Scout/FISP o. ä.	SE (black-blood)	SE (black-blood)	FFE/GRE	FFE/GRE	FSE/TSE	HASTE	SE (black-blood)	FFE/GRE
Orientierung	3 Ebenen	tra	kor/sag	tra	kor/sag	tra/kor	tra/kor	tra/kor/sag	tra/kor/sag
TR (ms)		500–800 (EKG~15%)	500–800 (EKG~15%)	100–140	100–140	2500–3500	ca. 12	500–800 (EKG~15%)	100–140
TE (ms)		9–12	9–12	4–10	4–10	90–120	ca. 95	9–12	4–10
Flipwinkel (Grad)		65	65	60	60		150	65	60
FOV (mm)	400–500	ca. 300	ca. 400	ca. 300	bis 400	300–400	300–400	ca. 300	ca. 300
Schichtanzahl	je 1–3	bis 25	bis 25	bis 30	bis 30	bis 30	bis 30	bis 25	bis 30
Schichtdicke (mm)	5–8	5–8	5–8	5–8	5–8	5–8	5–8	5–8	5–8
Schichtabstand (mm) bzw. -faktor		1–2 0,2–0,4	1–2 0,2–0,4	1–2 0,2–0,4	1–2 0,2–0,4	1–2 0,2–0,4	1–2 0,2–0,4	1–2 0,2–0,4	1–2 0,2–0,4
Bildmittelungen	je eine Schicht in 3 Ebenen	2	2	1–2	1–2	1	1	2	1–2
Sonstiges	Transversale Schichten: Phase re-li. Koronar/sagittal: Phase eher kranio-kaudal + oversampling, auf Einfaltung achten! Rechteck-FOV verkürzt Messzeit, erhöht Rauschen! Vorsättigung ventrale Thoraxwand empfohlen! Sättigungsblöcke kranial und kaudal sinnvoll, Fettsättigung bei T2-Sequenzen in Einzelfällen sinnvoll. T2-Sequenzen auch als Atemanhalte-Sequenzen einsetzbar. Falls möglich/vorhanden: EKG-gesteuerte T1-SE-**black-blood**-Sequenzen empfohlen (TR ca. 15% kleiner als Herzfrequenz) für signallose Gefäßdarstellung. Atemgating überwiegend nicht sinnvoll, da Vorsättigung der Brustwand effektiv.								

2.3.2 MRT-Untersuchung: Thorax – Pleura/Thoraxwand/Sternum

Fragestellung

Nativ/KM: pleurale Raumforderung, Pleuramesotheliom, Thoraxwandprozess, Rippentumor, Pleuraempyem,/-erguss, Sternumprozess, retrosternale Lymphknoten

Vorbereitung und Lagerung

Bis auf Unterwäsche entkleiden, Oberkörper freimachen. EKG-Ableitung nur notwendig bei simultaner mediastinaler Diagnostik. Abhängig von der Fragestellung lokaler Prozess kleine oder große Oberflächenspule mit Lagerung der Pathologie spulennah, bei ausgedehnter oder diffuser Pathologie Body-array-Spule oder Bodyspule. Bequeme Lagerung, eventuell bei Schräg- oder Seitenlage abstützen, unterpolstern. Sternumuntersuchung in Rückenlage mit ventraler Oberflächenspule, Body-array- oder Body-Spule. Ohrstöpsel oder Kopfhörer, Arme seitlich am Körper oder über Kopf. Notfallknopf in die Hand geben. Nochmal auf Ruhiglage und **gleichmäßige flache** Atmung während der längeren Sequenzen hinweisen. Patienten auf Atemanhalte-Sequenzen vorbereiten.

KM-Gabe: großlumigen i.v. Zugang legen (lassen), eine mit 0,9% Kochsalzlösung gefüllte 10 ml-Spritze bzw. Injektor mit Verlängerungsschlauch anschließen. Nach KM-Gabe ohne Dynamik bis zu 2 Minuten Verzögerung bis Messbeginn empfohlen.

Untersuchungsbereich

Abhängig von Lokalisation und Ausdehnung, bei lokalen Pathologien kleines FOV bei Oberflächenspule, sonst gesamter Thorax einschließlich dorsobasaler Recessus.

Wichtiges, Tipps & Tricks

- Beste Darstellung lokaler Thoraxwandpathologie durch Direktpositionierung auf Spulenmitte, Kontrolle und ggf. Korrektur nach Scout.
- Sequenzen mit niedrigerer Bandbreite empfehlenswert für hochauflösende Aufnahmen. T2-Aufnahmen eventuell mit Fettsättigung!
- Atem-Gating nicht notwendig. Flache gleichmäßige Bauchatmung.
- Sättigung der nicht interessierenden/spulenfernen sich bewegenden/pulsierenden Strukturen (z. B. Herz/Aorta).
- Beste Sternum-Darstellung mit Oberflächenspule (z. B. großer Ring) durch 3-mm gewinkelte koronare Schichtführung durch anteriore Brustwand in Rückenlage (Abb. 3, 4), Bauchlage nur in Ausnahmefällen (unbequem!).

Weitere Hilfe siehe Seite 182–184

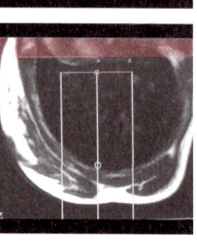

1 koronar

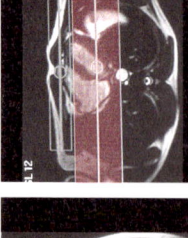

2 sagittal

3 koronar, Sternum

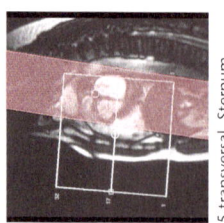

4 koronar, Sternum

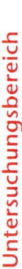

5 transversal, Sternum

Sequenzprotokoll Pleura/Thoraxwand/Sternum

Mess-Sequenz	Scout	1.+2. (+3.)	4.+5. (−6.) optional statt 1.–3.	7.+8. (+9.) optional statt 1.–3.	10.+12. (+13.)	14.+15. (+16.)	1a.+2a. (+3a.)	4a.+5a. (+6a.)	7a.+8a. (+9a.)
Indikation	Übersicht	Übersicht	Übersicht	Übersicht	Übersicht	post-KM bei Pathologie	Hochauflösung Zielaufnahmen	Hochauflösung Zielaufnahmen	Hochauflösung post-KM bei Pathologie
Gewichtung		T2-fatsat	T2	T2-Atemhalt	T1	T1-KM	T2-fatsat	T1	T1-KM
Sequenztyp	Scout/FISP o.ä.	FSE/TSE	STIR	FSE/TSE	TSE/SE	TSE/SE	FSE/TSE	TSE/SE	TSE/SE
Orientierung	3 Ebenen	kor./sag./tra (möglichst 90 Grad zueinander)						kor./sag./tra (möglichst 90 Grad zueinander)		
TR (ms)		2500–3500	ca. 3500	2500–4000	450–600	450–600	2500–3500	450–600	450–600
TE (ms)		90–120	60–70	100–140	9–15	9–15	90–120	15–20	15–20
TI (ms)			ca. 140						
Flipwinkel (Grad)					50–90	50–90		70–90	70–90
FOV (mm)	400–500 (300 bei Hochauflösung)	300–400	300–400	300–400	300–400	300–400	120–200	100–160	100–160
Schicht-anzahl	je 1–3	bis 25	bis 25	bis 25	bis 25	bis 25	bis 20	bis 20	bis 20
Schicht-dicke (mm)	5–8	3–6	3–6	3–4	3–6	3–6	1–3	1–3	1–3
Schichtab-stand (mm) bzw. -faktor	0,5–1 / 0,1–0,33	0,5–1 / 0,1–0,33	0,5–1 / 0,1–0,33	0,5–1 / 0,1–0,33	0,5–1 / 0,1–0,33	0,5–1 / 0,1–0,33	0,33–1 / 0,1–0,33	0,33–1 / 0,1–0,33	0,33–1 / 0,1–0,33
Bildmitt-lungen	1–2	1–2	1–2	1–2	2	2	1–2	2	2
Sonstiges	je eine Schicht in 3 Ebenen	Transversale Schichten: Phase re-li. Koronar/sagittal: Phase eher kranio-kaudal + oversampling, auf Einfaltung achten! Rechteck-FOV verkürzt Messzeit, erhöht Rauschen! **Pleura und Thoraxwand:** sagittale + transversale Schichten senkrecht zur Pleura. **Sternum:** parallele koronare Schichten in 2 Ebenen ausrichten, Schichtdicke maximal 4 mm, transversale (bis 6 mm) /sagittale (bis 4 mm) im rechten Winkel dazu. Sättigungsblöcke kranial und kaudal möglich, nicht unbedingt nötig. T2-Sequenzen auch als Atemanhalte-Sequenzen einsetzbar. Atemgating verzichtbar, zu zeitaufwendig. **Hochauflösung:** mit interessierendem FOV auf Spule legen, Sequenzen mit **reduzierter Bandbreite** benutzen, vermindert Rauschen, Matrix mindestens 256 × 512							

2.3.3 MRT-Untersuchung: Thorax – Angiographie Aorta/Pulmonalarterien/-venen

Fragestellung

Nativ/KM: thorakales Aortenaneurysma, Aortendissektion, Aorteninfiltration, Pulmonalarterienembolie, Cavathrombose.

Vorbereitung und Lagerung

Bis auf Unterwäsche entkleiden, Oberkörper freimachen, EKG-Ableitung nur notwendig bei diagnostischer Mediastinaldarstellung (siehe 2.3.1). Bequeme Rückenlage, Knie unterpolstern. Body-array- oder (flexible) Body-Spule. Spulenmitte etwa Sternummitte. Ohrstöpsel oder Kopfhörer, Arme seitlich am Körper. Notfallknopf in die Hand geben. Symmetrische Einstellung zur Körperachse (mit Laserkreuz kontrollieren). Nochmal auf Ruhiglage und **gleichmäßige flache Atmung während längerer Sequenzen hinweisen. Prinzip der Atemanhalte-Sequenzen erläutern. Vor KM-Gabe notwendig: Bestimmung der Kreislaufzeit.**

KM-Gabe: großlumigen i.v. Zugang legen (lassen), eine mit 0,9% Kochsalzlösung gefüllte 10 ml-Spritze bzw. Injektor mit Verlängerungsschlauch anschließen.

Untersuchungsbereich

In der Regel Mitte Hals bis unterer Rippenbogen. Schräg koronare bzw. schräg sagittale Aufnahmen parallel zum Aortenverlauf.

Wichtiges, Tipps & Tricks

- Faustregel: Injektionsgeschwindigkeit: KM-Volumen durch halbe Sequenzzeit = Geschwindigkeit in ml/s (meist 1,5–3 ml/s).
- Testbolus mit 2 ml KM im Schlauch und 20 ml NaCl Nachinjektion. Kreislaufzeitermittlung: Beginn des Signalanstiegs in thorakaler Aorta bzw. in der Pulmonalarterien nach Injektionsbeginn in Sekunden. Kreislaufzeit minus ⅓ Sequenzzeit = KM-delay in Sekunden bei normalen Angio-Sequenzen mit sequenzieller k-Raum-Füllung. Bei Sequenzen mit elliptisch-zentrischer k-Raum-Füllung nur Kreislaufzeit-delay. Vorteile: reine arterielle Darstellung, venöser flow wird unterdrückt. Pulmonalvenen-Darstellung ca. 10 Sekunden später starten.
- Nachverarbeitung mit MIP-Technik und eventuell Subtraktion: KM-Sequenzen minus Nativ-Sequenz.
- Effektive Atemartefaktminderung durch Sättigung der vorderen Thoraxwand.

Weitere Hilfe siehe Seite 182–184

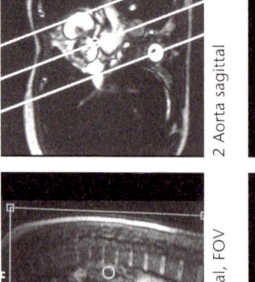

1 Aorta sagittal, FOV

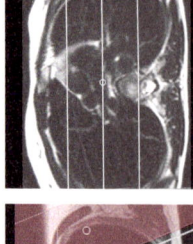

2 Aorta sagittal

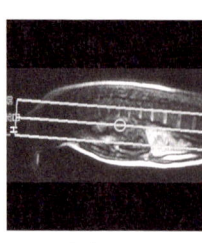

3 Aorta sagittal + Sättigung

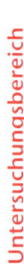

4 Pulmonalarterien, koronar

5 Pulmonalarterien, koronar

Sequenzprotokoll Thorax – Angiographie

Mess-Sequenz / Indikation	Scout	1. optional Testbolus / Kreislaufzeit-Bestimmung	2. optional / Übersicht Gefäß-morphologie	3. Aortographie	4. optional statt 3. / Aortographie	5. Pulmonal-arterien	6. optional statt 5. / Pulmonal-arterien	7. Pulmonal-venen	8. optional statt 7. / Pulmonal-venen
Gewichtung		T1	T1-EKG	(KM)-Angio Atemhalt	(KM)-Angio Atemhalt	(KM)-Angio Atemhalt	(KM)-Angio Atemhalt	(KM)-Angio Atemhalt	(KM)-Angio Atemhalt
Sequenztyp	Scout/FISP o. ä.	T1-GRE	SE (black-blood)	3D-TOF-GRE	3D-TOF-FFE	3D-TOF-GRE	3D-TOF-FFE	3D-TOF-GRE	3D-TOF-FFE
Orientierung	3 Ebenen	tra	tra/kor	sag (schräg)	sag (schräg)	kor	kor	kor	kor
TR (ms)		5–14	500–800 (EKG minus 5%)	6–9	2,5–5	6–9	2,5–5	6–9	2,5–5
TE (ms)		1,4–4	9–12	1,8–2,5	ca. 1,5	1,8–2,5	ca. 1,5	1,8–2,5	ca. 1,5
Flipwinkel (Grad)		20–60	55	30–40	25–45	30–40	25–45	30–40	25–45
FOV (mm)		350	tra ca. 300 / kor ca. 360	ca. 400	ca. 400	ca. 400	ca. 400	ca. 400	ca. 400
Schichtanzahl	je 1–3	ca. 30, in gleicher Lokalisation	bis 25	60–80 mm Block, bis 36 Schichten	60–80 mm Block, bis 36 Schichten	80–100 mm Block, bis 40 Schichten	80–100 mm Block, bis 40 Schichten	80–100 mm Block, bis 40 Schichten	80–100 mm Block, bis 40 Schichten
Schichtdicke (mm)	5–8	5	5–8	1,6–2,2	1,6–2,2	2–2,5	2–2,5	2–2,5	2–2,5
Schichtabstand (mm) bzw. -faktor		0	1–2 / 0,2–0,4	0	0	0	0	0	0
Bildmittelungen	1	1	2	1	1	1	1	1	1
Sonstiges	je eine Schicht in 3 Ebenen	Testbolus 2 ml Gd-KM + 20 ml NaCl. Messung 30 × 1 s in der gleichen Schicht: Aorta descendens in Vorhofhöhe bzw. Pulmonalarterien-Aufzweigung. Ermittlung von Signalanstieg und -maximum	EGK-gesteuerte T1-SE-black-blood-Sequenzen empfohlen (TR ca. 15% kleiner als Herzfrequenz) für signallose Gefäßdarstellung. Einfaltungsartefakte vermeiden	Atemanhalte-Technik, 512er Matrix empfohlen, ggf. Rechteckmatrix, Einfaltungsartefakte vermeiden, ggf. KM-Gabe nach errechneter Kreislaufzeit mit oder ohne delay je nach Sequenz. Eventuell Wiederholung der arteriellen Angiosequenz nach ca. 10 s Atempause. Jeweils MIP-3D-Nachverarbeitung. Aortographie: schräg sagittaler Schichtblock etwa nach Verlauf des Aortenbogens ausrichten. Pulmonalarterien: koronarer Block. Pulmonalvenen: gleiche Einstellung wie Pulmonalarterien, aber ca. 10 s Zeitverzögerung gegenüber pulmonal-arterieller Sequenz.					

2.3.4a MRT-Untersuchung: Thorax – Herzmorphologie

Fragestellung

Nativ/selten KM: Herzvergrößerung, Myokardbeurteilung, Herzbinnenraumbeurteilung, kardiale Raumforderung, Perikarderguss

Vorbereitung und Lagerung

Bis auf Unterwäsche entkleiden, Oberkörper freimachen, vor Untersuchungsbeginn EKG-Elektroden anbringen (Geräte-/Hersteller-abhängig unterschiedlich), auf jeden Fall klare Ableitung anstreben. Bequeme Rückenlage, Knie unterpolstern. Body-array- oder flexible Body-Spule, eventuell Body-Spule. Spulenmitte über Herz zentrieren. Ohrstöpsel oder Kopfhörer, ggf. Fixieren des Kopfes seitlich mit Polstern, Arme besser seitlich am Körper, bei starker Adipositas über Kopf. Notfallknopf in die Hand geben. Symmetrische Einstellung zur Körperachse (mit Laserkreuz kontrollieren). Nochmal auf Ruhiglage und auf Atemanhalte-Sequenzen vorbereiten, auf **gleichmäßige, ruhige und flache Atmung** während eventueller längerer Sequenzen hinweisen.

Falls KM-Gabe vorgesehen: großlumigen i.v. Zugang legen (lassen), eine mit 0,9% Kochsalzlösung gefüllte 10 ml-Spritze bzw. Injektor mit Verlängerungsschlauch anschließen. Nach KM-Gabe in der Regel Verzögerung des Messbeginns um ca. 1–2 min.

Untersuchungsbereich

In der Regel Aortenbogen bis Mitte linker Leberlappen, anteriore Brustwand bis Aorta descendens.

Wichtiges, Tipps & Tricks

- Anwendung von **sog. black-blood-Sequenzen** am besten in Atemanhaltetechnik empfohlen (EKG-Triggerung, TR = RR-Abstand in ms minus ca. 15%), ermöglicht meist ein Bild/s. **Protonendichte-Sequenzen bei Nativ-Aufnahmen bevorzugen, T1-Sequenzen bei geplanter KM-Gabe.**

- Atemanhalte-Sequenzen bevorzugen, trotz der etwas schlechteren Ortsauflösung! EKG-Monitor sollte saubere R-Zacke und gleichmäßige Herzfrequenz zeigen. Bei Arrhythmie und sehr adipösen Patienten eventuell Pulsableitung über Fingerelektrode.

- **Herz-Standardeinstellungen: 1)** Transversale und koronare (sagittale) Übersicht, auf transversaler Ebene Einstellung der **langen Herzachse (Zweikammerblick/RAO)** (Abb. 1). **2)** Auf RAO-Bild Einstellung der **kurzen Herzachse (LAO/Zweikammerblick)** parallel zur Mitralklappenebene (Abb. 3, 4). **3)** Einstellung **Vierkammerblick** senkrecht zu Septum (Bild RAO) und in Ventrikelmitte (Bild LAO) sowie unterhalb Aortenwurzel (Bild **koronar**) (Abb. 6, 7, 8; nächste Seite).

- Vorsättigung der anterioren Thoraxwand. Eventuell Atem-Gating in Navigatortechnik bei nicht kooperationsfähigen/anästhesierten Patienten.

Weitere Hilfe siehe Seite 182–184

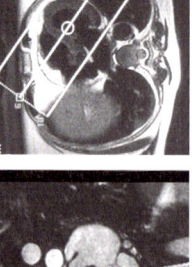

1 Planung RAO

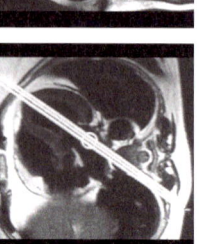

2 RAO, Zweikammerblick, lange Herzachse

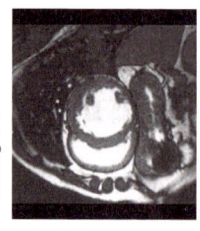

3 Planung LAO

4 Planung LAO

5 LAO, Zweikammerblick, kurze Herzachse

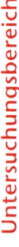

Sequenzprotokoll Herzmorphologie

Mess-Sequenz	Scout	1. + 2. + (3.) Übersicht Morphologie	4. Zweikammerblick, lange Herzachse, RAO	5. Zweikammerblick, kurze Herzachse, LAO	6. Vierkammerblick	7. + 8. + 9. optional KM-Gabe bei Pathologie	10. optional bei Marfan-Syndrom/Aortenisthmusstenose
Indikation							
Gewichtung		T1-/PD-EKG Atemhalt	T1-/PD-EKG Atemhalt	T1-/PD-EKG Atemhalt	T1-/PD-EKG Atemhalt	T1-EKG Atemhalt	T1-/PD-EKG Atemhalt
Sequenztyp	Scout/FISP o. ä.	TSE/(SE) **black-blood**	TSE/(SE) **black-blood**	TSE/(SE) **black-blood**	TSE/(SE) **black-blood**	TSE/(SE) **black-blood**	TSE/(SE) **black-blood**
Orientierung	3 Ebenen	tra/kor/(sag);	gewinkelt sag (anatomisch)	2 Ebenen gewinkelt (anatomisch)	3 Ebenen gewinkelt (anatomisch)	wie 4. / 5. / 6.	kor/sag (gewinkelt nach Aortenverlauf)
TR (ms)		T1: 500–800 PD: ca. 1500 (EKG −15%);	T1: 500–800 PD: ca. 1500 (EKG −15%)	T1: 500–800 PD: ca. 1500 (EKG −15%)	T1: 500–800 PD: ca. 1500 (EKG −15%)	500–800 (EKG −15%)	T1: 500–800 PD: ca. 1500 (EKG −15%)
TE (ms)		T1: 20 PD: 35	T1: 20 PD: 35	T1: 20 PD: 35	T1: 20 PD: 35	20	T1: 20 PD: 35
Flipwinkel (Grad)							
FOV (mm)	400–500	tra/(sag): 300–350 kor: 350–430	350–400	300–350	350–400	300–400	350–400
Schichtanzahl	je 1–3	ca. 16–20	ca. 16–20	ca. 16–20	ca. 16–20	ca. 16–20	ca. 16–20
Schichtdicke (mm)	5–8	6–8	6–8	6–8	6–8	6–8	6–8
Schichtabstand (mm) bzw. -faktor		0	0	0	0	0	0
Bildmittlungen		1	1	1	1	1	1
Sonstiges	mindestens je eine Schicht in 3 Ebenen	ggf. Trigger-delay der jeweiligen Herzfrequenz anpassen. Meist nur koronare Zusatzebene.	Bei Nativ-Aufnahmen Protonendichte-Sequenzen bevorzugt. Falls KM vorgesehen (Raumforderung/Entzündung), T1-Sequenzen nativ und nach KM. Eventuell oversampling koronar, auf Einfaltung achten! Rechteck-FOV verkürzt Messzeit, erhöht Rauschen! Vorsättigung ventrale Thoraxwand empfohlen. Sättigungsblock dorsal, kranial und kaudal wegen Zeitsparen überwiegend verzichtbar. T2-Sequenzen meist verzichtbar, sonst als Atemanhalte-Sequenzen einzusetzen. Bei Patienten mit Marfan-Syndrom oder Aortenisthmusstenose/Aneurysma schräg sagittale/koronare Aufnahmen im Aortenverlauf sinnvoll.				

2.3.4b MRT-Untersuchung: Thorax – Herzdynamik/Myokardperfusion

Fragestellung

Nativ/KM: Myokardbewegung, Herzklappenfunktion, Myokardperfusion, Narbendetektion

Vorbereitung und Lagerung

Bis auf Unterwäsche entkleiden, Oberkörper freimachen, vor Untersuchungsbeginn EKG-Elektroden anbringen (Geräte-/Hersteller-abhängig unterschiedlich), auf jeden Fall klare Ableitung anstreben. Bequeme Rückenlage, Knie unterpolstern, Body-array- oder flexible Body-Spule, eventuell Body-Spule. Spulenmitte über Herz zentrieren. Ohrstöpsel oder Kopfhörer, ggf. Fixieren des Kopfes seitlich mit Polstern, Arme besser seitlich am Körper, bei starker Adipositas über Kopf. Notfallknopf in die Hand geben. Symmetrische Einstellung zur Körperachse (mit Laserkreuz kontrollieren). Nochmal auf Ruhiglage und **auf Atemanhalte-Sequenzen vorbereiten.** **Falls KM-Gabe vorgesehen:** großlumigen i.v. Zugang legen (lassen), eine mit 0,9% Kochsalzlösung gefüllte 10 ml-Spritze bzw. Injektor mit Verlängerungsschlauch anschließen. KM-Gabe in der Regel mit doppelter Dosis und ca. 20 min Verzögerung des Sequenzstarts.

Untersuchungsbereich

Wie Herzmorphologie. 3-Ebenen-Scout direkt durch Herz macht Übersicht verzichtbar, ggf. zweiter Scout nach Korrektur.

Wichtiges, Tipps & Tricks

- Funktionsbeurteilung mit **GRE-bright-blood-Sequenzen** (EKG-Triggerung, Atemhalt, ggf. cine-mode). EKG-Monitor sollte saubere R-Zacke und gleichmäßige Herzfrequenz zeigen. Bei Arrhythmie und sehr adipösen Patienten eventuell Pulsableitung über Fingerelektrode.
- **Herz-Standardeinstellungen** wie unter 2.3.4a.
- Vorsättigung der anterioren Thoraxwand. Eventuell Atem-Gating in Navigatortechnik bei nicht kooperationsfähigen/anästhesierten Patienten.
- **KM-Gabe zur Spät-Kontrastierung des Myokards: Infarkt- und Narbennachweis. Doppelte KM-Dosis und Sequenzverzögerung um ca. 20 min.** Meist je 5 Atemanhalte-Sequenzen: eine RAO-Schicht, 3 bis 5 LAO-Schichten und eine Vierkammerblick-Schicht.

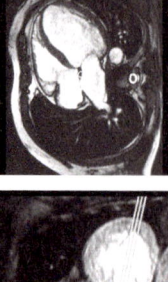

6 Planung Vierkammerblick   7 Planung Vierkammerblick

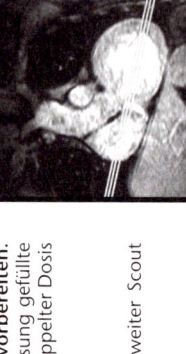

8 Planung Vierkammerblick   9 Vierkammerblick

Weitere Hilfe siehe Seite 182–184

Sequenzprotokoll Herzdynamik/Myokardperfusion

Mess-Sequenz / Indikation	Herz-Scout	fakultativ Korrektur-Scout erspart Übersichtssequenz	1. Zweikammerblick, lange Herzachse, RAO	2. Zweikammerblick, kurze Herzachse, LAO	3. Vierkammerblick	4. + 5. + 6. Spät-KM-Anreicherung Myokard, Infarkt- + Narbennachweis
Gewichtung			T1/T2-EKG Atemhalt	T1/T2-EKG Atemhalt	T1/T2-EKG Atemhalt	T1 EKG
Sequenztyp	Scout/FISP o. ä.	Scout/FISP o. ä.	FFE/GRE	FFE/GRE	FFE/GRE	FFE/GRE
Orientierung	3 Ebenen	3 Ebenen	gewinkelt sag (anatomisch)	2 Ebenen gewinkelt (anatomisch)	3 Ebenen gewinkelt (anatomisch)	wie 1. bis 3. Standard-Einstellungen
TR (ms)			3,1–3,7 (kürzestes)	3,1–3,7 (kürzestes)	ca. 5 (kürzestes)	ca. 7,6
TE (ms)			ca. 1,6 (kürzestes)	ca. 1,6 (kürzestes)	ca. 1,6 (kürzestes)	ca. 4,4
Flipwinkel (Grad)			15	15	15	ca. 25
FOV (mm)	400	400	300–350	300–350	300–350	350
Schicht-anzahl	je 1–3	je 1–3	1–3	10–12 (3)	1–3	RAO 1 LAO 3–5 Vierkammerblick 1
Schicht-dicke (mm)	5–8	5–8	6–8	6–8	6–8	6–8
Schichtab-stand (mm) bzw. -faktor			0	0,8–1,6 0,1–0,2	0	0–1,6 0–0,2
Bildmitt-lungen			1	1	1	1
Sonstiges	Herz-Scout mit je einer Schicht in drei Ebenen	Korrektur-Scout erspart Übersichtssequenz	Ggf. Trigger-delay der jeweiligen Herzfrequenz anpassen. Eventuell oversampling koronar, auf Einfaltung achten! Rechteck-FOV verkürzt Meßzeit, erhöht Rauschen! Vorsättigung ventrale Thoraxwand empfohlen. Ggf. Sequenz-Nachverarbeitung im cine-mode. Spätanreicherung nach KM: doppelte KM-Dosis (ca. 25–40 ml Gd) i.v., nach ca. 20 min: eine Schicht RAO/3–5 Schichten LAO/eine Schicht Vierkammerblick.			

2.3.5 MRT-Untersuchung: Thorax – Brustwirbelsäule

Fragestellung

Nativ/KM: Bandscheibenprolaps/-protrusion, Wirbelkörperfraktur/-osteolyse, Spondylitis, Spondylodiscitis, thorakales Querschnittsyndrom, spinale Blutung/Hämatom, spinaler Abszess, spinale Raumforderung, prä-/postoperativer Situs

Vorbereitung und Lagerung

Oberkörper – auf Unterwäsche freimachen, bequeme Rückenlage auf Wirbelsäulenspule, eventuell LWS und/oder Hals unterpolstern. Knie unterpolstern, Spulenmitte etwa Sternummitte oder nach Schmerz-/Prozesslokalisation. Ohrstöpsel, ggf. Fixieren des Kopfes seitlich mit Polstern, Arme über Kopf lagern oder seitlich am Körper. Notfallknopf in die Hand geben. Besonders wichtig: gerade Einstellung zur Körperachse (mit Laserkreuz kontrollieren). Nochmal auf Ruhiglage und auf **ruhige gleichmäßige, eher flache Bauchatmung** hinweisen.

KM-Gabe: großlumigen i.v. Zugang legen (lassen), eine mit 0,9% Kochsalzlösung gefüllte 10 ml-Spritze bzw. Injektor mit Verlängerungsschlauch anschließen. Falls KM-Gabe notwendig, nach Injektion ca. 2 Minuten Verzögerung bis Messbeginn empfohlen.

Untersuchungsbereich

In der Regel Mitte Hals bis 2 Finger unterhalb Xiphoid, sagittaler Body-Spulen-Scout und FOV von 500 mm zum Wirbelkörperabzählen. Sagittale und transversale, seltener koronare Schichten je nach Lage gewinkelt, transversale parallel zum Bandscheibenfach.

Wichtiges, Tipps & Tricks

- Bei Skoliose eventuell selektive transversale Anpassung durch Einstellung in sagittaler und koronarer Ebene. Auf Miterfassung aller seitlichen Anteile der skoliotischen Wirbelsäule bei sagittaler Schnittführung achten. Bei angrenzender Weichteilpathologie alles mitabbilden.
- Bei großem transversalem Schichtblock über mehrere BWS-Etagen Bildqualitätsverbesserung durch parallele Sättigung darüber und darunter.
- Mehrere verschieden gewinkelte transversale Schichten in unterschiedlichen Höhen innerhalb einer Messplanung einstellbar (Abb. 3, 4).
- Koronarer Sättigungsblock über dorsalem subkutanen Fettgewebe bei adipösen Patienten sinnvoll.
- Nach KM-Gabe bei schnellen Sequenzen ca. 1–2 Minuten Verzögerung bis Messbeginn empfohlen. Bei fraglichem Gefäßprozess Angio-Sequenzen anschließen. Nach operativen Eingriffen KM-Gabe empfohlen zum Nachweis von Narbengewebe.

Weitere Hilfe siehe Seite 182–184

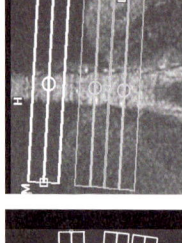

1 sagittal

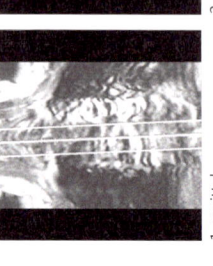

2 sagittal

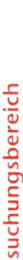

3 transversal, drei Blöcke

4 transversal, drei Blöcke

Sequenzprotokoll Brustwirbelsäule

Mess-Sequenz		1.	2. + 3.	4. optional statt 3. tra	5. optional statt 3. tra	6.	7. optional	8. optional statt 7.	9. + 10.
Indikation	Scout	Übersicht WK/Myelon	Übersicht WK/Myelon	Spinalkanal transversal	Spinalkanal transversal	Übersicht Nervenwurzeln	WK-Läsion Fraktur	WK-Läsion Fraktur	Pathologie/postoperativ nach KM
Gewichtung		T2	T1	T2	Protonendichte	T2	T2 fatsat	T2	T1+ KM (fatsat)
Sequenztyp	Scout/FISP o. ä.	FSE/TSE	TSE/SE	GRE/FFE	FSE/TSE	FSE/TSE	FSE/TSE	STIR	TSE/SE
Orientierung	3 Ebenen	sag	sag/tra (gewinkelt)	tra (gewinkelt)	tra (gewinkelt)	kor	sag	sag	sag/tra (gewinkelt)
TR (ms)		2500–4500	450–600	500–850	1500–2000	3500–4500	2500–4500	ca. 3500	450–600
TE (ms)		90–120	9–15	18–26	12–20	100–150	90–120	60–70	9–15
TI (ms)								ca. 140	
Flipwinkel (Grad)		50–70	50–70	20–30					50–70
FOV (mm)	500	300–350	sag 300–350 tra ca. 200	ca. 200	ca. 200	ca. 350	300–350	300–350	sag 300–350 tra ca. 200
Schichtanzahl	je 1–3	bis 19	sag-19 tra-32	bis 32	bis 32	bis 15	bis 19	bis 19	sag-19 tra-32
Schichtdicke (mm)	5–8	3–4	3–4	3–4	3–4	4–6	3–4	3–4	3–4
Schichtabstand (mm) bzw. -faktor		0,6–0,8 0,2	0,6–0,8 0,2	0,6–0,8 0,2	0,6–0,8 0,2	0,4–0,6 0,1	0,3–0,8 0,1–0,2	0,3–0,8 0,1–0,2	0,6–0,8 0,2
Bildmittlungen		bis 3	bis 3	2	2–3	bis 2	bis 3	1–2	bis 3
Sonstiges	Body-Spule! je eine Schicht transversal und koronar, 3 Schichten sagittal	Sättigungsblock (schräg) koronar ventral der BWS, eventuell auch dorsal über Fettgewebe, entfällt bei koronaren Sequenzen. Ggf. Flusskompensation, bei sagittalen und koronaren Aufnahmen Oversampling, Phasenkodierung pa. Turbofaktor bei TSE 15–25, bei STIR 8–15. Bei koronaren und sagittalen Sequenzen Einfaltungsartefakte vermeiden! Rechteck-FOV verkürzt Messzeit, erhöht Rauschen! Bei Skoliose und bei begleitender Weichteil-Läsion auf komplette Abbildung achten, ggf. FOV-Vergrößerung. Transversale Schichten ggf. in mehreren Blöcken an unterschiedliche Kyphosierung anpassen, sowohl auf sagittalem wie koronarem Scout ausrichten ar Wirbelkörper-Deckplatten.							

2.4.1 MRT-Untersuchung: Mamma

Fragestellung

Nativ/KM: Brustkrebs, Mammakarzinom/-nachweis/-staging, Mammaimplantat/-aufbauplastik, Mastopathie, Mastitis, Fibroadenom, multifokaler/multizentrischer Tumor, prä-/postoperativer Situs

Vorbereitung und Lagerung

Oberkörper freimachen, EKG-Ableitung nur notwendig bei gleichzeitiger diagnostisch relevanter Mediastinaldarstellung (siehe 2.3.1). Meist Mammadoppelspule in **Bauchlage.** Auf möglichst bequeme Lagerung achten, ggf. Becken/distale Unterschenkel/Kopf unterpolstern. Ohrstöpsel oder Kopfhörer, Arme besser seitlich am Körper, nur bei starker Adipositas über Kopf. Notfallknopf in die Hand geben. Nochmal auf Ruhiglage und **ruhige gleichmäßige, eher flache** Atmung während der längeren Sequenzen hinweisen.

KM-Gabe: großlumigen i.v. Zugang legen (lassen), eine mit 0,9% Kochsalzlösung gefüllte 10 ml-Spritze bzw. Injektor mit Verlängerungsschlauch anschließen. Über KM-Dynamik aufklären! Nach KM-Gabe bis ca. 10 Minuten Sequenzwiederholung.

Untersuchungsbereich

Mammae beidseits bis Thoraxwand, koronar beide Axillae mitabbilden. Ggf. Abbildung vorderes Mediastinum.

Wichtiges, Tipps & Tricks

- Dünnschicht-3D-T1-Sequenzen nativ und mit KM-Dynamik über ca. 6 bis 8 Minuten Methode der Wahl.
- Nachverarbeitung der KM-Anflutung in beiden Mammae mittels Subtraktion, MIP und graphischer Darstellung sinnvoll.
- Phasenkodierung rechts-links wegen Herzpulsation.
- Bei kleinen Mammae Spulenauspolsterung mit Zellstoff o. ä. sinnvoll.
- Koronare Sequenz T1 nativ oder T2 fatsat zur Abbildung der Axillae beidseits.

Weitere Hilfe siehe Seite 182–184

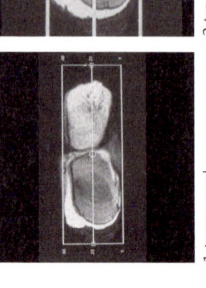

1 transversal

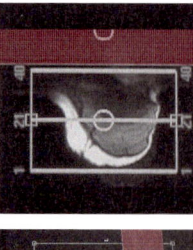

2 transversal

3 transversal, FOV

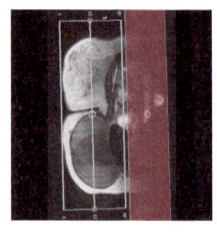

4 koronar

5 koronar

Sequenzprotokoll Mamma

Mess-Sequenz	Scout	1. Übersicht	2. nativ	3. KM-Dynamik	4. optional statt 2. nativ	5. optional statt 3. KM-Semi-dynamik	6. post-KM	7. optional abschließende Übersicht
Indikation								
Gewichtung		T2 (fatsat)	T1	T1-KM	T1	T1-KM	T1-KM	T2 (fatsat)
Sequenztyp	Scout/FISP o. ä.	FSE/TSE	3D-GRE	3D-GRE	3D-GRE SPIR	3D-GRE SPIR	3D-GRE	FSE/TSE
Orientierung	3 Ebenen	tra	tra	tra	tra	tra	kor	kor
TR (ms)		2500–3500	7–11	7–11	ca. 7,3	ca. 7,3	7–11	2500–3500
TE (ms)		90–120	4–6	4–6	ca. 4,6	ca. 4,6	4–6	90–120
Flipwinkel (Grad)			25	25	25	25	25	
FOV (mm)	300–350	ca. 350	ca. 350	ca. 350	ca. 350	ca. 350	ca. 350	ca. 350
Schichtanzahl	je 1–3	19–23	ca. 120 mm Block	ca. 120 mm Block	ca. 120 mm Block	ca. 120 mm Block	ca. 120 mm Block	19–23
Schichtdicke (mm)	5–8	3–4	< 4	< 4	< 4	< 4	< 4	3–4
Schichtabstand (mm) bzw. -faktor		0–1 / 0–0,25						0–1 / 0–0,25
Bildmittlungen		1	1	1	1	1	1	1
Sonstiges	je eine Schicht axial und koronar, zwei parasagittal, jeweils durch Mammae	Phase li-re wg. Herzpulsation, Fettsättigung empfohlen	Phase li-re wg. Herzpulsation, keine Sättigung notwendig	ca. eine Messung/min, ca. 6–8 Messungen, Phase li-re wg. Herzpulsation	höhere Auflösung bei 512er Matrix, Phase li-re	höhere Auflösung bei 512er Matrix, 2 Messungen: 1 min p.i., 5 min p.i., Phase li-re	Phase kraniokaudal, keine Sättigung notwendig, Einfaltungsartefakte vermeiden	Phase kranio-kaudal + oversampling, auf Einfaltung achten! Rechteck-FOV verkürzt Messzeit, erhöht Rauschen! Fettsättigung empfohlen

2.5.1 MRT-Untersuchung: Abdomen – Leber/Milz/Oberbauch

Fragestellung

Nativ/KM: hepato-/cholangiozelluläres Karzinom, Leberhämangiom, Lebermetastase, Steatosis, FNH, Leberadenom, vor/nach Lebertransplantation, Leberzirrhose, Leberabszess, unklarer Leberherd, Zystenleber, Milzprozess, malignes Lymphom, subphrenischer Abszess

Vorbereitung und Lagerung

Entkleiden bis auf Unterwäsche, bequeme Rückenlage, eventuell Knie unterpolstern. Body-array- oder flexible Body-Spule, bei großem FOV Body-Spule notwendig. Spulenmitte etwa Zweifingerbreite unter Xiphoid. Ohrstöpsel oder Kopfhörer, Arme seitlich am Körper oder über Kopf. Notfallknopf in die Hand geben. Symmetrische Einstellung zur Körperachse (mit Laserkreuz kontrollieren). Nochmal auf Ruhiglage und auf **ruhige gleichmäßige, eher flache Atmung** während der längeren Atemmaßnahme hinweisen. **Auf Atemanhaltesequenzen vorbereiten.**

KM-Gabe (Gd): großlumigen i.v. Zugang legen (lassen), eine mit 0,9% Kochsalzlösung gefüllte 10 ml-Spritze bzw. Injektor mit Verlängerungsschlauch anschließen. Nach KM-Gabe entweder sofortige dynamische Untersuchung mit Atemanhalte-Sequenzen oder längere Sequenz nach ca. 1–2 Minuten Verzögerung, eventuell Spätaufnahmen nach 10 Minuten.

KM-Gabe (superparamagnetisch [SPIO o. ä.]): großlumigen i.v. Zugang legen (lassen), nach initalen T1- und T2-Basis-Sequenzen langsame KM-Infusion (nach Angaben des KM-Herstellers), eventuell „Nachspülen" mit bis zu 50 ml 0,9% Kochsalzlösung. Fortsetzen der Untersuchung nach unterschiedlicher Wartezeit, ca. 10 bis 90 Minuten.

Untersuchungsbereich

In der Regel Zwerchfellkuppe bis Aortenbifurkation, drei Ebenen.

Wichtiges, Tipps & Tricks

- Atemanhalte-Sequenzen verwenden. Atem-Gating/-triggering zu aufwendig.
- **Nur bei längeren Sequenzen:** Eventuell medikamentöse Darmmotilitätsminderung (Buscopan® o. ä.). Eventuell Bauchdeckengurt oder flache, nicht zu schwere Sandsäcke (Cavel Metallanteile) auf die Bauchdecke zur Bewegungsdämpfung der Bauchdecke. Effektive Atem-Artefaktminderung durch Sättigung der vorderen Bauchwand (Abb. 2).
- Bei möglichem Gefäßprozess Angiographie-Sequenzen anschließen (arterielle/portal-venöse/venöse Phasen beachten!).
- Signalminderung/-auslöschung von Magen- bzw. Darminhalt durch superparamagnetisches KM peroral, alternativ Heidelbeersaft, ca. 20–30 Minuten vor der Untersuchung trinken lassen!

Weitere Hilfe siehe Seite 182–184

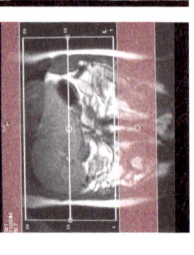

1 transversal

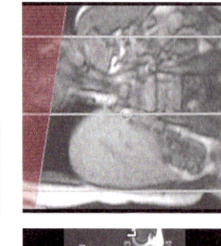

3 koronar

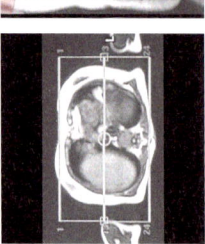

2 transversal

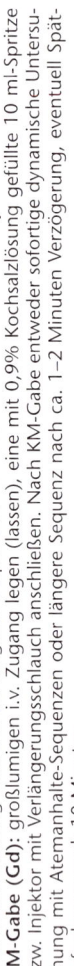

4 Leber sagittal

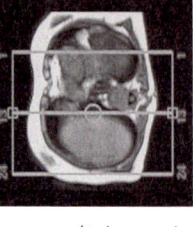

5 Leber sagittal

Sequenzprotokoll Leber/Milz/Oberbauch

Mess-Sequenz	Scout	1. + 2.	3. + 4. optional statt 1. + 2.	5.	6. optional statt 5.	7. optional	8.	9.	10.
Indikation	Scout	Übersicht	Übersicht	Übersicht	Übersicht	Gd-KM-Gabe Dynamik	post-Gd-KM	Leber post SP-KM (60–90 min)	Leber post SP-KM (60–90 min)
Gewichtung		T2-Atemhalt	T2-Atemhalt	T1-Atemhalt	T1-Atemhalt	T1-KM Atemhalt	T1-KM Atemhalt (fatsat)	T2-KM Atemhalt (fatsat)	T1-KM Atemhalt (fatsat)
Sequenztyp	Scout/FISP o. ä.	FSE/TSE	HASTE	FFE/GRE	TSE/SE	FFE/GRE	FFE/GRE	FSE/TSE	FFE/GRE
Orientierung	3 Ebenen	tra + kor	tra + kor	tra (kor/sag)	tra (kor/sag)	tra (kor/sag)	tra (kor/sag)	tra + kor	tra (kor/sag)
TR (ms)		2500–4000	ca. 12	100–140	ca. 300	100–140	100–140	2500–4000	100–140
TE (ms)		100–140	ca. 95	4–10	ca. 12	4–10	4–10	100–140	4–10
Flipwinkel (Grad)			150	60		60	60		60
FOV (mm)	400–500	350–400	350–400	300–350	300–350	300–350	300–350	350–400	ca. 300
Schichtanzahl	je 1–3	bis 30	bis 30	bis 30	ca. 10, 3–4 Blöcke	5 mal bis 30	bis 30	bis 30	bis 30
Schichtdicke (mm)	5–8	6–8	6–8	6–8	6–8	6–8	6–8	6–8	6–8
Schichtabstand (mm) bzw. -faktor		0,6–1,6 / 0,1–0,2	0,6–1,6 / 0,1–0,2	0,6–1,6 / 0,1–0,2	0,6–1,6 / 0,1–0,2	0,6–1,6 / 0,1–0,2	0,6–1,6 / 0,1–0,2	0,6–1,6 / 0,1–0,2	0,6–1,6 / 0,1–0,2
Bildmittelungen	je eine Schicht in 3 Ebenen	1	1	1–2	1–2	1	1–2	1	1–2
Sonstiges		Atemanhalte-Sequenzen bevorzugen! 30–50 mm Sättigungsblöcke über ventraler Bauchwand, kranial (und kaudal) des FOV. Fettsättigung nativ nach Absprache, in Einzelfällen zur Leber-Differentialdiagnostik sinnvoll. Vor KM-Gabe Nativ-Aufnahmen nur transversal empfohlen, weitere Ebenen post-KM. Bei Gd-KM-Gabe kann KM-Dynamik sinnvoll sein; in der Regel transversale Sequenz 5 über 5 min. Ggf. Spätaufnahme nach 6–10 min. Bei Gabe von superparamagnetischem KM (SPIO/Mn) in der Leberdiagnostik T2-Aufnahmen post-KM! Eventuell post-KM-Sequenzen mit Fettsättigung sinnvoll. Atemgating verzichtbar, da Vorsättigung der Bauchwand effektiv. Rechteck-FOV verkürzt Messzeit, erhöht Rauschen! Auf Einfaltung achten!							

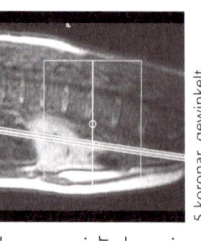

2 koronar

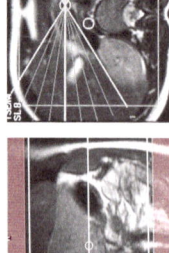

1 koronar

4 koronar, gewinkelt, Shim-Feld

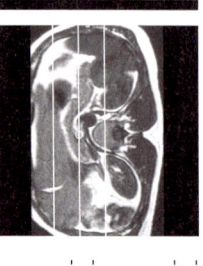

3 transversal

5 koronar, gewinkelt, Shim-Feld

2.5.2 MRT-Untersuchung: Abdomen – Pankreas/Gallenwege/MRCP

Fragestellung

Nativ/KM: Pankreas-/Gallenwegskarzinom, Pankreatitis, Cholangitis, Klatskintumor, Insulinom, Pankreasraumforderung, Cholezystitis, Choledocholithiasis, Pankreasgangkonkremente, Pankreas(pseudo)zyste, Papillenstenose/-karzinom, prä- bzw. postoperativer Situs

Vorbereitung und Lagerung

Patient sollte nüchtern sein. Entkleiden bis auf Unterwäsche, bequeme Rückenlage, eventuell Knie unterpolstern. Body-array- oder flexible Body-Spule, bei großem FOV Body-Spule notwendig, Spulenmitte etwa Zweifingerbreite unter Xiphoid. Ohrstöpsel oder Kopfhörer, Arme seitlich am Körper oder über Kopf. Notfallknopf in die Hand geben. Symmetrische Einstellung zur Körperachse (mit Laserkreuz kontrollieren). Ggf. nach Scout Korrektur der Spulenmitte. Nochmal auf Ruhiglage und auf **ruhige gleichmäßige flache** Atmung während der längeren Sequenzen hinweisen. Auf Atemanhalte-Sequenzen vorbereiten.

Perorale Gabe von supramagnetischem KM: ca. 20–30 Minuten vorher trinken lassen **(alternativ Heidelbeersaft, vergleichbare Wirkung).**

KM-Gabe: großlumigen i.v. Zugang legen (lassen), eine mit 0,9% Kochsalzlösung gefüllte 10 ml-Spritze bzw. Injektor mit Verlängerungsschlauch anschließen. Nach KM-Gabe entweder sofortige dynamische Untersuchung mit Atemanhalte-Sequenzen oder längere Sequenz nach ca. 1–2 Minuten Verzögerung.

Pankreatikographie nach Sekretin-Gabe: sehr langsame i.v. Injektion von 1 Klinik-Einheit (KE), nach ca. 3 Minuten Sequenzstart, eventuell nach 6 Minuten wiederholen (vorher Kontraindikationen ausschließen).

Untersuchungsbereich

In der Regel Zwerchfellkuppe bis Leberunterrand, transversale und koronare Schichtführung. MRCP koronar, mehrfache gewinkelte Schichten, eventuell selektives Shim-Feld über zentrale Leber-/Pankreaskopfregion (Abb. 4, 5).

Wichtiges, Tipps & Tricks

- Atemanhalte-Sequenzen verwenden. Atem-Gating/-triggering zu aufwendig. Eventuell T1-TSE Atemanhaltesequenz als Localizer verwenden.
- Nur bei längeren Sequenzen: Eventuell medikamentöse Darmmotilitätsminderung (Buscopan® o. ä.). Eventuell Bauchdeckengurt oder flache, nicht zu schwere Sandsäcke (Cave! Metallanteile) auf die Bauchdecke zur Bewegungsdämpfung der Bauchdecke. Effektive Atemartefaktminderung durch Sättigung der vorderen Bauchwand möglich.
- Bei schlechter Abgrenzbarkeit von Pankreaskopf und Duodenum Rechtsseitenlage des Patienten, ggf. vorher ca. 500 ml Wasser trinken lassen.
- Bei Zustand nach Nierentransplantation: Einstellung wie bei Becken-MRT (siehe 2.6).

Weitere Hilfe siehe Seite 182–184

Sequenzprotokoll Pankreas/Gallenwege/MRCP

Mess-Sequenz	Scout	1.	2.	3. optional	4. optional statt 3.	1a. + 2a	3a.	4a. optional	5a.	6a. optional statt 5a.
Indikation	Scout	Übersicht Gallenwege	MRCP Gallenwege/Pankreasgang	MRCP Gallenwege/Pankreasgang	MRCP Gallenwege/Pankreasgang	Übersicht Pankreas	Übersicht Pankreas	Pankreasgang nach Sekretingabe	Pankreas post-KM	Gd-KM-Gabe Dynamik Pankreasherd
Gewichtung		T2 (Atemhalt)	T2-Atemhalt fatsat	T2-Atemhalt fatsat	T2-Atemgating fatsat	T2 (Atemhalt) fatsat	T1-Atemhalt fatsat	T2-Atemhalt fatsat	T1-KM Atemhalt fatsat	T1-KM Atemhalt fatsat
Sequenztyp	Scout/FISP o. ä.	FSE/TSE	HASTE	RARE/TSE	FSE/TSE	FSE/TSE	FFE/GRE	RARE/TSE	FFE/GRE	FFE/GRE
Orientierung	3 Ebenen	tra	kor	kor	kor	kor + tra	tra (kor)	kor	tra + kor	tra (kor/sag)
TR (ms)		2500–4000	ca. 12	2500–3000	ca. 5000	2500–4000	100–140	2500–3000	100–140	100–140
TE (ms)		100–140	ca. 95	ca. 1100	ca. 250	100–140	4–10	ca. 1100	4–10	4–10
Flipwinkel (Grad)			ca. 150	ca. 150			60	ca. 150	60	60
FOV (mm)	400–500	350–400	350–400	350–400	350–400	350–400	350–400	350–400	350–400	350–400
Schichtanzahl	je 1–3	bis 30	bis 30	1	ca. 30	bis 30	bis 30	1	bis 30	5 mal bis 20
Schichtdicke (mm)	5–8	6–8	3–4	70–80 mm Block	3–4	5–6	5–6	70–80 mm Block	5–6	4–5
Schichtabstand (mm) bzw. -faktor		0,6–1,6 / 0,1–0,2	bis 50% überlappend	0	50% überlappend	1–1,2 / 0,2	1–1,2 / 0,2	0	1–1,2 / 0,2	1 / 0,2–0,25
Bildmittelungen		bis 3	1	1	1	bis 3	1	1	1	1
Sonstiges	je eine Schicht in 3 Ebenen	Atemanhalts-Sequenzen bevorzugt! 30–50 mm Sättigungsblöcke über ventraler Bauchwand, kranial (und kaudal) des FOV. HASTE-Sequenzen mit MIP-Nachverarbeitung, RARE fakultativ, einstellen auf transversaler Schicht. **Gallenwege** + **DHC:** koronare Schicht ca. 20–30 Grad nach sagittal kippen parallel zu den zentralen Gallenwegen intrahepatisch. Eventuell selektives Shim-Feld über zentrale Leber und Pankreaskopf. **Pankreasgang:** Kippung in die andere Richtung parallel zum Pankreaskorpus. Jeweils auf sagittalem Scout Kippung nach transversal etwa parallel zur BWS. **Pankreasherdsuche:** Bei KM-Gabe kann Dynamik sinnvoll sein: Sequenz 6a wiederholen über 3 min. Eventuell Spätaufnahme nach 6–10 min. Atemgating in der Regel verzichtbar (Ausnahme: Sequenz 4.), da Vorsättigung der Bauchwand effektiv. Rechteck-FOV verkürzt Messzeit, erhöht Rauschen! Auf Einfaltung achten! **Pankreatikographie nach i.v.-Sekretin:** Sequenz 4a nach 3 min, eventuell erneut nach 6 min.								

2.5.3 MRT-Untersuchung: Abdomen – Niere/Urographie/ Retroperitoneum

Fragestellung

Nativ/KM: Nierenzellkarzinom/Hypernephrom, Nierenmetastase, Nierenabszess, Nierenriss, Nierenstauung, Nierenstein, Ureterstenose, Schrumpfnieren, Transplantatniere/Nierentransplantation, Nierenadenom, Angiomyolipom, Nierenbeckentumor/-entzündung/Pyelonephritis, Senkungsabszess, Zystennieren, prä- bzw. postoperativer Situs

Vorbereitung und Lagerung

Entkleiden bis auf Unterwäsche, bequeme Rückenlage, eventuell Knie unterpolstern. Body-array- oder flexible Body-Spule, bei großem FOV Body-Spule notwendig, Spulenmitte etwa Zweifingerbreite unter Xiphoid. Ohrstöpsel oder Kopfhörer, Arme seitlich am Körper oder über Kopf. Notfallknopf in die Hand geben. Symmetrische Einstellung zur Körperachse (mit Laserkreuz kontrollieren). Ggf. nach Scout Korrektur der Spulenmitte. Nochmal auf Ruhiglage und auf **ruhige, gleichmäßige, flache** Atmung während der längeren Sequenzen hinweisen. **Auf Atemanhalte-Sequenzen vorbereiten.**

KM-Gabe: großlumigen i.v. Zugang legen (lassen), eine mit 0,9% Kochsalzlösung gefüllte 10 ml-Spritze bzw. Injektor mit Verlängerungsschlauch anschließen. Nach KM-Gabe entweder sofortige dynamische Untersuchung mit Atemanhalte-Sequenzen oder längere Sequenz nach ca. 1–2 Minuten Verzögerung.

MR-Urographie: i.v. Gabe von 0,1 mg/kg KG Furosemid, max. 5 mg (bei Obstruktion). Ca. 60 s nach Furosemid-Gabe normale Gd-Dosis (0,1 mmol/kg KG) i.v. Nach Scout ca. 8–10 min nach KM-Gabe Urographie-Sequenzen starten.

Untersuchungsbereich

In der Regel Leberhilus bis Beckenboden, überwiegend transversale und koronare Schichtführung, Urographie schräg koronar.

Wichtiges, Tipps & Tricks

- Atemanhalte-Sequenzen verwenden. Atem-Gating/-triggering zu aufwendig.
- **Nur bei längeren Sequenzen:** Eventuell medikamentöse Darmmotilitätsminderung (Buscopan® o. ä.). Eventuell Bauchdeckengurt oder flache, nicht zu schwere Sandsäcke (Cave! Metallanteile) auf die Bauchdecke zur Bewegungsdämpfung der Bauchdecke. Effektive Atemartefaktminderung durch Sättigung der vorderen Bauchwand.
- Bei Zustand nach Nierentransplantation/Beckenniere: Einstellung wie bei Becken-MRT (siehe 2.6).

Weitere Hilfe siehe Seite 182–184

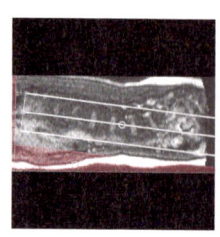

5 Urographie koronar

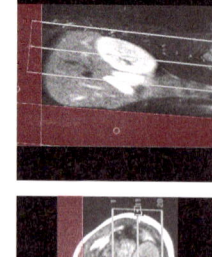

4 koronar

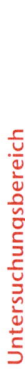

2 transversal

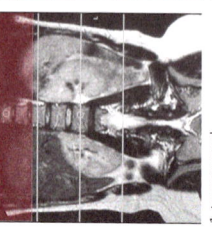

3 koronar

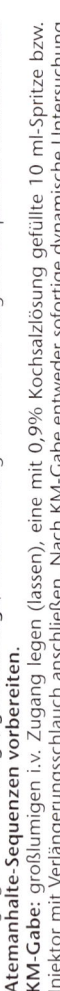

1 transversal

Sequenzprotokoll Niere/Retroperitoneum/MR-Urographie

Mess-Sequenz	Scout	1. + 2.	3. + 4. optional statt 1. + 2.	5. (+ 6.)	7. (+ 8.)	9. optional	10.	11. optional statt 10.	12. optional statt 10.
Indikation		Niere/ Retroperit. Übersicht	Niere/ Retroperit. Übersicht	Niere/ Retroperit. Übersicht	Niere/ Retroperit. post-KM	Gd-KM-Gabe Dynamik	MR-KM-Urographie nach Furosemid	MR-KM-Urographie nach Furosemid	MR-KM-Urographie nach Furosemid
Gewichtung	Scout/FISP o.ä.	T2-KM Atemhalt (fatsat)	T2-KM Atemhalt (fatsat)	T1-Atemhalt (fatsat)	T1-KM Atemhalt (fatsat)	T1-KM Atemhalt (fatsat)	T1-KM Atemhalt fatsat	T2-KM Atemhalt	T1-KM Atemhalt fatsat
Sequenztyp	Scout/FISP o.ä.	FSE/TSE	HASTE	FFE/GRE	FFE/GRE	FFE/GRE	3D-Turbo IR	TSE/RARE	3D-FISP
Orientierung	3 Ebenen	kor (gewinkelt) + tra	kor (gewinkelt) + tra	tra (+ kor)	tra (+ kor)	kor	kor (gewinkelt)	kor (gewinkelt)	kor (gewinkelt)
TR (ms)		2500–4000	ca. 12	100–140	100–140	100–140	3000	ca. 2900	ca. 7
TE (ms)		100–140	ca. 95	4–10	4–10	4–10	1000	ca. 200	ca. 2,3
TI (ms)							90		
Turbofaktor							**100**	**ca. 180**	
Flipwinkel (Grad)			150	60	60	60			40–50
FOV (mm)	400–500	300(tra)–400	300(tra)–400	300(tra)–400	300(tra)–400	300–350	ca. 450	ca. 450	ca. 450
Schichtanzahl	je 1–3	bis 30	bis 30	bis 30	bis 30	3–4 mal bis 20	1	1	1
Schichtdicke (mm)	5–8	4–6	4–6	4–6	4–6	4–5	60–80 mm Block	60–80 mm Block	60–80 mm Block
Schichtabstand (mm) bzw. -faktor		0,8–1,2 0,2	0,8–1,2 0,2	0,8–1,2 0,2	0,8–1,2 0,2	0,8–1 0,2	0	0	50% überlappend
Bildmittlungen	je eine Schicht in 3 Ebenen	1	1	1	1	1	1	1	1
Sonstiges		Atemanhalte-Sequenzen bevorzugen! Ggf. 30–50 mm Sättigungsblöcke kranial (und kaudal) des FOV. Fettsättigung nativ nach Absprache, nach KM-Gabe empfohlen. Bei kleinen Nierentumoren kann KM-Dynamik sinnvoll sein: Sequenz 9 über 3 min, ggf. Spätaufnahme nach ca. 6 min. Atemgating verzichtbar. Rechteck-FOV verkürzt Messzeit, erhöht Rauschen! Generell großes FOV, trotzdem auf Einfaltung achten! MR-Urographie: bis zu max. 5 mg Furosemid i.v., nach ca. 30 s Gd-Gabe i.v., anschließend Scout. Sequenzstart ca. 6 bis 10 min nach KM-Gabe, eventuell mehrfach wiederholen. Breiter schräg koronarer Sättigungsblock über gesamten ventral liegenden Abdomenanteilen.							

2.5.4 MRT-Untersuchung: Abdomen – Nebennieren

Fragestellung

Nativ/KM: Nebennierentumor/-karzinom/-metastase, Phäochromozytom, Nebennierenblutung, Inzidentalom, Nebenniereninfiltration, Nebennierenabszess, Conn-Syndrom, prä-/postoperativer Situs

Vorbereitung und Lagerung

Entkleiden bis auf Unterwäsche, bequeme Rückenlage, eventuell Knie unterpolstern. Body-array- oder flexible Body-Spule, bei großem FOV Body-Spule notwendig, Spulenmitte etwa Zweifingerbreite unter Xiphoid. Ohrstöpsel oder Kopfhörer, Arme seitlich am Körper oder über Kopf. Notfallknopf in die Hand geben. Symmetrische Einstellung zur Körperachse (mit Laserkreuz kontrollieren). Ggf. nach Scout Korrektur der Spulenmitte. Nochmal auf Ruhiglage und auf **ruhige, gleichmäßige, flache** Atmung während der längeren Sequenzen hinweisen. **Auf Atemanhalte-Sequenzen vorbereiten.**

KM-Gabe: großlumigen i.v. Zugang legen (lassen), eine mit 0,9% Kochsalzlösung gefüllte 10 ml-Spritze bzw. Injektor mit Verlängerungsschlauch anschließen. Nach KM-Gabe entweder sofortige dynamische Untersuchung mit Atemanhalte-Sequenzen oder längere Sequenz nach ca. 1–2 Minuten Verzögerung.

Untersuchungsbereich

In der Regel Zwerchfellkuppe links bis Nierenhilus, überwiegend transversale und koronare Schichtführung.

Wichtiges, Tipps & Tricks

- Atemanhalte-Sequenzen verwenden. Atem-Gating-/triggering zu aufwendig.
- **Nur bei längeren Sequenzen:** Eventuell medikamentöse Darmmotilitätsminderung (Buscopan® o. ä.). Eventuell Bauchdeckengurt oder flache, nicht zu schwere Sandsäcke (Cave! Metallanteile) auf die Bauchdecke zur Bewegungsdämpfung der Bauchdecke. Effektive Atemartefaktminderung durch Sättigung der vorderen Bauchwand.

Weitere Hilfe siehe Seite 182–184

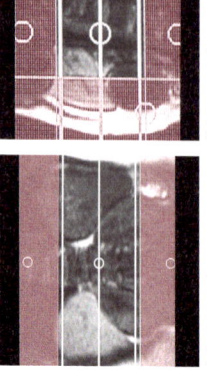

1 transversal

2 transversal

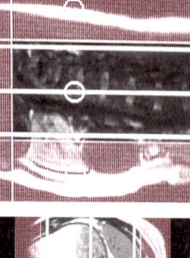

3 koronar

4 koronar

Sequenzprotokoll Nebenniere

Mess-Sequenz	Scout	1. + 2. Nebenniere Übersicht	3. Nebenniere Übersicht	4. Nebenniere Übersicht	5. Nebenniere Übersicht	6. optional statt 5. Nebenniere nativ vor KM-Dynamik	7. Nebenniere Gd-KM-Dynamik
Indikation							
Gewichtung		T2-KM Atemhalt	T1 Atemhalt	T1 Atemhalt	T1 Atemhalt (fatsat)	T1-KM Atemhalt (fatsat)	T1-KM Atemhalt (fatsat)
Sequenztyp	Scout/FISP o. ä.	FSE/TSE	GRE in-phase	GRE opposed-phase	FFE/GRE	FFE/GRE	FFE/GRE
Orientierung	3 Ebenen	kor + tra	tra	tra	tra	tra	tra
TR (ms)		2500–4000	100–140	100–140	30–40	100–140	100–140
TE (ms)		120–150	ca. 4,4 (1,5T) ca. 6,6 (1,0T)	ca. 2,2/6,6 (1,5T) ca. 3,3/9,9 (1,0T)	ca. 16	ca. 4,4 (1,5T) ca. 6,6 (1,0T)	ca. 4,4 (1,5T) ca. 6,6 (1,0T)
Flipwinkel (Grad)			60–70	60–70	60–70	60–70	60–70
FOV (mm)	400–500	300(tra)–400	300–350	300–350	300–350	300–350	300–350
Schichtanzahl	je 1–3	bis 23	bis 23	bis 23	bis 23	bis 20	5 mal bis 20
Schichtdicke (mm)	5–8	4–5	4–5	4–5	4–5	4–5	4–5
Schichtabstand (mm) bzw. -faktor		0,4–1 0,1–0,2	0,4–1 0,1–0,2	0,4–1 0,1–0,2	0,4–1 0,1–0,2	0,4–1 0,1–0,2	0,4–1 0,1–0,2
Bildmittlungen		1	1–2	1–2	1–2	1	1
Sonstiges	je eine Schicht in 3 Ebenen	Atemanhalte-Sequenzen bevorzugen! 30–50 mm Sättigungsblöcke über ventralem Abdomen, kranial (und kaudal) des FOV. **Phase:** koronar: kaudo – kranial, transversal: a.p. Fettsättigung nativ eventuell zur Differentialdiagnostik von Tumoren sinnvoll, ebenso post-KM. Bei kleinen Nebennierentumoren kann KM-Dynamik sinnvoll sein: Sequenz 7 nach 30 s/60 s/120 s/ 180s/5 min und 8–10 min, ggf. Spätaufnahme nach ca. 15 min. Atemgating verzichtbar, da Vorsättigung der Bauchwand effektiv. Rechteck-FOV verkürzt Messzeit, erhöht Rauschen! Auf Einfaltung achten!					

2.5.5 MRT-Untersuchung: Abdomen – Gastrointestinaltrakt/Hydro-MRT

Fragestellung

Nativ/KM: Kolon-/Dünndarmtumor, Dünndarmtumor, Darmstenose/Passagehindernis, Darmpolypen, Divertikulose, Divertikulitis, Darminfiltration, Colitis (ulcerosa), Enteritis, M. Crohn, Magen-/Duodenalulkus, prä-/postoperativer Situs

Vorbereitung und Lagerung

Insbesondere bei ambulanten Patienten genaue Erklärung der Vorbereitung sehr wichtig! Vorbereitung des Patienten wie vor konventionellem Enteroklysma (mindestens 6 h Nahrungskarenz, Flüssigkeit erlaubt) oder vor Kolonkontrast-Einlauf (24 h Nahrungskarenz, suffiziente Darmreinigung). Dünndarm-MRT: bis zur Untersuchung ca. 1000 ml z. B. 2,5% Mannitollösung trinken lassen, alternativ MRT nach konventioneller Doppelkontrastuntersuchung anschließen. Kolon-MRT: ca. 30–40 min vorher 1000 ml Lösung mit eisenhaltigem KM (Lumirem®, Abdoscan®, o. ä.) oder Heidelbeersaft trinken lassen. Direkt vorher peranal Einlauf von 2000 ml Wasser-Methylzellulose-Mischung. Vor dem Sequenz-Start i.v. Gabe von 10–20 mg (1–2 Amp.) Buscopan®. Patient bis auf Unterwäsche entkleidet, bequeme Rückenlage, eventuell Knie unterpolstern. Body-array- oder flexible Body-Spule, bei großem FOV Body-Spule notwendig. Spulenmitte etwa in Nabelhöhe. Ohrstöpsel oder Kopfhörer, Arme seitlich am Körper oder über Kopf. Notfallknopf in die Hand geben. Symmetrische Einstellung zur Körperachse (mit Laserkreuz kontrollieren). Ggf. nach Scout Korrektur der Spulenmitte. Nochmal auf Ruhiglage und auf ruhige gleichmäßige flache Atmung. Auf Atemanhalte-Sequenzen vorbereiten.

KM-Gabe: großlumigen i.v. Zugang legen (lassen), eine mit 0,9% Kochsalzlösung gefüllte 10 ml-Spritze bzw. Injektor mit Verlängerungsschlauch anschließen. Nach KM-Gabe entweder sofortige dynamische Untersuchung mit Atemanhalte-Sequenzen oder längere Sequenz nach ca. 1–2 Minuten Verzögerung.

Untersuchungsbereich

In der Regel Zwerchfellkuppe bis Beckenboden, überwiegend transversale und koronare Schichtführung.

Wichtiges, Tipps & Tricks

- Atemanhalte-Sequenzen verwenden. Atem-Gating/-triggering zu aufwendig.
- Nur bei längeren Sequenzen: Eventuell medikamentöse Darmmotilitätsminderung (Buscopan® o. ä.). Am besten Aufteilung der Dosis: je eine Ampulle zu Beginn der Untersuchung und vor der i.v. KM-Gabe, falls vorgesehen. Eventuell Bauchdeckengurt oder flache, nicht zu schwere Sandsäcke (Cave! Metallanteile) auf die Bauchdecke zur Bewegungsdämpfung der Bauchdecke. Effektive Atemartefaktminderung durch Sättigung der vorderen Bauchwand.
- Positive Darmkontrastierung durch Gd-KM peroral oder peranal möglich (aber: mehr Artefakte, höhere Kosten).

Weitere Hilfe siehe Seite 182–184

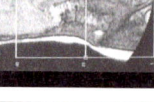

2 koronar

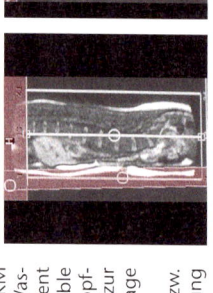

1 koronar, FOV

3 koronar

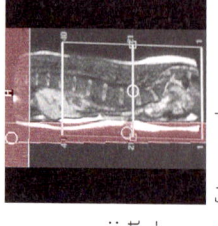

4 transversal

5 transversal

Sequenzprotokoll Gastrointestinaltrakt

Mess-Sequenz	Scout	1. + 2.	3. + 4. optional statt 1. + 2.	5. + 6.	7. optional	8. + 9.
Indikation	Scout	Darm Übersicht	Darm Übersicht	Darm Übersicht	Darm Gd-KM.-Gabe Dynamik	Darm post-KM
Gewichtung		T2 Atemhalt fatsat	T2 Atemhalt fatsat	T1 Atemhalt	T1-KM Atemhalt	T1-KM Atemhalt fatsat
Sequenztyp	Scout/FISP o. ä.	FSE/TSE	HASTE	FFE/GRE	FFE/GRE	FFE/GRE
Orientierung	3 Ebenen	tra + kor	tra + kor	tra + kor	kor	tra + kor
TR (ms)		2500–4000	ca. 12	120–140	100–140	100–140
TE (ms)		100–140	ca. 95	4–7	4–7	4–7
Flipwinkel (Grad)			150	60–70	60–70	60–70
FOV (mm)	400–500	tra 300–550 kor 400–500	tra 300–350 kor 400–500	tra 300–350 kor 400–500	tra 300–350 kor 400–500	tra 300–350 kor 400–500
Schicht-anzahl	je 1–3	bis 30	bis 30	bis 30	3 mal bis 30	bis 30
Schicht-dicke (mm)	5–8	5–8	5–8	5–8	5–8	5–8
Schichtab-stand (mm) bzw. -faktor		1–1,6 / 0,2	1–1,6 / 0,2	1–1,6 / 0,2	1–1,6 / 0,2	1–1,6 / 0,2
Bildmitt-lungen		1	1	1–2	1	1–2
Sonstiges	je eine Schicht in 3 Ebenen	Atemanhalte-Sequenzen bevorzugen! 30–50 mm Sättigungsblöcke über ventraler Bauchwand und kranial des FOV. Gd-KM-Dynamik sinnvoll: koronare Sequenz 7 über ca. 2 min. Anschließend post-KM-Sequenzen mit Fettsättigung. Atemgating verzichtbar, da Vorsättigung der Bauchwand effektiv. Rechteck-FOV verkürzt Messzeit, erhöht Rauschen! Auf Einfaltung achten! Eventuell Nachverarbeitung auf MIP-Basis.				

2.5.6 MRT-Untersuchung: Abdomen – Angiographie Aorta/Arterien/Venen

Fragestellung

Nativ/KM: abdominelles Aortenaneurysma, Aortendissektion, Viszeralarterienaneurysma, Nierenarterienstenose/-verschluss, Venenthrombose, Aorteninfiltration, Aortitis, Tumorgefäßversorgung, portale Hypertension, spleno-renaler Shunt, abdominelle Varikosis, Aortenbypass, Angina abdominalis, vor/nach Leber-/Nieren-/Pankreas-/Dünndarmtransplantation, prä-/postoperativer Situs

Vorbereitung und Lagerung

Patient bis auf Unterwäsche entkleiden lassen, bequeme Rückenlage, eventuell Knie unterpolstern. Body-array- oder flexible Body-Spule, bei großem FOV Body-Spule notwendig, Spulenmitte etwa Handbreite unter Xiphoid. Ohrstöpsel oder Kopfhörer, Arme seitlich am Körper oder über Kopf. Notfallknopf in die Hand geben. Symmetrische Einstellung zur Körperachse (mit Laserkreuz kontrollieren). Ggf. nach Scout Korrektur der Spulenmitte. Nochmal auf Ruhiglage und auf **ruhige gleichmäßige flache** Atmung hinweisen. **Auf Atemanhalte-Sequenzen vorbereiten.**

KM-Gabe: großlumigen i.v. Zugang legen (lassen), eine mit 0,9% Kochsalzlösung gefüllte 10 ml-Spritze bzw. Injektor mit Verlängerungsschlauch anschließen. Vor KM-Gabe notwendig: zunächst Kreislaufzeitermittlung mittels Testbolus.

Untersuchungsbereich

In der Regel Zwerchfellkuppe bis Beckenmitte, überwiegend koronare Schichtführung.

Wichtiges, Tipps & Tricks

- Eventuell perorale Gabe von supramagnetischem KM, ca. 20–30 Minuten vorher trinken lassen (alternativ Heidelbeersaft, vergleichbare Wirkung).
- Faustregel: Injektionsgeschwindigkeit: KM-Volumen durch halbe Sequenzzeit = Geschwindigkeit in ml/s (meist 1,5–3 ml/s).
- Testbolus mit 2 ml KM im Schlauch und 20 ml NaCl Nachinjektion. Kreislaufzeitermittlung: Beginn des Signalanstiegs in der Aorta nach Injektionsbeginn in Sekunden. Kreislaufzeit minus $\frac{1}{3}$ Sequenzzeit = KM-delay in Sekunden bei normalen Angio-Sequenzen mit sequenzieller k-Raum-Füllung. Bei Sequenzen mit elliptisch-zentrischer k-Raum-Füllung nur Kreislaufzeit-delay (Vorteile: reine arterielle Darstellung, venöser flow wird unterdrückt). Nachverarbeitung mit MIP-Technik und eventuell Subtraktion: KM-Sequenzen minus Nativ-Sequenz.
- **Nur bei längeren Sequenzen:** Eventuell medikamentöse Darmmotilitätsminderung (Buscopan® o. ä.), aber: Ausschluss von Kontraindikationen. Eventuell Bauchdeckengurt oder flache, nicht zu schwere Sandsäcke (Cave! Metallanteile) auf die Bauchdecke zur Bewegungsdämpfung.
- **Venöse Gefäßdarstellung** durch verzögerte Untersuchung nach KM-Gabe mit oder ohne Vorsättigung über linkem Herz.
- Zustand nach Pankreas-/Nierentransplantation und bei Beckenniere: Einstellung wie bei Becken-MRT (siehe 2.6).

Weitere Hilfe siehe Seite 182–184

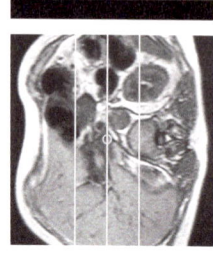

1 Aorta abd. koronar

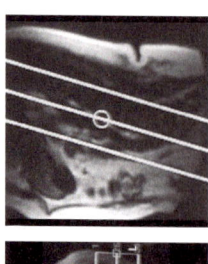

2 Aorta abd. koronar

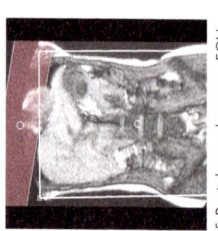

3 Nierenart., koronar

4 Nierenart., koronar

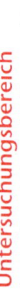

5 Portalvene, koronar, FOV

Sequenzprotokoll Abdomen – Angiographie

Mess-Sequenz	Scout	1. optional Testbolus	2. optional	3.	4. optional statt 3.	5.	6. optional statt 5.	7.	8. optional statt 7.
Indikation		Kreislaufzeit-Bestimmung	Übersicht Morphologie	Aorto-graphie	Aorto-graphie	Nieren-arterien	Nieren-arterien	Venen, Porto-Mesentericographie	Venen, Porto-Mesentericographie
Gewichtung		T1	T1-EKG	(KM)-Angio Atemhalt	(KM)-Angio Atemhalt	(KM)-Angio Atemhalt	(KM)-Angio Atemhalt	(KM)-Angio Atemhalt	(KM)-Angio Atemhalt
Sequenztyp	Scout/FISP o.ä	T1-GRE	SE (black-blood)	3D-TOF-GRE	3D-TOF-FFE	3D-TOF-GRE	3D-TOF-FFE	3D-TOF-GRE	3D-TOF-FFE
Orientierung	3 Ebenen	tra	tra/kor	kor	kor	kor	kor	Kor	kor
TR (ms)		5–14	500–800 (EKG minus 5%)	6–9	2,5–5	6–9	2,5–5	6–9	2,5–5
TE (ms)		1,4–4	9–12	1,8–2,5	ca. 1,5	1,8–2,5	ca. 1,5	1,8–2,5	ca. 1,5
Flipwinkel (Grad)		20–60	65	30–40	25–45	30–40	25–45	30–40	25–45
FOV (mm)	400–500	350	tra ca. 300 kor ca. 360	ca. 400	ca. 400	ca. 400	ca. 400	ca. 400	ca. 400
Schicht-anzahl	je 1–3	ca. 30, in gleicher Lokalisation	bis 25	60–80 mm Block, bis 36 Schichten	60–80 mm Block, bis 36 Schichten	60 mm Block, bis 36 Schichten	60 mm Block, bis 36 Schichten	60–80 mm Block, bis 36 Schichten	60–80 mm Block, bis 36 Schichten
Schicht-dicke (mm)	5–8	5	5–8	1,6–2,2	1,6–2,2	ca. 1,6	ca. 1,6	1,6–2,2	1,6–2,2
Schichtab-stand (mm) bzw. -faktor		0	1–2 / 0,2–0,4	0	0	0	0	0	0
Bildmittelungen		1	2	1	1	1	1	1	1
Sonstiges	je eine Schicht in 3 Ebenen	Testbolus 2 ml Gd-KM + 20 ml NaCl. Messung 30×1 s in der gleichen Schicht: Aorta in Nieren-höhe, Ermittlung von Signalan-stieg und -maxi-mum	EKG-gesteuerte T1-SE-black-blood-Sequenzen empfoh-len. TR ca. 15% kleiner als Herzfre-quenz) für signallose Gefäßdarstellung. Ein Sättigungsblock für Atemartefakte vermeiden	Atemanhalte-Technik, 512er Matrix empfohlen, ggf. Rechteckmatrix, Einfaltungsartefakte vermeiden, KM-Gabe nach errechneter Kreislaufzeit mit oder ohne delay je nach Sequenz. Eventuell Wiederholung der arteriellen Angiosequenz nach ca. 10 s Atempause. Jeweils MIP-3D-Nachverarbeitung. **Nierenarte-rien:** schmalerer koronarer Block etwas weiter dorsal. **Venen/Portalvene:** gleiche Einstellung wie Aortographie, aber: Sättigungsblock über linkem Herz schräg transversal unterdrückt arteriellen Fluss, Zeit-verzögerung ca. 30–40 s nach arterieller Serie bzw. Sequenzstart nach 60–70 s. Bei Transplantaten im Becken (Niere/Pankreas) eventuell FOV 500 und Schichtblockanpassung notwendig.					

2.6.1 MRT-Untersuchung: Ovarien/Uterus/Cervix/Vagina/ Beckenausmessung

Fragestellung

Nativ/KM: Raumforderung unklarer Genese, Tumorsuche/-staging, Entzündung/Abszess, Zysten, Lymphknoten, Uterusmyom, prä-/postoperativer Situs, Geburtskanalmessung, Aszites, Beckenniere, Z.n. Pankreas-/Nierentransplantation

Vorbereitung und Lagerung

Patient sollte gefüllte Harnblase haben, bei Blasenkatheter ca. eine Stunde vorher abklemmen! Entkleiden bis auf Unterwäsche, bequeme Rückenlage, eventuell Knie unterpolstern. Body-array- oder flexible Body-Spule, bei großem FOV Body-Spule notwendig, Spulenmitte etwa Mitte Unterbauch, ggf. nach Scout Korrektur. Ohrstöpsel oder Kopfhörer, Arme seitlich am Körper oder über Kopf. Notfallknopf in die Hand geben. Symmetrische Einstellung zur Körperachse (mit Laserkreuz kontrollieren). Nochmal auf Ruhiglage und auf **ruhige, gleichmäßige, eher flache Thorax-Atmung** während der längeren Sequenzen hinweisen. Auf Atemanhalte-Sequenzen vorbereiten.
KM-Gabe: großlumigen i.v. Zugang legen (lassen), eine mit 0,9% Kochsalzlösung gefüllte 10 ml-Spritze bzw. Injektor mit Verlängerungsschlauch anschließen. Nach KM-Gabe entweder sofortige dynamische Untersuchung mit Atemanhalte-Sequenzen oder längere Sequenz nach ca. 1–2 Minuten Verzögerung.
Beckenausmessung zur Weitenbestimmung des Geburtskanals: Mediosagittal: 1. Promontorium – Symphysenhinterkante, 2. Steißbeinspitze – Symphysenhinterkante (Abb. 5). **Gewinkelt koronar:** 3. maximale Weite zwischen den Ossa ilii, 4. schräger Durchmesser des Beckenausgangs.

Untersuchungsbereich

In der Regel Oberrand LWK 4 bis Dammbereich, Schichtführung abhängig von Fragestellung in drei Ebenen, Cervix **schräg** transversal.

Wichtiges, Tipps & Tricks

- Eventuell negatives (eisenoxidhaltiges) KM ca. 20–30 Minuten vorher trinken lassen (alternativ Heidelbeersaft, vergleichbare Wirkung).
- **Bei längeren Sequenzen:** Eventuell medikamentöse Darmmotilitätsminderung (Buscopan® o. ä.) nach Ausschluss von Kontraindikationen. Eventuell Bauchdeckengurt oder flache, nicht zu schwere Sandsäcke (Cave! Metallanteile) auf die Bauchdecke zur Bewegungsdämpfung der Bauchdecke. Artefaktminderung durch Sättigung der vorderen Becken-/Bauchwand.
- Bei schlechter Abgrenzbarkeit von Rektum/Sigma: Wasserfüllung peranal.
- Ggf. Angio-Sequenzen anschließen bei Post-Transplantations-Untersuchung (siehe 2.5.6).
- Bei koronaren Schichten: beide Arme auf den Bauch, dann keine Einfaltung: kleineres FOV möglich!

Weitere Hilfe siehe Seite 182–184

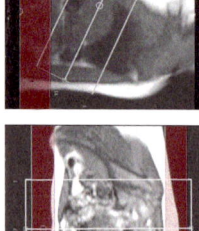

1 transversal

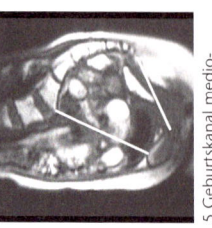

2 transversal

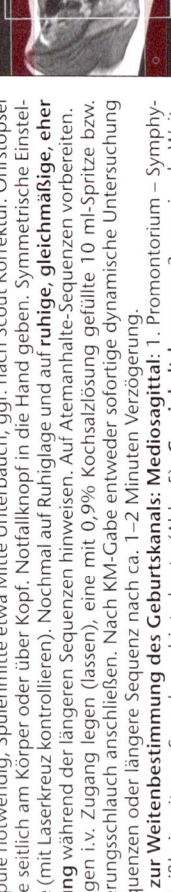

3 sagittal

4 Cervix gewinkelt transversal

5 Geburtskanal mediosagittal

Sequenzprotokoll Ovarien/Uterus/Vagina/Beckenausmessung

Mess-Sequenz		1.	2. (+ 3.)	4.	5. (+ 6.) optional	7. + 8.	9. optional	10. optional statt 9.	11. (+ 12. + 13.) optional	14. + 15.
Indikation	Scout	Übersicht	Übersicht	gesamte Becken Übersicht	Becken Übersicht post-KM	Ovarien/ Uterus/ Cervix/ Vagina	Ovarien/ Uterus/ Cervix/ Vagina	Ovarien/ Uterus/ Cervix/ Vagina	Ovarien/ Uterus/ Cervix/Vagina post-KM	Beckenaus-messung bei Schwangeren
Gewichtung		T2 (fatsat)	T1	T2 (fatsat)	T1-KM	T2 fatsat	T2	T2 (fatsat)	T1-KM (fatsat)	T2-Atemhalt
Sequenztyp	Scout/FISP o.ä.	FSE/TSE	TSE/SE	FSE/TSE	TSE/SE	FSE/TSE	STIR	FSE/TSE	TSE/SE	FSE/TSE
Orientierung	3 Ebenen	tra	tra (+ kor)	kor	tra + (kor)	tra + kor	sag/kor	sag	tra (kor/sag)	mediosag + kor (gewinkelt)
TR (ms)		2500–4500	450–600	2500–4500	450–600	2500–4000	ca. 3500	2500–4000	450–600	2000–3000
TE (ms)		100–140	5–15	100–140	9–15	100–140	60–70	100–140	9–15	100–140
TI (ms)							ca. 140			
Flipwinkel (Grad)			60–70		60–70				60–70	
FOV (mm)	400–500	300–350	tra 300–350 kor ca. 400	tra 300–350 kor ca. 400	tra 300–350 kor ca. 400	tra 300–350 kor ca. 400	350–400	tra 300–350 kor ca. 400	tra 300–350 kor ca. 400	sag ca. 350 kor ca. 400
Schichtanzahl	je 1–3	bis 30	bis 30	bis 30	bis 30	bis 30	bis 30	bis 30	bis 30	bis 5
Schichtdicke (mm)	5–8	5–6	5–6	5–6	5–6	4 (–5)	4 (–5)	4–5	5–6	6–8
Schichtabstand (mm) bzw. -faktor		1–1,2 0,2	1–1,2 0,2	1–1,2 0,2	1–1,2 0,2	0–1 0–0,2	0–1 0–0,2	0–1 0–0,2	1–1,2 0,2	1,2–1,6 0,2
Bildmittelungen	2	2	2	2	2	2	2–4	2	1–2	2
Sonstiges	mindestens je eine Schicht in 3 Ebenen	**Für alle Fragestellungen** außer Beckenmessung zunächst Sequenz 1 + 2 anfertigen. Generell hohe Matrix bis 512 empfohlen! 30–50 mm Sättigungsblöcke über ventraler Bauchwand und kranial des FOV. Fettsättigung nach Absprache, bei Frage nach Fisteln o. ä. insbesondere nach KM sinnvoll. **Cervix-Darstellung** transversal gewinkelt. Vor KM-Gabe Nativ-Aufnahmen in transversal, weitere Ebenen post-KM besser mit Fettsättigung. Rechteck-FOV verkürzt Messzeit, erhöht Rauschen! Auf Einfaltung achten (koronar: Hände auf den Bauch legen lassen)! **Beckenausmessung:** koronare Schicht auf der mediosagittalen Aufnahme senkrecht einstellen auf der Mitte der Verbindungslinie: Symphysenhinterrand – Spitze des Steißbeins.								

2.6.2 MRT-Untersuchung: Becken – Blase/Harnblase

Fragestellung

Nativ/KM: Raumforderung unklarer Genese, Blasenkarzinom-Staging, Zystitis/Abszess, Blasenstein, Vesiko-/Urozele, Lymphknoten, Blasenruptur, Tumorinfiltration, prä-/postoperativer Situs

Vorbereitung und Lagerung

Patient sollte gefüllte Harnblase haben, bei Blasenkatheter ca. eine Stunde vorher abklemmen! Entkleiden bis auf Unterwäsche, bequeme Rückenlage, eventuell Knie unterpolstern. Body-array- oder flexible Body-Spule, bei großem FOV Body-Spule notwendig, Spulenmitte etwa knapp über Symphyse, ggf. nach Scout Korrektur. Ohrstöpsel oder Kopfhörer, Arme seitlich am Körper oder über Kopf. Notfallknopf in die Hand geben. Symmetrische Einstellung zur Körperachse (mit Laserkreuz kontrollieren). Nochmal auf Ruhiglage und auf **ruhige, gleichmäßige, flache Thorax-Atmung** während der längeren Sequenzen hinweisen. Auf Atemanhalte-Sequenzen vorbereiten.

KM-Gabe: großlumigen i.v. Zugang legen (lassen), eine mit 0,9% Kochsalzlösung gefüllte 10 ml-Spritze bzw. Injektor mit Verlängerungsschlauch anschließen. Nach KM-Gabe entweder sofortige dynamische Untersuchung mit Atemanhalte-Sequenzen oder längere Sequenz nach ca. 1–2 Minuten Verzögerung (Cave! Erschwerte Blasenbeurteilung durch KM in Blase).

Untersuchungsbereich

In der Regel Promontorium bis Beckenboden, Schichtführung abhängig von Fragestellung ggf. in drei Ebenen.

Wichtiges, Tipps & Tricks

- Eventuell perorale Gabe von eisenoxidhaltigem KM, ca. 20–30 Minuten vorher trinken lassen (alternativ Heidelbeersaft, vergleichbare Wirkung).
- **Bei längeren Sequenzen:** Eventuell medikamentöse Darmmotilitätsminderung (Buscopan® o. ä.) nach Ausschluss von Kontraindikationen. Eventuell Bauchdeckengurt oder flache, nicht zu schwere Sandsäcke (Cave! Metallanteile) auf die Bauchdecke zur Bewegungsdämpfung der Bauchdecke. Effektive Atemartefaktminderung durch Sättigung der vorderen Bauchwand.
- Bei koronaren Schichten: beide Arme auf den Bauch, dann keine Einfaltung; kleineres FOV möglich!

Weitere Hilfe siehe Seite 182–184

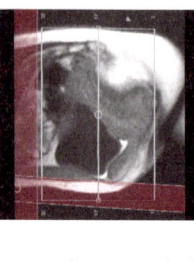

1 transversal

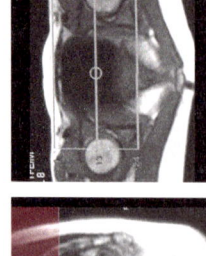

2 transversal

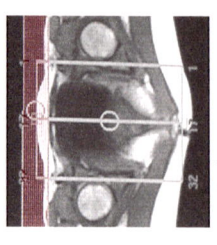

3 koronar

4 koronar

5 sagittal

Sequenzprotokoll Blase

Mess-Sequenz	Scout	1. + 2.	3. (+ 4.)	5.	6. optional statt 2.	7. (+ 8.) optional	9. (+ 10.) optional	11. (+ 12.) optional
Indikation	Scout	Blase	Blase	Blase	Blase	vor KM-Dynamik bei Tumor-Staging	KM-Dynamik bei Tumor-Staging	Blase post-KM
Gewichtung		T2 (fatsat)	T1	T2 (fatsat)	T1	T1 nativ Atemhalt	T1-KM-Atemhalt	T1-KM (fatsat)
Sequenztyp	Scout/FISP o. ä.	FSE/TSE	TSE/SE	FSE/TSE	STIR	FFE/GRE	FFE/GRE	TSE/SE
Orientierung	3 Ebenen	tra + kor	tra (+ kor)	sag	sag/kor	tra (sag)	tra (sag)	tra (kor)
TR (ms)		2500–4000	ca. 600	2500–4000	ca. 3500	100–140	100–140	ca. 600
TE (ms)		100–140	9–15	100–140	60–70	4–7	4–7	9–15
TI (ms)					140			
Flipwinkel (Grad)			60–70			60	60	60–70
FOV (mm)	400–500	tra 300–350 kor 350–400	tra 300–350 kor ca. 400	tra 300–350 kor ca. 400	350–400	ca. 300	ca. 300	tra 300–350 kor ca. 400
Schichtanzahl	je 1–3	bis 30	bis 30	bis 30	bis 30	bis 20	5 mal bis 20	bis 30
Schichtdicke (mm)	5–8	4–5	4–5	4	4 (–5)	4–5	4–5	4–5
Schichtabstand (mm) bzw. -faktor		0–1 0–0,2	1–1,2 0,2	0–1 0–0,25	0–1 0–0,2	0,4–1 0,1–0,2	0,4–1 0,1–0,2	1–1,2 0,2
Bildmittelungen	mindestens je eine Schicht in 3 Ebenen	2	2	2	2–4	2	2	2
Sonstiges		**Blase muss gefüllt sein, Blasenkatheter abklemmen!** Generell hohe Matrix bis 512 empfohlen! 30–50 mm Sättigungsblöcke über ventraler Bauchwand und kranial des FOV. Fettsättigung nach Absprache, bei Frage nach Tumorinfiltration o. ä. insbesondere nach KM sinnvoll. Post-KM besser mit Fettsättigung. Bei Tumorverdacht oder Staging KM-Dynamik sinnvoll: transversale Sequenz 7 über 3 min wiederholen. Rechteck-FOV verkürzt Messzeit, erhöht Rauschen! Auf Einfaltung achten! Ggf. Urographie zusätzlich (siehe 2.5.3)						

2.6.3 MRT-Untersuchung: Becken – Prostata/Hoden

Fragestellung

Nativ/KM: Prostatakarzinom/-staging, Prostatitis, Prostatahypertrophie/-tumorinfiltration, Seminom, Hodenkarzinom, Varikozele, Orchitis, Abszess, Epididymitis, Hodenabszess, prä- bzw. postoperativer Situs

Vorbereitung und Lagerung

Entkleiden bis auf Unterwäsche, bequeme Rückenlage, eventuell Knie unterpolstern. **Prostata-MRT: gefüllte Harnblase, bei Blasenkatheter vor der Untersuchung abklemmen!** Body-array- oder flexible Body-Spule, auch große (Doppel-) Ringspule möglich, Spulenmitte etwa knapp über Symphyse, ggf. nach Scout Korrektur. **Hoden-MRT:** Blase entleeren lassen. Oberflächen-Ringspule vorteilhaft, Hoden unterpolstern, Laken zwischen Hoden und Oberschenkel, **kein Kontakt zwischen Spule und Haut!** Ohrstöpsel oder Kopfhörer, Arme seitlich am Körper oder über Kopf. Notfallknopf in die Hand geben. Nochmal auf Ruhiglage und auf **ruhige, gleichmäßige, flache Atmung** hinweisen.

KM-Gabe: großlumigen i.v. Zugang legen (lassen), eine mit 0,9% Kochsalzlösung gefüllte 10 ml-Spritze bzw. Injektor mit Verlängerungsschlauch anschließen. Nach KM-Gabe Sequenzstart nach ca. 1–2 Minuten Verzögerung.

Untersuchungsbereich

Prostata: Beckenmitte bis Beckenboden, Schichtführung abhängig von Fragestellung ggf. in drei Ebenen.
Hoden: kleines FOV, koronar und transversal.

Wichtiges, Tipps & Tricks

- Patienten auf sofortiges Melden bei möglicher Überhitzung an spulennahen Hautflächen hinweisen.
- Effektive Atemartefaktminderung durch Sättigung der vorderen Beckenwand bei Prostata-MRT.
- Bei Einsatz einer Rektumspule spezielle Sequenzen (angepasst an Spule), in der Regel mitgeliefert.

Weitere Hilfe siehe Seite 182–184

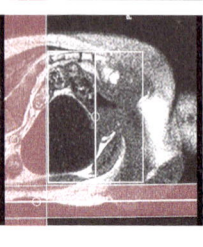

1 Prostata transversal

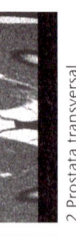

2 Prostata transversal

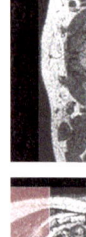

3 Prostata koronar

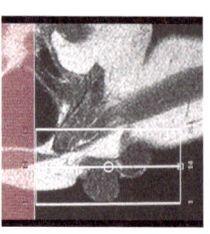

4 Prostata koronar

5 Hoden koronar

Sequenzprotokoll Prostata/Hoden

Mess-Sequenz	Scout	1. Übersicht Beckenboden	2. + 3. (+ 4.) Prostata	5. (+ 6.) Prostata	7. (+ 8. + 9.) optional Prostata post-KM	1a. Hoden	2a. (+ 3a.) Hoden	4a. (+ 5a.) Hoden post-KM
Indikation								
Gewichtung		T2 (fatsat)	T2 (fatsat)	T1 (fatsat)	T1-KM (fatsat)	T2	T1	T1
Sequenztyp	Scout/FISP o. ä.	FSE/TSE	FSE/TSE	TSE/SE	TSE/SE	FSE/TSE	TSE/SE	TSE/SE
Orientierung	3 Ebenen	tra	tra+kor (sag)	tra (kor)	tra (kor/sag)	kor	kor (+ tra)	kor (+ tra)
TR (ms)		2500–4500	2500–4500	ca. 600	ca. 600	2500–4000	ca. 600	ca. 600
TE (ms)		100–140	100–140	9–15	9–15	100–140	9–15	9–15
Flipwinkel (Grad)				60–70	60–70		60–70	60–70
FOV (mm)	400–500	250–300	tra 150–200 kor ca. 200	tra 150–200 kor ca. 200	tra 150–200 kor ca. 200	ca. 200	tra 150–200 kor ca. 200	tra 150–200 kor ca. 200
Schichtanzahl	je 1–3	bis 30	bis 30	bis 30	bis 30	bis 30	bis 30	bis 30
Schichtdicke (mm)	5–8	3–4	3	3	3	3	3	3
Schichtabstand (mm) bzw. -faktor		0,6–0,8 0,2	0,3–0,6 0,1–0,2	0,3–0,6 0,1–0,2	0,3–0,6 0,1–0,2	0–0,6 0–0,2	0–0,6 0–0,2	0–0,6 0–0,2
Bildmittelungen	mindestens je eine Schicht in 3 Ebenen	2	3–4	3–4	3–4	3–4	3–4	3–4
Sonstiges		1. Sequenz auf sagittalem Scout planen. Prostata-Zielaufnahmen nach Übersicht exakt einstellen. Blase soll gefüllt sein! Kleines FOV empfohlen. Eventuell Fettsättigung. Generell hohe Matrix bis 512 empfohlen, dann alle Sequenzen mit 3–4 Bildmittlungen wegen Rauschen! Ggf. Phasenoversampling. 30–50 mm Sättigungsblöcke über ventraler Bauchwand und kranial des FOV. Post-KM besser mit Fettsättigung. Rechteck-FOV verkürzt Messzeit, erhöht Rauschen! Auf Einfaltung achten!				Kleines FOV empfohlen. Generell hohe Matrix bis 512 empfohlen, dann alle Sequenzen mit 3–4 Bildmittlungen wegen Rauschen! Ggf. Phasenoversampling. Sättigungsblock kranial des FOV. Rechteck-FOV verkürzt Messzeit, erhöht Rauschen! Auf Einfaltung achten!		

2.7.1 MRT-Untersuchung: Halswirbelsäule

Fragestellung

Nativ/KM: Bandscheibenprolaps/-protrusion, Wirbelkörperfraktur/-osteolyse, Spondylitis, Spondylodiscitis, zervikale Querschnittsyndrom, zervikale Myelopathie, spinale Blutung/Hämatom, spinaler Abszess, spinale Raumforderung, prä-/postoperativer Situs

Vorbereitung und Lagerung

Oberkörper bis auf Unterwäsche freimachen, bequeme Rückenlage, Knie unterpolstern, ggf. weitere Polsterungen bis zur schmerzfreien Lage. Hals in Halsspule bzw. Wirbelsäulen-OF-Spule, selten Bodyspule bei großem FOV notwendig. Spulenmitte meist Kehlkopfbereich, bei kurzem Hals eher Jugulum. Ohrstöpsel, ggf. Fixieren des Kopfes seitlich mit Polstern, Arme seitlich am Körper. Notfallknopf/-klingel/-ball in die Hand geben. Gerade Einstellung zur Körperachse (mit Laserkreuz kontrollieren) in Halsmitte. Nochmal auf Ruhiglage während der Sequenzen hinweisen. Vor der Messung schlucken lassen.

KM-Gabe: großlumigen i.v. Zugang legen (lassen), eine mit 0,9% Kochsalzlösung gefüllte 10 ml-Spritze bzw. Injektor mit Verlängerungsschlauch anschließen. Falls KM-Gabe notwendig, nach Injektion ca. 2 Minuten Verzögerung bis Messbeginn empfohlen.

Untersuchungsbereich

In der Regel Pons bis Manubrium/ca. Th2, sagittale und transversale Schichten je nach Lage gewinkelt, koronare parallel zum Bandscheibenfach.

Wichtiges, Tipps & Tricks

- **Vor** der Messung schlucken lassen, Hinweise auf Nichtschlucken während der Messung bewirken das Gegenteil!
- Bei BWS-/HWS-Kyphose Becken unterpolstern und/oder Kopf leicht unterpolstern, eventuell Halskrause. Eventuell selektive transversale Anpassung durch Einstellung in sagittaler und koronarer Ebene. Auf Miterfassung aller seitlichen Anteile der skoliotischen Wirbelsäule bei sagittaler Schnittführung achten. Bei angrenzender Weichteilpathologie alles mitabbilden.
- Koronarer Sättigungsblock über dorsalem subkutanen Fettgewebe bei adipösen Patienten sinnvoll.
- Bei großem transversalen Schichtblock über ganze HWS meist Bildqualitätsverbesserung durch parallele Sättigung darüber und darunter.
- Mehrere verschieden gewinkelte transversale Schichten in unterschiedlichen Höhen innerhalb einer Messplanung einstellbar (Abb. 3, 4).
- Bei großem FOV oder adipösen Patienten „ohne Hals" „Doppelspule", große Wirbelspule (mit Bereichsverstärkung) oder notfalls Körperspule verwenden.
- Bei fraglichem Gefäßprozess Angio-Sequenzen anschließen. Nach operativen Eingriffen KM-Gabe empfohlen zum Nachweis von Narbengewebe.

Weitere Hilfe siehe Seite 182–184

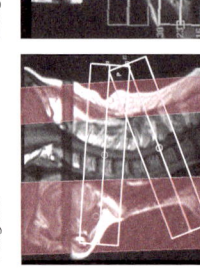

1 sagittal

2 sagittal

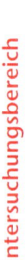

3 transversal, zwei Blöcke

4 transversal, zwei Blöcke

Sequenzprotokoll Halswirbelsäule

Mess-Sequenz	Scout	1.	2. + 3.	4. optional statt 3.	5. optional statt 3.	6.	7. optional	8. optional statt 7.	9. + 10.
Indikation		Übersicht WK/Myelon	Übersicht WK/Myelon	Spinalkanal transversal	Spinalkanal transversal	Übersicht Nervenwurzeln	WK-Läsion Fraktur	WK-Läsion Fraktur	Pathologie/post-operativ nach KM
Gewichtung		T2	T1	T2	Protonendichte	T2	T2 fatsat	T2	T1+ KM (fatsat)
Sequenztyp	Scout/FISP o.ä.	FSE/TSE	TSE/SE	GRE/FFE	FSE/TSE	FSE/TSE	FSE/TSE	STIR	TSE/SE
Orientierung	3 Ebenen	sag	sag/tra (gewinkelt)	tra (gewinkelt)	tra (gewinkelt)	kor	sag	sag	sag/tra (gewinkelt)
TR (ms)		2500–4500	450–600	500–850	1500–2000	3500–4500	2500–4500	ca. 3500	450–600
TE (ms)		90–120	9–15	18–26	12–20	100–150	90–120	60–70	9–15
TI (ms)								ca. 140	
Flipwinkel (Grad)			50–70	20–30					50–70
FOV (mm)	250–300	< 260	sag < 260 tra ca. 200	ca. 200	ca. 200	250–300	< 260	< 260	sag < 260 tra ca. 200
Schichtanzahl	je 1–3	bis 19	sag bis 19 tra bis 32	bis 32	bis 32	bis 15	bis 19	bis 19	sag bis 19 tra bis 32
Schichtdicke (mm)	5–8	3–4	3–4	3–4	3–4	4–6	3–4	3–4	3–4
Schichtabstand (mm) bzw. -faktor		0,6–0,8 0,2	0,6–0,8 0,2	0,6–0,8 0,2	0,6–0,8 0,2	0,4–0,6 0,1	0,3–0,8 0,1–0,2	0,3–0,8 0,1–0,2	0,6–0,8 0,2
Bildmittlungen	bis 3	bis 3	bis 3	2	2–3	bis 2	bis 3	1–2	bis 3
Sonstiges	je eine Schicht transversal und koronar, 3 Schichten sagittal	30–50 mm Sättigungsblöcke kranial transversal über Pons und (schräg) koronar ventral der HWS, ggf. kaudal transversal über Thorax. Ggf. Flusskompensation, bei sagittalen und koronaren Aufnahmen Oversampling, Phasenkodierung pa. Turbofaktor bei TSE 15–25, bei STIR 8–15. Einfaltungsartefakte vermeiden! Rechteck-FOV verkürzt Messzeit, erhöht Rauschen! Bei Skoliose und bei begleitender Weichteil-Läsion auf komplette Abbildung achten, ggf. FOV-Vergrößerung. Transversale Schichten bei vermehrter Lordosierung ggf. in mehreren Blöcken, auf sagittalem und koronarem Scout den WK-Deckplatten anpassen. Ohne erkennbare Pathologie 3 transversale „Routine"-Blöcke C 4/5–C 6/7.							

2.7.2 MRT-Untersuchung: Brustwirbelsäule

Fragestellung

Nativ/KM: Bandscheibenprolaps/-protrusion, Wirbelkörperfraktur/-osteolyse, Spondylitis, Spondylodiscitis, thorakales Querschnittsyndrom, spinale Blutung/Hämatom, spinaler Abszess, spinale Raumforderung, prä-/postoperativer Situs

Vorbereitung und Lagerung

Oberkörper – auf Unterwäsche freimachen, bequeme Rückenlage auf Wirbelsäulenspule, eventuell LWS und/oder Hals unterpolstern. Knie unterpolstern, Spulenmitte etwa Sternummitte oder nach Schmerz-/Prozesslokalisation. Ohrstöpsel, ggf. Fixieren des Kopfes seitlich mit Polstern, Arme über Kopf lagern oder seitlich am Körper. Notfallknopf in die Hand geben. Besonders wichtig: gerade Einstellung zur Körperachse (mit Laserkreuz kontrollieren). Nochmal auf Ruhiglage und auf **ruhige gleichmäßige, eher flache Bauchatmung** hinweisen.
KM-Gabe: großlumigen i.v. Zugang legen (lassen), eine mit 0,9% Kochsalzlösung gefüllte 10 ml-Spritze bzw. Injektor mit Verlängerungsschlauch anschließen. Falls KM-Gabe notwendig, nach Injektion ca. 2 Minuten Verzögerung bis Messbeginn empfohlen.

Untersuchungsbereich

In der Regel Mitte Hals bis 2 Finger unterhalb Xiphoid, sagittaler Body-Spulen-Scout und FOV von 500 mm zum Wirbelkörperabzählen. Sagittale und transversale, seltener koronare Schichten je nach Lage gewinkelt, transversale parallel zum Bandscheibenfach.

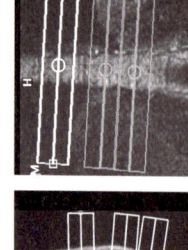

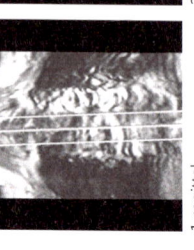

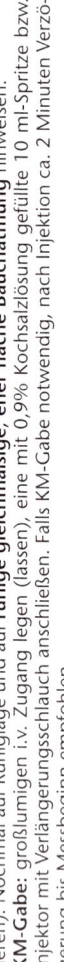

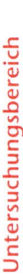

1 sagittal

2 sagittal

3 transversal, drei Blöcke

4 transversal, drei Blöcke

Wichtiges, Tipps & Tricks

- Bei Skoliose eventuell selektiv transversale Anpassung durch Einstellung in sagittaler und koronarer Ebene. Auf Miterfassung aller seitlichen Anteile der skoliotischen Wirbelsäule bei sagittaler Schnittführung achten. Bei angrenzender Weichteilpathologie alles mitabbilden.
- Bei großem transversalem Schichtblock über mehrere BWS-Etagen Bildqualitätsverbesserung durch parallele Sättigung darüber und darunter.
- Mehrere verschieden gewinkelte transversale Schichten in unterschiedlichen Höhen innerhalb einer Messplanung einstellbar (Abb. 3, 4).
- Koronarer Sättigungsblock über dorsalem subkutanen Fettgewebe bei adipösen Patienten sinnvoll.
- Nach KM-Gabe bei schnellen Sequenzen ca. 1–2 Minuten Verzögerung bis Messbeginn empfohlen. Bei fraglichem Gefäßprozess Angio-Sequenzen anschließen. Nach operativen Eingriffen KM-Gabe empfohlen zum Nachweis von Narbengewebe.

Weitere Hilfe siehe Seite 182–184

Sequenzprotokoll Brustwirbelsäule

Mess-Sequenz	Scout	1.	2. + 3.	4. optional statt 3. tra	5. optional statt 3. tra	6.	7. optional	8. optional statt 7.	9. + 10.
Indikation	Scout	Übersicht WK/Myelon	Übersicht VK/Myelon	Spinalkanal transversal	Spinalkanal transversal	Übersicht Nervenwurzeln	WK-Läsion Fraktur	WK-Läsion Fraktur	Pathologie/postoperativ nach KM
Gewichtung		T2	T1	T2	Protonendichte	T2	T2 fatsat	T2	T1+ KM (fatsat)
Sequenztyp	Scout/FISP o.ä.	FSE/TSE	TSE/SE	GRE/FFE	FSE/TSE	FSE/TSE	FSE/TSE	STIR	TSE/SE
Orientierung	3 Ebenen	sag	sag/tra (gewinkelt)	tra (gewinkelt)	tra (gewinkelt)	kor	sag	sag	sag/tra (gewinkelt)
TR (ms)		2500–4500	450–600	500–850	1500–2000	3500–4500	2500–4500	ca. 3500	450–600
TE (ms)		90–120	9–15	18–26	12–20	100–150	90–120	60–70	9–15
TI (ms)								ca. 140	
Flipwinkel (Grad)			50–70	20–30					50–70
FOV (mm)	500	300–350	sag 200–350 tra ca. 200	ca. 200	ca. 200	ca. 350	300–350	300–350	sag 300–350 tra ca. 200
Schichtanzahl	je 1–3	bis 19	sag-19 tra-32	bis 32	bis 32	bis 15	bis 19	bis 19	sag-19 tra-32
Schichtdicke (mm)	5–8	3–4	3–4	3–4	3–4	4–6	3–4	3–4	3–4
Schichtabstand (mm) bzw. -faktor		0,6–0,8 0,2	0,6–0,8 0,2	0,6–0,8 0,2	0,6–0,8 0,2	0,4–0,6 0,1	0,3–0,8 0,1–0,2	0,3–0,8 0,1–0,2	0,6–0,8 0,2
Bildmittlungen	bis 3	bis 3	bis 3	2	2–3	bis 2	bis 3	1–2	bis 3
Sonstiges	Body-Spule! je eine Schicht transversal und koronar, 3 Schichten sagittal	Sättigungsblock (schräg) koronar ventral der BWS, eventuell auch dorsal über Fettgewebe, entfällt bei koronaren Sequenzen. Ggf. Flusskompensation, bei sagittalen und koronaren Aufnahmen Oversampling, Phasenkodierung pa. Turbofaktor bei TSE 15–25, bei STIR 3–15. Bei koronaren und sagittalen Sequenzen Einfaltungsartefakte vermeiden! Rechteck-FOV verkürzt Messzeit, erhöht Rauschen! Bei Skoliose und bei begleitender Weichteil-Läsion auf komplette Abbildung achten, ggf. FOV-Vergrößerung. Transversale Schichten ggf. in mehreren Blöcken an unterschiedliche Kyphosierung anpassen, sowohl auf sagittalem wie koronarem Scout ausrichten an Wirbelkörper-Deckplatten.							

2.7.3   MRT-Untersuchung: Lendenwirbelsäule

Fragestellung

Nativ/KM: Bandscheibenprolaps/-protrusion, Wirbelkörperfraktur/-osteolyse, Spondylitis, Spondylodiscitis, (Pseudo-)Spondylolisthesis, lumbales Querschnittsyndrom, lumbale Myelopathie, spinale Blutung/Hämatom, spinaler Abszess, spinale Raumforderung, prä-/postoperativer Situs

Vorbereitung und Lagerung

Bis auf Unterwäsche freimachen, bequeme Rückenlage auf Wirbelsäulenspule, eventuell Oberschenkel und Hals oder Kopf unterpolstern. Knie unterpolstern, eventuell mit seitlichen Kissen fixieren. Spulenmitte etwa knapp unter Bauchnabel bzw. oberhalb Beckenkamm. Ohrstöpsel, ggf. Fixieren des Kopfes seitlich mit Polstern, Arme über Kopf lagern (insbesondere bei Adipositas), sonst seitlich am Körper. Notfallknopf in die Hand geben. Besonders wichtig: gerade Einstellung zur Körperachse (mit Laserkreuz kontrollieren). Nochmal auf Ruhiglage während der Sequenzen hinweisen.

KM-Gabe: großlumigen i. v. Zugang legen (lassen), eine mit 0,9 % Kochsalzlösung gefüllte 10 ml-Spritze bzw. Injektor mit Verlängerungsschlauch anschließen. Falls KM-Gabe notwendig, nach Injektion ca. 2 Minuten Verzögerung bis Messbeginn empfohlen.

Untersuchungsbereich

In der Regel unterhalb Xiphoid bis oberhalb Symphyse, überwiegend sagittale und transversale Schichten je nach Lage gewinkelt, selten koronare. Transversale Schichten parallel zum Bandscheibenfach.

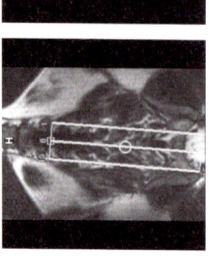

1 sagittal

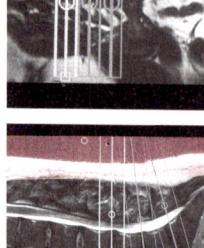

2 sagittal

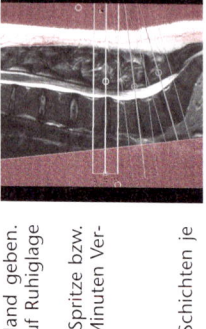

3 transversal, 3 Blöcke

4 transversal, 3 Blöcke

Wichtiges, Tipps & Tricks

- Auf Miterfassung aller seitlichen Anteile der skoliotischen Wirbelsäule bei sagittaler Schnittführung achten. Bei angrenzender Weichteilpathologie alle Anteile mitabbilden, bei Senkungsabszess Becken mit Body-Spule mitdarstellen.
- Bei großem transversalem Schichtblock über mehrere LWS-Etagen Bildqualitätsverbesserung durch parallele Sättigung darüber und darunter.
- Mehrere verschieden gewinkelte transversale Schichten in unterschiedlichen Höhen innerhalb einer Messplanung einstellbar (Abb. 3, 4), jedoch: Schichtüberschneidung bei starker Winkelung **dorsal** der Dornfortsätze legen.
- Koronarer Sättigungsblock über dorsalem subkutanen Fettgewebe bei adipösen Patienten sinnvoll.
- Nach KM-Gabe bei schnellen Sequenzen ca. 1–2 Minuten Verzögerung bis Messbeginn empfohlen. Bei fraglichem Gefäßprozess Angio-Sequenzen anschließen. Nach operativen Eingriffen KM-Gabe empfohlen zum Nachweis von Narbengewebe.

Weitere Hilfe siehe Seite 182–184

Sequenzprotokoll Lendenwirbelsäule

Mess-Sequenz	Scout	1.	2. + 3.	4. optional statt 3. tra	5. optional statt 3. tra	6.	7. optional	8. optional statt 7.	9. + 10.
Indikation		Übersicht WK/Myelon	Übersicht WK/Myelon	Spinalkanal transversal	Spinalkanal transversal	Übersicht Nervenwurzeln	WK-Läsion Fraktur	WK-Läsion Fraktur	Pathologie/post-operativ nach KM
Gewichtung		T2	T1	T2	Protonendichte	T2	T2 fatsat	T2	T1+ KM (fatsat)
Sequenztyp	Scout/FISP o.ä.	FSE/TSE	TSE/SE	GRE/FFE	FSE/TSE	FSE/TSE	FSE/TSE	STIR	TSE/SE
Orientierung	3 Ebenen	sag	sag/tra (gewinkelt)	tra (gewinkelt)	tra (gewinkelt)	kor	sag	sag	sag/tra (gewinkelt)
TR (ms)		2500–4500	450–600	500–850	1500–2000	3500–4500	2500–4500	ca. 3500	450–600
TE (ms)		90–120	9–15	18–26	12–20	100–150	90–120	60–70	9–15
TI (ms)								ca. 140	
Flipwinkel (Grad)			50–70	20–30					50–70
FOV (mm)	500	300–350	sag 300–350 tra ca. 200	ca. 200	ca. 200	ca. 350	300–350	300–350	sag 300–350 tra ca. 200
Schichtanzahl	je 1–3	bis 19	sag-19 tra-32	bis 32	bis 32	bis 15	bis 19	bis 19	sag-19 tra-32
Schichtdicke (mm)	5–8	3–4	3–4	3–4	3–4	4–6	3–4	3–4	3–4
Schichtabstand (mm) bzw. -faktor		0,6–0,8 0,2	0,6–0,8 0,2	0,6–0,8 0,2	0,6–0,8 0,2	0,4–0,6 0,1	0,3–0,8 0,1–0,2	0,3–0,8 0,1–0,2	0,6–0,8 0,2
Bildmittlungen		bis 3	bis 3	2	2–3	bis 2	bis 3	1–2	bis 3
Sonstiges	Body-Spule! je eine Schicht transversal und koronar, 3 Schichten sagittal	Breiter Sättigungsblock (schräg) koronar ventral der LWS, eventuell auch (schmaler) dorsal über Fettgewebe, entfällt bei koronaren Sequenzen. Ggf. Flusskompensation, bei sagittalen und koronaren Aufnahmen Oversampling, Phasenkodierung pa. Turbofaktor bei TSE 15–25, bei STIR 8–15. Bei koronaren und sagittalen Sequenzen Einfaltungsartefakte vermeiden! Rechteck-FOV verkürzt Messzeit, ggf. FOV-Vergrößerung. Transversale Schichten ggf. in mehreren Blöcken an unterschiedliche Kyphosierung anpassen, auf sagittalem und koronarem Scout ausrichten an Wirbelkörper-Deckplatten. Ohne erkennbare Pathologie 3 transversale „Routine"-Blöcke L 3/4–L 5/S 1. Bei transversalen Schichten eventuell parallele Sättigungsblöcke kranial und kaudal.							

2.7.4 MRT-Untersuchung: Iliosakralgelenke

Fragestellung

Nativ/KM: Arthrose/Arthritis, Sakroiliitis, Sakrum-/Beckenfraktur, Sakrumosteolyse, Morbus Reiter, prä-/postoperativer Situs

Vorbereitung und Lagerung

Bis auf Unterwäsche freimachen, bequeme Rückenlage auf Wirbelsäulenspule, eventuell Oberschenkel und Rücken, Hals oder Kopf unterpolstern. Knie unterpolstern, eventuell mit seitlichen Kissen fixieren. Spulenmitte 2-Fingerbreite unterhalb Beckenkamm. Ohrstöpsel/Kopfhörer. Arme über Kopf lagern (insbesondere bei Adipositas) oder seitlich am Körper. Notfallknopf in die Hand geben. Besonders wichtig: gerade Einstellung zur Körperachse (mit Laserkreuz kontrollieren). Nochmal auf Ruhiglage während der Sequenzen hinweisen.
KM-Gabe: großlumigen i.v. Zugang legen (lassen), eine mit 0,9% Kochsalzlösung gefüllte 10 ml-Spritze bzw. Injektor mit Verlängerungsschlauch anschließen. Falls KM-Gabe notwendig, nach Injektion ca. 2 Minuten Verzögerung bis Messbeginn empfohlen.

Untersuchungsbereich

In der Regel unterhalb Bauchnabel bis oberhalb Symphyse, sagittale sowie gewinkelte transversale und koronare Schichten.

Wichtiges, Tipps & Tricks

- Beckenkippung berücksichtigen! Bis auf erste sagittale Schichten alle Sequenzen parallel oder im rechten Winkel zum Sakrum ausrichten.
- Hohe Matrix mit 512 und eher kleines FOV empfohlen. Auf Miterfassung aller Anteile bei angrenzender Weichteilpathologie achten.
- Koronarer Sättigungsblock über dorsalem subkutanen Fettgewebe bei adipösen Patienten sinnvoll.
- Nach KM-Gabe bei schnellen Sequenzen ca. 1–2 Minuten Verzögerung bis Messbeginn empfohlen. Bei fraglichem Gefäßprozess Angio-Sequenzen anschließen. Nach operativen Eingriffen KM-Gabe empfohlen zum Nachweis von Narbengewebe.

Weitere Hilfe siehe Seite 182–184

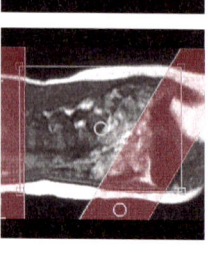

1 sagittal, FOV

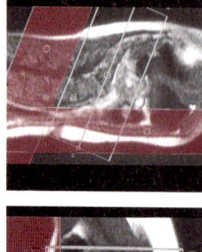

2 sagittal

3 sagittal

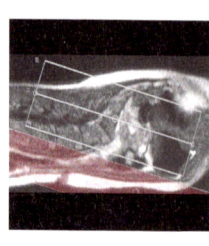

4 gewinkelt transversal

5 gewinkelt koronar

Sequenzprotokoll Iliosakralgelenke

Mess-Sequenz	Scout	1. Übersicht Sakrum/ISG	2 + 3. Übersicht Sakrum/ISG	4. + 5. optional statt 2. + 3. Übersicht Sakrum/ISG	6. + 7. Übersicht Sakrum/ISG	8. + 9. Pathologie/postoperativ nach KM
Indikation						
Gewichtung		T2	T2 fatsat	T2	T1 (fatsat)	T1+ KM (fatsat)
Sequenztyp	Scout/FISP o. ä.	FSE/TSE	FSE/TSE	STIR	TSE/SE	TSE/SE
Orientierung	3 Ebenen	sag	tra (gewinkelt) kor (gewinkelt)	tra (gewinkelt) kor (gewinkelt)	tra (gewinkelt) kor (gewinkelt)	tra (gewinkelt) kor (gewinkelt)
TR (ms)		2500–4500	2500–4500	ca. 3500	450–600	450–600
TE (ms)		90–120	90–120	60	9–15	9–15
TI (ms)				ca. 140		
Flipwinkel (Grad)					50–70	50–70
FOV (mm)	250–300	250	tra 250 kor ca. 300	tra 250 kor ca.300	tra 250 kor ca. 300	tra 250 kor ca. 300
Schichtanzahl	je 1–3	bis 23	bis 30	bis 30	bis 30	bis 30
Schichtdicke (mm)	5–8	4–5	4–5	4–5	4–5	4–5
Schichtabstand (mm) bzw. -faktor		0,4–1 0,1–0,2	0,4–1 0,1–0,2	0,4–1 0,1–0,2	0,4–1 0,1–0,2	0,4–1 0,1–0,2
Bildmittlungen		bis 3	bis 3	bis 3	bis 3	bis 3
Sonstiges	je eine Schicht transversal und koronar, 3 Schichten sagittal	Beckenschiefstand berücksichtigen! Hohe Matrix 512. Sättigungsblock schräg koronar ventral des Sakrums bei sagittalen Aufnahmen. Transversale Schichten parallel zum Sakrum legen, koronarer Sättigungsblock über Bauch(wand), eventuell auch Sättigung kranial parallel und dorsal über Fettgewebe. Ggf. Flusskompensation, Oversampling, Phasenkodierung pa. Turbofaktor bei TSE 15–25, bei STIR 8–15. Transversale und koronare Schichten senkrecht zueinander! Rechteck-FOV verkürzt Messzeit, erhöht Rauschen! Bei begleitender Weichteil-Läsion auf komplette Abbildung achten, ggf. FOV-Vergrößerung.				

2.8.1 MRT-Untersuchung: obere Extremitäten – Schulter/prox. Oberarm

Fragestellung

Nativ/KM: Omarthrose/-arthritis, Luxation, Fraktur, Impingement, Rotatorenmanschettenläsion, Tumor/Raumforderung, Knorpelschaden, Erguss

Vorbereitung und Lagerung

Oberkörper freimachen lassen, bequeme Rückenlage, zu untersuchende Schulter möglichst weit ins Magnetzentrum lagern, eventuell leichte Schräglage mit entsprechender Abstützung. Knie/Hals/Kopf unterpolstern. Fixierung des Arms seitlich am Körper in Supinationsstellung (alternativ Neutralstellung) z. B. mit Sandsäcken. Schulterspule oder (flexible) Oberflächenspule(n). Spulenmitte möglichst nah am Magnet-Isozentrum. Ohrstöpsel oder Kopfhörer. Notfallknopf in die **andere** Hand geben. Nochmal auf Ruhiglage hinweisen.
KM-Gabe zur besseren Gelenkbeurteilung/für indirekte Arthrographie: doppelte Menge Gd-KM ca. 20–30 min **vor** der Untersuchung i.v. und anschließend langsame Schulterbewegung (z. B. Armkreisen oder -pendeln) bis zum Untersuchungsbeginn, falls möglich.
KM-Gabe bei Tumor/Raumforderung/Entzündung: ggf. großlumigen i.v. Zugang in **anderen Arm** legen (lassen), eine mit 0,9% Kochsalzlösung gefüllte 10 ml-Spritze bzw. Injektor mit Verlängerungsschlauch anschließen, nach Injektion ca. 2 Minuten Verzögerung bis Messbeginn empfohlen.

Untersuchungsbereich

Zielaufnahmen Schultergelenk/proximaler Oberarm.

Wichtiges, Tipps & Tricks

- Bequemste Lagerung in leichter Schräglage mit anderem Arm direkt an MRT-Röhreninnenwand, Schulter/Arm liegt dann optimal mittig.
- Bequeme Lagerung und optimale Signalausbeute essentiell für gute Bildqualität.
- Bei Verwendung von Sandsäcken: Metallanteile außen und innen ausschließen.

Weitere Hilfe siehe Seite 182–184

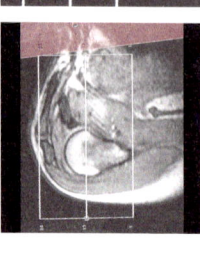

1 transversal

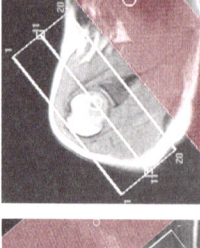

2 transversal

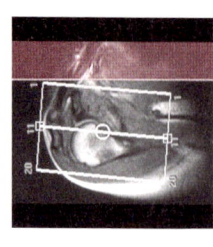

3 koronar gewinkelt, parallel zu M. supraspinatus

4 sagittal gewinkelt, senkrecht zu koronar

5 sagittal

Sequenzprotokoll Schulter

Mess-Sequenz	Scout	1. Übersicht	2. Labrum glenoidale	3. + 4. Gelenkbeurteilung	5. optional statt 3. Gelenkbeurteilung	6. + 7. Gelenkbeurteilung	8. + 9. + 10. Labrum, Indirekte Arthrographie	11. optional statt 8. Labrum, indirekte Arthrographie	12. Labrum, indirekte Arthrographie
Indikation									
Gewichtung		T2 fatsat	T2	T2 fatsat	T2	T1	T1+ KM (fatsat)	T1+ KM (fatsat)	T2 + KM (fatsat)
Sequenztyp	Scout/FISP o. ä.	FSE/TSE	FFE/GRE	FSE/TSE	STIR	TSE/SE	TSE/SE	FFE/GRE	FSE/TSE
Orientierung	3 Ebenen	tra	tra	kor (gewinkelt) sag (gewinkelt)	kor (gewinkelt)	kor (gewinkelt) sag (gewinkelt)	tra/kor (gewinkelt) sag (gewinkelt)	tra	kor (gewinkelt)
TR (ms)		2500–4500	ca. 700	2500–4500	ca. 3500	450–600	450–600	ca. 450	2500–4500
TE (ms)		90–120	15–20	90–120	60–70	9–15	9–15	minimal	90–120
TI (ms)					140				
Flipwinkel (Grad)			20					80	
FOV (mm)	250–300	200–250	200–250	250–300	250–300	250–300	tra 200–250 kor/sag 250–300	200–250	250–300
Schichtanzahl	je 1–3	bis 30	bis 50	bis 30	bis 30	bis 30	bis 30	bis 30	bis 30
Schichtdicke (mm)	5–8	3	1–2	3	3	3	3	3	3
Schichtabstand (mm) bzw. -faktor		0,6 0,2	0,2–0,4 0,2	0,6 0,2	0,6 0,2	0,6 0,2	0,6 0,2	0,6 0,2	0,6 0,2
Bildmittlungen		bis 3	bis 3	bis 3	bis 3	bis 3	bis 3	bis 3	bis 3
Sonstiges	mindestens je eine Schicht in 3 Ebenen	Hohe Matrix 512 Schräg koronare Schichten im Verlauf des M. supraspinatus, sagittale Schichten senkrecht zu koronar (parallel zu Gelenkfläche), jeweils Sättigungsblocks medial über Lunge. Bei sagittalen und koronaren Aufnahmen Oversampling. Einfaltungsartefakte vermeiden! Turbofaktor bei TSE 15–25, bei STIR 8–15. Turbofaktor verkürzt Messzeit, erhöht Rauschen! Indirekte Arthrographie: 30 min vor der Untersuchung i.v. KM-Gabe und stetige Schulterbewegung bis Lagerung.							

2.8.2 MRT-Untersuchung: obere Extremitäten – Oberarm

Fragestellung

Nativ/KM: Humerusfraktur, Hämatom, Phlegmone, Raumforderung/Tumor

Vorbereitung und Lagerung

Oberkörper freimachen lassen, bequeme Rückenlage, zu untersuchenden Arm möglichst weit ins Magnet-Isozentrum lagern, eventuell leichte Schräglage mit entsprechender Abstützung auch des Ellenbogens. Eventuell Knie/Hals/Kopf unterpolstern. Body-array-Spule, Wickelspule, Flexspule leicht überlappend wickeln von Schulter bis Ellenbogen. Fixierung des Arms seitlich am Körper z. B. mit Sandsäcken. Ohrstöpsel oder Kopfhörer. Notfallknopf in die **andere** Hand geben. Nochmal auf Ruhiglage hinweisen.

KM-Gabe bei Tumor/Raumforderung/Entzündung: ggf. großlumigen i.v. Zugang in **anderen Arm** legen (lassen), eine mit 0,9% Kochsalzlösung gefüllte 10 ml-Spritze bzw. Injektor mit Verlängerungsschlauch anschließen, nach Injektion ca. 2 Minuten Verzögerung bis Messbeginn empfohlen.

Untersuchungsbereich

Schultergelenk bis Ellenbogengelenk, ggf. 3 Ebenen

Wichtiges, Tipps & Tricks

- Bequemste Lagerung in Schräglage mit Rücken an MRT-Röhreninnenwand, Arm liegt dann optimal mittig.
- Bei Verwendung von Sandsäcken: Metallanteile außen und innen ausschließen.

Weitere Hilfe siehe Seite 182–184

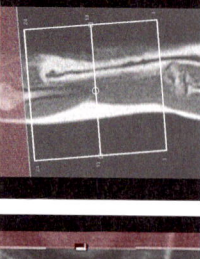
1 koronar

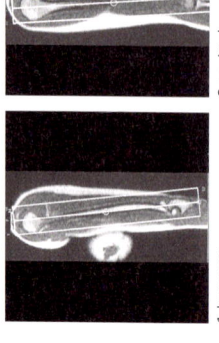
2 sagittal

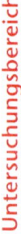
3 sagittal

4 transversal

Sequenzprotokoll Oberarm

Mess-Sequenz / Indikation	Scout	1. Übersicht	2. optional statt 1. Übersicht	3. + 4. Übersicht	5. gezielte Darstellung	6. optional gezielte Darstellung	7. + 8. optional bei Pathologie	9. optional bei Pathologie
Gewichtung		T2 fatsat	T2	T1	T2 (fatsat)	T1	T1+ KM	T1+ KM
Sequenztyp	Scout/FISP o. ä.	FSE/TSE	STIR	TSE/SE	FSE/TSE	TSE/SE	TSE/SE	TSE/SE
Orientierung	3 Ebenen	kor	kor	kor/sag	tra	tra	kor/sag	tra
TR (ms)		2500–4500	ca. 3500	450–600	2500–4500	450–600	450–600	450–600
TE (ms)		90–120	60–70	9–15	90–120	9–15	9–15	9–15
TI (ms)			140					
Flipwinkel (Grad)				50–70		50–70	50–70	50–70
FOV (mm)	400–500	ca. 400	ca. 400	ca. 400	180–200	180–200	ca. 400	180–200
Schichtanzahl	je 1–3	bis 23	bis 23	bis 23	bis 30	bis 30	bis 23	bis 30
Schichtdicke (mm)	5–8	4–5	4–5	4–5	5–6	5–6	4–5	5–6
Schichtabstand (mm) bzw. -faktor		0,8–1 / 0,2	0,8–1 / 0,2	0,8–1 / 0,2	1–3 / 0,2–0,5	1–3 / 0,2–0,5	0,8–1 / 0,2	1–3 / 0,2–0,5
Bildmittlungen		bis 3	bis 3	2–3	bis 3	2–3	2–3	2–3
Sonstiges	mindestens je eine Schicht in 3 Ebenen	Hohe Matrix 512. Sättigungsblock über Lunge bei koronaren Schichten, bei transversalen kranial der obersten Schicht, sagittale Schichten ohne Sättigung. Oversampling empfohlen, auch transversal. Einfaltungsartefakte vermeiden! Turbofaktor bei TSE 15–25, bei STIR 8–15. Rechteck-FOV verkürzt Messzeit, erhöht Rauschen!							

2.8.3 MRT-Untersuchung: obere Extremitäten – Ellenbogengelenk

Fragestellung

Nativ/KM: Arthrose/Arthritis, Luxation, Monteggia-/Olekranon-/Radiusköpfchenfraktur, Tumor, Hämatom, Erguss

Vorbereitung und Lagerung

Oberkörper freimachen lassen, bequeme Rückenlage, zu untersuchenden Arm mit gestrecktem Ellenbogengelenk möglichst weit ins Magnet-Isozentrum lagern, eventuell Schräglage mit entsprechender Abstützung, Fixierung mit Sandsack. Eventuell Knie/Hals/Kopf unterpolstern. Body-array-Spule nur, wenn keine Oberflächenspule vorhanden, besser Wickelspule, Flexspule(n) oder große Ringspule. Fixierung des Unterarms seitlich am Körper z. B. mit Sandsäcken. Ohrstöpsel oder Kopfhörer. Notfallknopf in die **andere** Hand geben. Auf Ruhiglage hinweisen.

KM-Gabe zur besseren Gelenkbeurteilung/für indirekte Arthrographie: doppelte Menge Gd-KM ca. 20–30 min **vor** der Untersuchung i.v. und anschließend langsame Armbeugung/-streckung bis zum Untersuchungsbeginn, falls möglich.

KM-Gabe bei Tumor/Raumforderung/Entzündung: ggf. großlumigen i.v. Zugang **in anderen Arm** legen (lassen), eine mit 0,9% Kochsalzlösung gefüllte 10 ml-Spritze bzw. Injektor mit Verlängerungsschlauch anschließen, nach Injektion ca. 2 Minuten Verzögerung bis Messbeginn empfohlen.

Untersuchungsbereich

Zielaufnahmen Ellenbogengelenk, ggf. 3 Ebenen

Wichtiges, Tipps & Tricks

- Bequemste Lagerung in Schräglage mit Rücken an Röhreninnenwand, Arm/Ellenbogengelenk liegt dann optimal mittig.
- Bei Verwendung von Sandsäcken: Metallanteile außen und innen ausschließen.

Weitere Hilfe siehe Seite 182–184

1 koronar

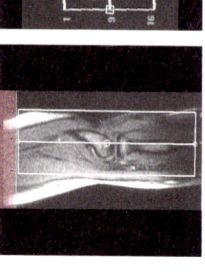

2 koronar

3 transversal

4 sagittal

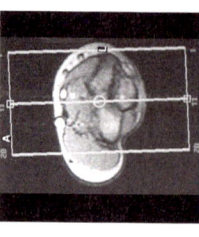

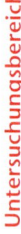

5 sagittal

Sequenzprotokoll Ellenbogengelenk

Mess-Sequenz	Scout	1.	2. optional statt 1.	3. + 4.	5. optional statt 4.	5.	6. optional	7. + 8. optional	9. optional	10. + 11. (+12.) optional	13. optional
Indikation	Scout	Übersicht	Übersicht	Übersicht	Gelenkknorpel	gezielte Darstellung	gezielte Darstellung	bei Pathologie	bei Pathologie	Gelenkmaus, indirekte Arthrographie	Gelenkmaus, indirekte Arthrographie
Gewichtung		T2 fatsat	T2	T1 (fatsat)	T2	T2 (fatsat)	T1	T1+ KM	T1+ KM	T1+ KM fatsat	T1 + KM (fatsat)
Sequenztyp	Scout/FISP. o.ä	FSE/TSE	STIR	TSE/SE	FFE/GRE	FSE/TSE	TSE/SE	TSE/SE	TSE/SE	TSE/SE	3D-FFE/GRE
Orientierung	3 Ebenen	kor	kor	kor/(sag)	sag	tra	tra	kor/sag	tra	kor/tra/(sag)	3D (sag)
TR (ms)		2500–4500	ca. 3500	450–600	ca. 700	2500–4500	450–600	450–600	450–600	450–600	30–50
TE (ms)		90–120	60–70	9–15	15–20	90–120	9–15	9–15	9–15	9–15	6–7
TI (ms)			140								
Flipwinkel (Grad)					20		50–70	50–70	50–70	50–70	ca. 45
FOV (mm)	250–300	ca. 150	ca. 150	ca. 150	ca. 150	ca. 150	ca. 150	ca. 150	180 – 200	ca. 150	ca. 150
Schichtanzahl	je 1–3	bis 23	bis 23	bis 23	bis 35	bis 23	bis 23	bis 23	bis 30	bis 23	ca. 60 mm Block, bis 50 Schichten
Schichtdicke (mm)	5–8	3–4	3–4	3–4	2	3–4	3–4	3–4	3–4	3–4	ca. 1,2
Schichtabstand (mm) bzw. -faktor		0,3–0,8 0,1–0,2	0,3–0,8 0,1–0,2	0,3–0,8 0,1–0,2	0,2–0,4 0,1–0,2	0,6–0,8 0,2	0,6–0,8 0,2	0,3–0,8 0,1–0,2	0,3–0,8 0,1–0,2	0,3–0,8 0,1–0,2	0
Bildmittelungen	mindestens je eine Schicht in 3 Ebenen	bis 3	bis 3	2–3	bis 3	bis 3	2–3	2–3	2–3	2–3	1
Sonstiges	Hohe Matrix 512. Sättigungsblock bei allen Schichten proximal über Mitte Oberarm. Koronare Schichten parallel zu den Epikondylus humeri ausrichten, sagittale Schichten senkrecht dazu. Oversampling empfohlen, eventuell auch transversal. Einfaltungsartefakte vermeiden! Turbofaktor bei TSE 15–25, bei STIR 8–15. Rechteck-FOV verkürzt Messzeit, erhöht Rauschen! Indirekte Arthrographie: 30 min vor der Untersuchung i.v. KM-Gabe und stetige Gelenkbewegung bis Lagerung.										

2.8.4 MRT-Untersuchung: obere Extremitäten – Unterarm

Fragestellung

Nativ/KM: Radius-/Ulnafraktur, Hämatom, Phlegmone, unklare Raumforderung/Tumor

Vorbereitung und Lagerung

Bequeme Rückenlage, Knie unterpolstern. Zu untersuchenden Arm möglichst über Kopf lagern, Ellenbogen gewinkelt, Unterarm soweit wie möglich ins Magnet-Isozentrum. Anderer Arm über Kopf oder seitlich am Körper. Nur bei nicht möglicher Überkopfposition des zu untersuchenden Armes Schräglage mit entsprechender Abstützung, Arm seitlich am Körper fixieren. Unterpolsterung von Knie/Hals/Kopf. Body-array-Spule nur, wenn keine Oberflächenspule verfügbar. Besser Wickelspule, Flexspule leicht überlappend wickeln von Ellenbogen bis Handgelenk, große Ringspule. Fixierung des Armes z. B. mit Sandsäcken. Ohrstöpsel oder Kopfhörer. Notfallknopf in die **andere** Hand geben. Nochmal auf Ruhiglage hinweisen.

KM-Gabe bei Tumor/Raumforderung/Entzündung: ggf. großlumigen i.v. Zugang **in anderen Arm** legen (lassen), eine mit 0,9% Kochsalzlösung gefüllte 10 ml-Spritze bzw. Injektor mit Verlängerungsschlauch anschließen, nach Injektion ca. 2 Minuten Verzögerung bis Messbeginn empfohlen.

Untersuchungsbereich

Ellenbogengelenk bis Handgelenk, ggf. 3 Ebenen.

Wichtiges, Tipps & Tricks

- Bauchlage möglich, dann Arm über Kopf mit gewinkeltem Ellenbogengelenk und Hand/Unterarm auf flachem Kissen, Oberflächenspule darüber.
- Fixierung mit Sandsack. Bei Lage des zu untersuchenden Armes seitlich am Körper: bequemste Lagerung in Schräglage mit Rücken an MRT-Röhreninnenwand, Arm liegt dann optimal mittig.
- Bei Verwendung von Sandsäcken: Metallanteile außen und innen ausschließen.

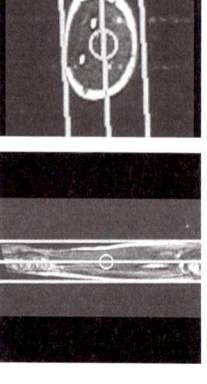
1 koronar

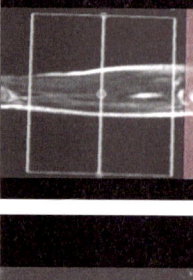
2 koronar

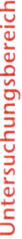
3 sagittal

4 transversal

Weitere Hilfe siehe Seite 182–184

Sequenzprotokoll Unterarm

Mess-Sequenz		1.	2. optional statt 1.	3. + 4.	5.	6. optional	7. + 8. optional	9. optional
Indikation	Scout	Übersicht	Übersicht	Übersicht	gezielte Darstellung	gezielte Darstellung	bei Pathologie	bei Pathologie
Gewichtung		T2 fatsat	T2	T1	T2 (fatsat)	T1	T1+ KM	T1+ KM
Sequenztyp	Scout/FISP o.ä.	FSE/TSE	S-IR	TSE/SE	FSE/TSE	TSE/SE	TSE/SE	TSE/SE
Orientierung	3 Ebenen	kor	kor	kor/sag	tra	tra	kor/sag	tra
TR (ms)		2500–4500	ca. 3500	450–600	2500–4500	450–600	450–600	450–600
TE (ms)		90–120	60–70	9–15	90–120	9–15	9–15	9–15
TI (ms)			140					
Flipwinkel (Grad)				50–70		50–70	50–70	50–70
FOV (mm)	400–500	400	ca. 400	ca. 400	180–200	180–200	ca. 400	180–200
Schichtanzahl	je 1–3	bis 23	bis 23	bis 23	bis 30	bis 30	bis 23	bis 30
Schichtdicke (mm)	5–8	4	4	4	5–6	5–6	4	5–6
Schichtabstand (mm) bzw. -faktor		0,4–0,8 / 0,1–0,2	0,4–0,8 / 0,1–0,2	0,4–0,8 / 0,1–0,2	1–3 / 0,2–0,5	1–3 / 0,2–0,5	0,4–0,8 / 0,1–0,2	1–3 / 0,2–0,5
Bildmittlungen		bis 3	bis 3	2–3	bis 3	2–3	2–3	2–3
Sonstiges	mindestens je eine Schicht in 3 Ebenen	Hohe Matrix 512. Sättigungsblock über Humeruskondylen zumindest bei transversalen Schichten. Oversampling empfohlen, auch transversal. Einfaltungsartefakte vermeiden! Turbofaktor bei TSE 15–25, bei STIR 8–15. Rechteck-FOV verkürzt Messzeit, erhöht Rauschen!						

2.8.5 MRT-Untersuchung: obere Extremitäten – Handgelenk/Handwurzelregion

Fragestellung

Nativ/KM: Fehlstellung, Luxation, Arthrose/Arthritis, Bandläsion, Diskusläsion, Galeazzi-Fraktur, distale Radius-/Ulnafraktur, Distorsion, Tumor/Raumforderung, Osteonekrose, Hämatom, Tendovaginitis, Karpaltunnelsyndrom, Fremdkörper

Vorbereitung und Lagerung

Bequeme Rückenlage, Knie unterpolstern. Zu untersuchenden Arm möglichst über Kopf lagern, im Ellenbogengelenk gewinkelt, Hand soweit wie möglich ins Magnet-Isozentrum. Anderer Arm seitlich am Körper oder über Kopf. Nur bei nicht möglicher Überkopfposition des zu untersuchenden Armes Schräglage mit entsprechender Abstützung, Unterarm und Hand flach lagern und seitlich am Körper fixieren. Eventuell Unterpolsterung von Knie/Hals/Kopf. Oberflächenspule, z. B. große Ringspule. Fixierung des Unterarms z. B. mit Sandsäcken. Ohrstöpsel oder Kopfhörer. Notfallknopf in die **andere** Hand geben. Nochmal auf Ruhiglage hinweisen.

KM-Gabe zur besseren Gelenkbeurteilung/für indirekte Arthrographie: doppelte Menge Gd-KM ca. 20–30 min **vor** der Untersuchung i.v. und anschließend langsame Handgelenkbewegung bis zum Untersuchungsbeginn, falls möglich.

KM-Gabe bei Tumor/Raumforderung/Entzündung: ggf. großlumigen i.v. Zugang in **anderen** Arm legen (lassen), eine mit 0,9% Kochsalzlösung gefüllte 10 ml-Spritze bzw. Injektor mit Verlängerungsschlauch anschließen, nach Injektion ca. 2 Minuten Verzögerung bis Messbeginn empfohlen.

Untersuchungsbereich

Zielaufnahmen Handgelenk, ggf. 3 Ebenen.

Wichtiges, Tipps & Tricks

- Bauchlage möglich, dann Arm über Kopf mit gewinkeltem Ellenbogengelenk und Hand/Unterarm auf flachem Kissen, Oberflächenspule darüber.
- Fixierung mit Sandsack. Bei Lage des zu untersuchenden Armes seitlich am Körper: bequemste Lagerung in Schräglage mit Rücken an MRT-Röhreninnenwand, Arm/Hand liegt dann optimal mittig.
- Bei Verwendung von Sandsäcken: Metallanteile außen und innen ausschließen.

Weitere Hilfe siehe Seite 182–184

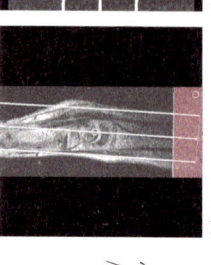

1 koronar

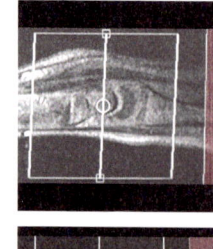

3 transversal

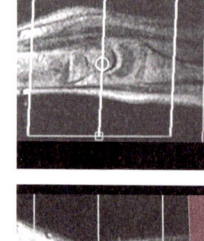

2 koronar

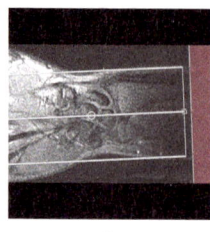

4 transversal

5 sagittal

Sequenzprotokoll Handgelenk/Handwurzel

Mess-Sequenz	Scout	1.	2. optional statt 1.	3.	4.	5. optional	6. + 7. optional	8. + 9. + 10.	11. + 12. + 13. optional statt 8. + 9. + 10.
Indikation		Übersicht	Übersicht	Übersicht	gezielte Darstellung	gezielte Darstellung	bei Pathologie	Diskusläsion, indirekte Arthrographie	Diskusläsion, indirekte Arthrographie
Gewichtung		T2 fatsat	T2	T1 (fatsat)	T2 (fatsat)	T1	T1+ KM	T1+ KM fatsat	T1 + KM
Sequenztyp	Scout/FISP o.ä.	FSE/TSE	STIR	TSE/SE	FSE/TSE	TSE/SE	TSE/SE	TSE/SE	FFE/GRE
Orientierung	3 Ebenen	kor	kor	kor	tra	tra	kor/tra	kor/tra/(sag)	kor/tra/(sag)
TR (ms)		2500–4500	ca. 3500	450 – 600	2500–4500	450–600	450–600	450–600	ca. 700
TE (ms)		90–120	60–70	9–15	90–120	9–15	9–15	9–15	15–20
TI (ms)			140						
Flipwinkel (Grad)				50–70		50–70	50–70	50–70	ca. 40
FOV (mm)	200–250	ca. 150	ca. 150	ca. 150	ca. 150	ca. 150	ca. 150	ca. 150	ca. 150
Schichtanzahl	je 1–3	bis 3	bis 23	bis 23	bis 30	bis 30	kor bis 23 tra bis 30	tra bis 30 sag/kor bis 23	tra bis 30 sag/kor bis 23
Schichtdicke (mm)	5–8	3	3	3	3–4	3–4	3	3	3
Schichtabstand (mm) bzw. -faktor		0,3–0,6 0,1–0,2	0,3–0,6 0,1–0,2	0,3–0,6 0,1–0,2	0,6–0,8 0,2	0,6–0,8 0,2	0,3–0,6 0,1–0,2	0,3 0,1	0,3 0,1
Bildmittlungen	bis 3	bis 3	bis 3	2–3	bis 3	2–3	2–3	2–3	2–3
Sonstiges	mindestens je eine Schicht transversal und koronar, 3 sagittal	Hohe Matrix 512. Sättigungsblock bei allen Schichten proximal über distalem Unterarm. Koronare Schichten parallel zur Achse Unterarmknochen–Mittelhandknochen auf sagittalem Scout ausrichten. Oversampling empfohlen, eventuell auch transversal. Einfaltungsartefakte vermeiden! Turbofaktor bei TSE 15–25, bei STIR 8–15. Rechteck-FOV verkürzt Messzeit, erhöht Rauschen! Indirekte Arthrographie: 30 min vor der Untersuchung i.v. KM-Gabe und stetige Handgelenkbewegung bis Lagerung.							

2.8.6 MRT-Untersuchung: obere Extremitäten – Mittelhand/Finger

Fragestellung

Nativ/KM: Luxation, Arthrose/Arthritis, Bandläsion, Knorpelschaden, Osteonekrose, Mittelhandfraktur, Tumor/Raumforderung, Hämatom, Tendovaginitis, Abszess, Fremdkörper

Vorbereitung und Lagerung

Bequeme Rückenlage, Knie unterpolstern. Zu untersuchenden Arm möglichst über Kopf lagern, Ellenbogen gewinkelt, Hand soweit wie möglich ins Magnet-Isozentrum auf Kissen lagern. Fixierung des Unterarmes z. B. mit Sandsäcken. Oberflächen-Ringspule. Anderer Arm über Kopf oder seitlich am Körper. Nur bei nicht möglicher Überkopfposition des zu untersuchenden Armes Schräglage mit entsprechender Abstützung, Arm seitlich am Körper fixieren, eventuell Unterpolsterung von Knie/Hals/Kopf. Ohrstöpsel oder Kopfhörer. Notfallknopf in die **andere** Hand geben. Nochmal auf Ruhiglage hinweisen.

KM-Gabe bei Tumor/Raumforderung/Entzündung: ggf. großlumigen i.v. Zugang in **anderen Arm** legen (lassen), eine mit 0,9% Kochsalzlösung gefüllte 10 ml-Spritze bzw. Injektor mit Verlängerungsschlauch anschließen, nach Injektion ca. 2 Minuten Verzögerung bis Messbeginn empfohlen.

Untersuchungsbereich

Zielaufnahmen Mittelhand und Finger, ggf. 3 Ebenen.

Wichtiges, Tipps & Tricks

- Bauchlage möglich, dann Arm über Kopf mit gewinkeltem Ellenbogengelenk und Hand/Unterarm auf flachem Kissen, Oberflächenspule darüber.
- Fixierung mit Sandsack.
- Bei Lage des zu untersuchenden Armes seitlich am Körper: bequemste Lagerung in Schräglage mit Rücken an MRT-Röhreninnenwand, Arm liegt dann optimal mittig.
- Bei Verwendung von Sandsäcken: Metallanteile außen und innen ausschließen.

Weitere Hilfe siehe Seite 182–184

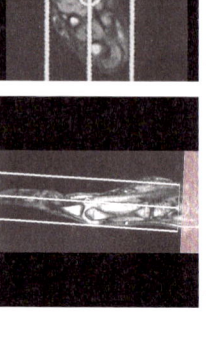

1 koronar

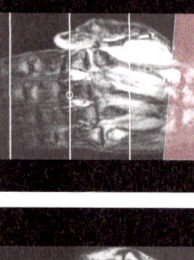

2 koronar

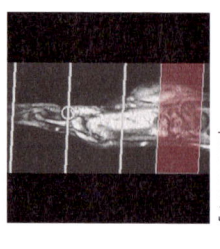

3 sagittal

4 transversal

5 transversal

Sequenzprotokoll Mittelhand/Finger

Mess-Sequenz			2. optional statt 1.	3. (+ 4.)	5. (+ 6)	7.	8. + 9. + 10. optional
Indikation	Scout	1.	Übersicht	Übersicht	gezielte Darstellung	gezielte Darstellung	bei Pathologie
		Übersicht					
Gewichtung		T2 fatsat	T2	T1	T2 (fatsat)	T1	T1+ KM
Sequenztyp	Scout/FISP o. ä.	FSE/TSE	STIR	TSE/SE	FSE/TSE	TSE/SE	TSE/SE
Orientierung	3 Ebenen	kor	kor	kor/(sag)	sag/(tra)	tra	kor/sag/tra
TR (ms)		2500–4500	ca. 3500	450–600	2500–4500	450–600	450–600
TE (ms)		90–120	60–70	9–15	90–120	9–15	9–15
TI (ms)			140				
Flipwinkel (Grad)				50–70		50–70	50–70
FOV (mm)	200	ca. 150	ca. 150	ca. 150	ca. 150	ca. 150	ca. 150
Schichtanzahl	je 1–3	bis 23	bis 23	bis 23	tra bis 30 sag bis 23	bis 30	tra bis 30 sag bis 23
Schichtdicke (mm)	5–8	3	3	3	3	3	3
Schichtabstand (mm) bzw. -faktor	0,3 0,1	0,3 0,1	0,3 0,1	0,3 0,1	0,3 0,1	0,3 0,1	0,3 0,1
Bildmittlungen	bis 3	bis 3	bis 3	bis 3	bis 3	2–3	2–3
Sonstiges	mindestens je eine Schicht transversal und koronar, 3 sagittal	Hohe Matrix: 512. Sättigungsblock bei allen Schichten proximal über Handgelenk. Koronare Schichten parallel zur Achse Unterarmknochen – Mittelhandknochen auf sagittalem Scout ausrichten. Sagittale Schichten durch den zu untersuchenden Finger plus (beide) benachbarte(r). Oversampling empfohlen. Einfaltungsartefakte vermeiden! Turbofaktor bei TSE 15–25, bei STIR 8–15. Rechteck-FOV verkürzt Messzeit, erhöht Rauschen!					

2.8.7 MRT-Untersuchung: obere Extremitäten – Arteriographie Ober-/Unterarm

Fragestellung

Nativ/KM: A. brachialis-/A. radialis-/A. ulnaris-Stenose/-Verschluss/-Embolie, Gefäßmalformation, Dialyseshunt, vor Shuntanlage, prä-/postoperativer Situs, Gefäßverletzung/Blutung

Vorbereitung und Lagerung

Oberkörper freimachen lassen, bequeme Rückenlage, zu untersuchenden Arm möglichst weit ins Magnet-Isozentrum lagern, eventuell leichte Schräglage mit entsprechender Abstützung auch des Ellenbogens. Eventuell Knie/Hals/Kopf unterpolstern. Body-array-Spule, Wickelspule, Flexspule leicht überlappend wickeln von Schulter bis Ellenbogen. Notfalls Bodyspule. Fixierung des Armes seitlich am Körper z. B. mit Sandsäcken. Ohrstöpsel oder Kopfhörer. Notfallknopf in die **andere** Hand geben. Nochmal auf Ruhiglage hinweisen. **Vor KM-Gabe notwendig: zunächst Kreislaufzeitermittlung mittels Testbolus.**

KM-Gabe bei Angiographie: großlumigen i.v. Zugang legen **in anderen Arm** (lassen), eine mit 0,9% Kochsalzlösung gefüllte 10 ml-Spritze bzw. Injektor mit Verlängerungsschlauch anschließen.

Untersuchungsbereich

Schultergelenk bis Ellenbogengelenk bzw. Ellenbogengelenk bis Handgelenk.

Wichtiges, Tipps & Tricks

- Bequemste Lagerung in Schräglage mit Rücken an MRT-Röhreninnenwand, Arm liegt dann optimal mittig.
- Bei Verwendung von Sandsäcken: Metallanteile außen und innen ausschließen.
- Faustregel: Injektionsgeschwindigkeit: KM-Volumen durch halbe Sequenzzeit = Geschwindigkeit in ml/s (meist 1,5–3 ml/s).
- Testbolus mit 2 ml KM im Schlauch und 20 ml NaCl Nachinjektion. Kreislaufzeitermittlung: Beginn des Signalanstiegs in A. brachialis Mitte Oberarm oder Ellenbogenregion nach Injektionsbeginn in Sekunden. Kreislaufzeit minus ⅓ Sequenzzeit = KM-delay in Sekunden bei normalen Angio-Sequenzen mit sequenzieller k-Raum-Füllung. Bei Sequenzen mit elliptisch-zentrischer k-Raum-Füllung nur Kreislaufzeit-delay (Vorteile: rein arterielle Darstellung, venöser flow wird unterdrückt). Nachverarbeitung mit MIP und Subtraktion: KM-Sequenzen minus Nativ-Sequenz.

Weitere Hilfe siehe Seite 182–184

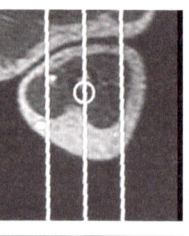

1 Oberarm, koronares FOV

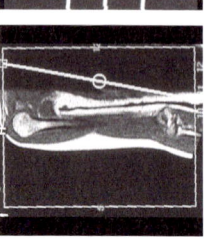

2 Oberarm, koronar

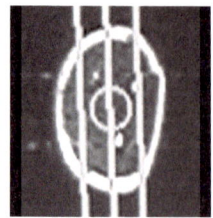

3 Unterarm, koronares FOV

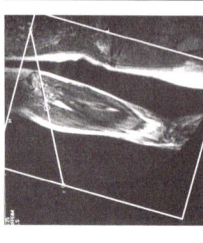

4 Unterarm, koronar

5 Unterarm, koronar

Sequenzprotokoll Arteriographie Oberarm/Unterarm

Mess-Sequenz	Scout	1. optional Testbolus Kreislaufzeit-Bestimmung	2. Angiographie Oberarm	3. optional statt 2. Angiographie Oberarm	4. Wiederholung 2. oder 3. mit KM	5. Angiographie Unterarm	6. optional statt 5. Angiographie Unterarm	7. Wiederholung 5. oder 6. mit KM
Indikation								
Gewichtung		T1	Angio nativ (Atemhalt)	Angio nativ (Atemhalt)	KM-Angio (Atemhalt)	Angio nativ	Angio nativ	KM-Angio
Sequenztyp	Scout/FISP o.ä.	T1-GRE/FFE	3D-TOF-GRE/FFE	3D-TOF-GRE/FFE	3D-TOF-GRE/FFE	3D-TOF-GRE/FFE	3D-TOF-GRE/FFE	3D-TOF-GRE/FFE
Orientierung	3 Ebenen	tra	kor	kor	kor	kor	kor	kor
TR (ms)		5–14	6–9	2,5–5	6–9 oder 2,5–5	6–9	2,5–5	6–9 oder 2,5–5
TE (ms)		1,4–4	1,8–2,5	ca. 1,5	1,8–2,5/ca. 1,5	1,8–2,5	ca. 1,5	1,8–2,5/ca. 1,5
Flipwinkel (Grad)		20–60	30–40	25–45	30–40 oder 25–45	30–40	25–45	30–40 oder 25–45
FOV (mm)	400–500	300	ca. 400	ca. 400	ca. 400	ca. 400	ca. 400	ca. 400
Schichtanzahl	je 1–3	ca. 30, in gleicher Lokalisation	50–70 mm Block, bis 36 Schichten	50–70 mm Block, bis 36 Schichten	50–70 mm Block, bis 36 Schichten	50–70 mm Block, bis 36 Schichten	50–70 mm Block, bis 36 Schichten	50–70 mm Block, bis 36 Schichten
Schichtdicke (mm)	5–8	5	1,4–2	1,4–2	1,4–2	1,4–2	1,4–2	1,4–2
Schichtabstand (mm) bzw. -faktor	0	0	0	0	0	0	0	0
Bildmittelungen	1	1	1	1	1	1	1	1
Sonstiges	mindestens je eine Schicht in drei Ebenen	**Testbolus 2 ml Gd-KM + 20 ml NaCl.** Messung 30 × 1 s in der gleichen Schicht: A. brachialis Mitte Oberarm bzw. Ellenbeuge. Ermittlung von Signalanstieg und -maximum	Für Oberarm-Angio Atemstillstand empfohlen, Unterarm-Angio ohne. 512er Matrix empfohlen, ggf. Rechteckmatrix, Einfaltungsartefakte vermeiden, KM-Gabe nach errechneter Kreislaufzeit mit oder ohne delay je nach Sequenz. Nach KM-Gabe mindestens 2 Angiosequenzen hintereinander, Oberarm-Angio mit ca. 10 s Atempause. Jeweils MIP-3D-Nachverarbeitung nach Subtraktion: KM-Sequenz minus Nativ-Sequenz.					

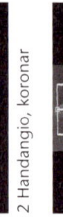

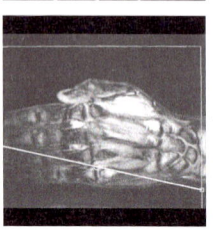

2.8.8   MRT-Untersuchung: obere Extremitäten – Angiographie Handarterien

Fragestellung

Nativ/KM: Gefäßstenose/-verschluss/-malformation, Embolie, prä-/postoperativer Situs, Gefäßverletzung/Blutung

Vorbereitung und Lagerung

Bequeme Rückenlage, Knie unterpolstern. Zu untersuchenden Arm möglichst über Kopf lagern, Ellenbogen gewinkelt, Hand soweit wie möglich ins Magnet-Isozentrum auf Kissen lagern. Fixierung des Unterarmes z. B. mit Sandsäcken. Oberflächen-Ringspule. Anderer Arm über Kopf oder seitlich am Körper. Nur bei nicht möglicher Überkopfposition des zu untersuchenden Armes Schräglage mit entsprechender Abstützung, Arm seitlich am Körper fixieren, eventuell Unterpolsterung von Knie/Hals/Kopf. Ohrstöpsel oder Kopfhörer. Notfallknopf in die **andere** Hand geben. Nochmal auf Ruhiglage hinweisen. **Vor KM-Gabe notwendig: zunächst Kreislaufzeitermittlung mittels Testbolus.**

KM-Gabe bei Angiographie: großlumigen i.v. Zugang **in anderen Arm legen** (lassen) , eine mit 0,9% Kochsalzlösung gefüllte 10 ml-Spritze bzw. Injektor mit Verlängerungsschlauch anschließen.

Untersuchungsbereich

Zielaufnahmen gesamte Hand, Handgelenk bis Fingerspitzen.

Wichtiges, Tipps & Tricks

- Vor der Untersuchung Hand in warmem Wasser baden (10 min) und anschließend warm halten (einwickeln), eventuell Nitrospray geben (ärztliche Indikation! Cavel Kontraindikationen!).
- Bauchlage möglich, dann Arm über Kopf mit gewinkeltem Ellenbogengelenk und Hand/Unterarm auf flachem Kissen, Oberflächenspule darüber. Fixierung mit Sandsack. Bei Lage des zu untersuchenden Armes seitlich am Körper: bequemste Lagerung in Schräglage mit Rücken an MRT- Röhreninnenwand, Arm liegt dann optimal mittig. Bei Verwendung von Sandsäcken: Metallanteile außen und innen ausschließen.
- Faustregel: Injektionsgeschwindigkeit: KM-Volumen durch halbe Sequenzzeit = Geschwindigkeit in ml/s (meist 1,5–3 ml/s).
- Testbolus mit 2 ml KM im Schlauch und 20 ml NaCl Nachinjektion. Kreislaufzeitermittlung: Beginn des Signalanstiegs in A. brachialis Mitte Oberarm oder Ellenbogenregion nach Injektionsbeginn in Sekunden, plus 5 Sekunden, bei Durchblutungsstörungen plus 10 Sekunden. Kreislaufzeit minus ⅓ Sequenzzeit = KM-delay in Sekunden bei normalen Angio-Sequenzen mit sequenzieller k-Raum-Füllung. Bei Sequenzen mit elliptisch-zentrischer k-Raum-Füllung nur Kreislaufzeit-delay (Vorteile: rein arterielle Darstellung, venöser flow wird unterdrückt). Nachverarbeitung mit MIP und Subtraktion: KM-Sequenzen minus Nativ-Sequenz.

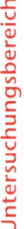

1 Handangio, koronares FOV

2 Handangio, koronar

3 Handangio, koronar

Weitere Hilfe siehe Seite 182–184

Sequenzprotokoll Angiographie Handarterien

Mess-Sequenz	Scout	1. optional Testbolus Kreislaufzeit-Bestimmung	2. Angiographie Hand	3. optional statt 2. Angiographie Hand	4. Wiederholung 2. oder 3. mit KM
Indikation					
Gewichtung		T1	Angio nativ	Angio nativ	KM-Angio
Sequenztyp	Scout/FISP o. ä.	T1-GRE/FFE	3D-TOF-GRE/FFE	3D-TOF-GRE/FFE	3D-TOF-GRE/FFE
Orientierung	3 Ebenen	tra	kor	kor	kor
TR (ms)		5–14	6–9	2,5–5	6–9 / 2,5–5
TE (ms)		1,4–4	1,8–2,5	ca. 1,5	1,8–2,5 / ca. 1,5
Flipwinkel (Grad)		20–60	30–40	25–45	30–40 / 25–45
FOV (mm)	250–300	250	ca. 250	ca. 250	ca. 250
Schicht-anzahl	je 1–3	ca. 30, in gleicher Lokalisation	40–50 mm Block, bis 30	40–50 mm Block, bis 30	40–50 mm Block, bis 30
Schicht-dicke (mm)	5–8	5	1,3–1,7	1,3–1,7	1,3–1,7
Schichtab-stand (mm) bzw. -faktor		0	0	0	0
Bildmitt-lungen		1	1	1	1
Sonstiges	je eine Schicht in drei Ebenen	Testbolus 2 ml Gd-KM + 20 ml NaCl. Messung 30 × 1 s in der gleichen Schicht: A. brachialis in Ellenbeuge. Ermittlung von Signalanstieg und -maximum.	512er Matrix empfohlen, ggf. Rechteckmatrix, Einfaltungsartefakte vermeiden, KM-Gabe nach errechneter Kreislaufzeit + ca. 5 s mit/ohne delay je nach Sequenz. Bei Durchblutungsstörungen/Dialysepatienten + 10 s. Nach KM-Gabe mindestens 4mal die Angiosequenzen direkt hintereinander. Jeweils MIP-3D-Nachverarbeitung nach Subtraktion: KM-Sequenz minus Nativ-Sequenz.		

2.9.1 MRT-Untersuchung: untere Extremitäten – Hüftgelenk/proximaler Femur

Fragestellung

Nativ/KM: Luxation, Coxarthrose/-arthritis, Hüftkopfnekrose/M. Perthes, Femurfraktur, Schenkelhalsfraktur, Tumor/Raumforderung, vor Umstellungsosteotomie, Coxa vara/Coxa valga, Gelenkerguss

Vorbereitung und Lagerung

Patient bis auf Unterwäsche entkleiden lassen, bequeme Rückenlage, Arme über Brust verschränken lassen. Knie leicht unterpolstern, Oberschenkel nicht zu stark anheben. Fixierung der Unterschenkel/Füße (z. B. Klettband, Sandsäcke). Body-array- oder Bodyspule, eventuell Wickelspule. Spulenmitte etwa 2–3 Finger kranial der Trochanteren (tastbar), ggf. nach Scout Korrektur. Ohrstöpsel oder Kopfhörer. Notfallknopf in die Hand geben. Nochmal auf Ruhiglage hinweisen.

KM-Gabe zur besseren Gelenkbeurteilung/für indirekte Arthrographie: doppelte Menge Gd-KM ca. 20–30 min **vor** der Untersuchung i.v. und anschließend langsames Gehen mit betontem Beinheben/Knie anziehen bis zum Untersuchungsbeginn, falls möglich.

KM-Gabe bei Tumor/Raumforderung/Entzündung: ggf. großlumigen i. v. Zugang legen (lassen), eine mit 0,9% Kochsalzlösung gefüllte 10 ml-Spritze bzw. Injektor mit Verlängerungsschlauch anschließen, nach Injektion ca. 2 Minuten Verzögerung bis Messbeginn empfohlen.

Untersuchungsbereich

Beckenkamm bis Mitte Oberschenkel, 3 Ebenen.

Wichtiges, Tipps & Tricks

- Bei Beckenschiefstand Sequenzeinstellungen anpassen, Verbindungslinie der Hüftkopfgelenkflächen beidseits kranial (koronare Ebene) bzw. ventral (transversale Ebene) gilt als Referenzlinie.
- Bei Gefäßprozess oder Frage nach Gefäßversorgung einer Raumforderung eventuell Angio-Sequenzen anschließen (2.9.8).
- Bei Verwendung von Sandsäcken zur Fixierung: Metallanteile außen und innen ausschließen.

Weitere Hilfe siehe Seite 182–184

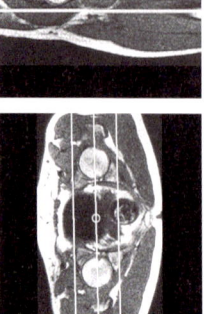

1 koronar

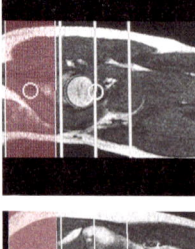

2 koronar

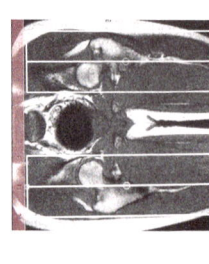

3 transversal

4 transversal

5 sagittal

Sequenzprotokoll Hüftgelenk/prox. Oberschenkel

Mess-Sequenz	Scout	1.	2. optional statt 1.	3.	4.	5.	6. + 7. optional	8. + 9. optional
Indikation		Übersicht Hüftgelenke	Übersicht Hüftgelenke	Übersicht Hüftgelenke	gezielte Darstellung Hüftgelenk	gezielte Darstellung Hüftgelenk	bei Pathologie	indirekte Arthrographie
Gewichtung		T2 fatsat	T2	T1	T2 (fatsat)	T1	T1+ KM (fatsat)	T1+ KM (fatsat)
Sequenztyp	Scout/FISP o.ä.	FSE/TSE	STIR	TSE/SE	FSE/TSE	TSE/SE	TSE/SE	TSE/SE
Orientierung	3 Ebenen	kor	kor	kor	tra	1 ×/2 × sag (gewinkelt)	kor/(2×) sag (gewinkelt)	tra/kor
TR (ms)		2500–4500	ca 3500	450–600	2500–4500	450–600	450–600	450–600
TE (ms)		90–120	60–70	9–15	90–120	9–15	9–15	9–15
TI (ms)			140					
Flipwinkel (Grad)				50–70		50–70	50–70	50–70
FOV (mm)	400–450	350–400	250–400	350–400	300–350	ca. 350	ca. 350	tra ca. 300 kor ca. 350
Schichtanzahl	je 1–3	bis 23	bis 23	bis 23	bis 30	bis je 15	kor bis 23 sag bis je 15	tra bis 30 kor bis 23
Schichtdicke (mm)	5–8	4	4	4	5	4	4	4
Schichtabstand (mm) bzw. -faktor	0,8 0,2	0,8 0,2	0,8 0,2	0,8 0,2	0,5–1 0,1–0,2	0,8 0,2	0,8 0,2	0,4–0,8 0,1–0,2
Bildmittelungen	bis 3	bis 3	bis 3	2–3	bis 3	2–3	2–3	2–3
Sonstiges	je eine Schicht in 3 Ebenen	Hohe Matrix 512. Jeweils Sättigungsblocks transversal über Beckenkamm bzw. kranial der Schichten. Sagittale Aufnahmen in zwei Blöcken über beide Hüftgelenken. Oversampling empfohlen, Einfaltungsartefakte vermeiden! Turbofaktor bei TSE 15–25, bei STIR 8–15. Rechteck-FOV verkürzt Messzeit, erhöht Rauschen! Indirekte Arthrographie: 30 min vor der Untersuchung i.v.-KM und langsames Gehen bis Untersuchungsbeginn.						

2.9.2 MRT-Untersuchung: untere Extremitäten – Oberschenkel

Fragestellung

Nativ/KM: Femurfraktur, Tumor/Raumforderung, Phlegmone

Vorbereitung und Lagerung

Patient bis auf Unterwäsche entkleiden lassen, bequeme Rückenlage, Arme über Brust verschränkt oder seitlich am Körper. Knie oder Beine leicht unterpolstern bis Oberschenkel nahezu horizontal liegen. Fixierung der Unterschenkel/Füße (z. B. Klettband, Sandsäcke), Polster zwischen die proximalen Oberschenkel für kleinen Abstand. Body-array- oder Bodyspule, eventuell Wickelspule nur um einen Oberschenkel versetzt von Hüfte bis Knie bei Verzicht auf Seitenvergleich. Spulenmitte etwa Mitte Oberschenkel, ggf. nach Scout Korrektur. Ohrstöpsel oder Kopfhörer. Notfallknopf in die Hand geben. Nochmal auf Ruhiglage hinweisen.

KM-Gabe bei Tumor/Raumforderung/Entzündung: ggf. großlumigen i.v. Zugang legen (lassen), eine mit 0,9% Kochsalzlösung gefüllte 10 ml-Spritze bzw. Injektor mit Verlängerungsschlauch anschließen, nach Injektion ca. 2 Minuten Verzögerung bis Messbeginn empfohlen.

Untersuchungsbereich

Hüftgelenk bis Femurkondylen.

Wichtiges, Tipps & Tricks

● Bei Becken-/Femurschiefstand Sequenzeinstellungen anpassen.
● Bei Frage nach knöchernen Veränderungen Sequenzeinstellung an Femur. Bei Gefäßprozess oder Frage nach Gefäßversorgung einer Raumforderung eventuell Angio-Sequenzen anschließen (2.9.8).
● Bei Verwendung von Sandsäcken: Metallanteile außen und innen ausschließen.

Weitere Hilfe siehe Seite 182–184

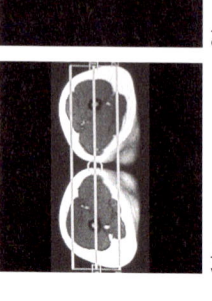

1 koronar

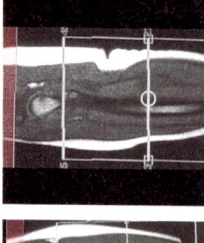

2 koronar

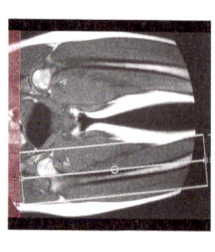

3 transversal

4 transversal

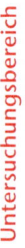

5 gewinkelt sagittal

Sequenzprotokoll Oberschenkel

Mess-Sequenz Indikation	Scout	1. Übersicht Oberschenkel	2. optional statt 1. Übersicht Oberschenkel	3. Übersicht Oberschenkel	4. gezielte Darstellung Oberschenkel	5. optional gezielte Darstellung Oberschenkel	6. gezielte Darstellung Oberschenkel	7. + 8. optional bei Pathologie	9. optional bei Pathologie
Gewichtung		T2 fatsat	T2	T1	T2 (fatsat)	T1	T1	T1+ KM (fatsat)	T1+ KM (fatsat)
Sequenztyp	Scout/FISP o.ä.	FSE/TSE	STIR	TSE/SE	FSE/TSE	TSE/SE	TSE/SE	TSE/SE	TSE/SE
Orientierung	3 Ebenen	kor	kor	kor	tra	tra	(2×) sag (gewinkelt)	kor/sag (gewinkelt)	tra
TR (ms)		2500–4500	ca. 3500	450–600	2500–4500	450–600	450–600	450–600	450–600
TE (ms)		90–120	60–70	9–15	90–120	9–15	9–15	9–15	9–15
TI (ms)			140						
Flipwinkel (Grad)				50–70		50–70	50–70	50–70	50–70
FOV (mm)	500	400–500	400–500	400–500	einer ca. 200 beide ca. 400	einer ca. 200 beide ca. 400	ca. 350	kor ca. 400 sag ca. 350	einer ca. 200 beide ca. 400
Schichtanzahl	je 1–3	bis 23	bis 23	bis 23	bis 30	bis 30	einer bis 23 beide bis je 16	sag/kor bis 23 sag bis 16	bis 30
Schichtdicke (mm)	5–8	4–5	4–5	4–5	6–8	6–8	5–8	kor 4 bis 5 sag 5 bis 8	6–8
Schichtabstand (mm) bzw.-faktor		0,8–1 0,2	0,8–1 0,2	0,8–1 0,2	1,2–4 0,2–0,5	1,2–4 0,2–0,5	1–1,6 0,2	0,8–1,6 0,2	1,2–4 0,2–0,5
Bildmittlungen		bis 3	bis 3	2–3	bis 3	2–3	2–3	2–3	2–3
Sonstiges	je eine Schicht in 3 Ebenen	Hohe Matrix 512. eweils Sättigungsblocks transversal über Becken bzw. kranial der Schichten. Sagittale Aufnahmen an Femurschaft ausrichten, bei beiden Oberschenkeln eventuell zwei Blöcke gewinkelt. Oversampling empfohlen, Einfaltungsartefakte vermeiden! Turbofaktor bei TSE 15–25, bei STIR 8–15. Rechteck-FOV verkürzt Messzeit, erhöht Rauschen!							

2.9.3 MRT-Untersuchung: untere Extremitäten – Kniegelenk

Fragestellung

Nativ/KM: Femurkondylen-/Tibiakopf-/Fibulaköpfchenfraktur, Gonarthrose/-arthritis, Gelenkerguss/-empyem, Kreuzbandläsion/-plastik, Knorpelschaden, Meniskusläsion, Osteochondrosis dissecans, Tumor/Raumforderung, prä-/postoperativer Situs, Patellapathologie

Vorbereitung und Lagerung

Füße voran, bequeme Rückenlage, Arme über Brust verschränkt oder seitlich am Körper. Beide Knie leicht unterpolstert in Wickelspule oder ein unterpolstertes Knie in Kniespule, fixieren. Fixierung der Füße/des Fußes in ca. 15° Außenrotation (z. B. mit Klettband, Sandsäcke). Ggf. nicht untersuchtes Bein bequem lagern. Spulenmitte in Höhe Gelenkspalt, ggf. nach Scout Korrektur. Ohrstöpsel oder Kopfhörer. Notfallknopf in die Hand geben. Nochmal auf Ruhiglage hinweisen.

KM-Gabe zur besseren Gelenkbeurteilung/für indirekte Arthrographie: doppelte Menge Gd-KM ca. 20–30 min **vor** der Untersuchung i.v. und anschließend langsame Kniebeugung und -streckung bis zum Untersuchungsbeginn, falls möglich.

KM-Gabe bei Tumor/Raumforderung/Entzündung: ggf. großlumigen i.v. Zugang legen (lassen), eine mit 0,9% Kochsalzlösung gefüllte 10 ml-Spritze bzw. Injektor mit Verlängerungsschlauch anschließen, nach Injektion ca. 2 Minuten Verzögerung bis Messbeginn empfohlen.

Untersuchungsbereich

Zielaufnahmen Kniegelenk(e), ggf. 3 Ebenen + schräge Aufnahmen.

Wichtiges, Tipps & Tricks

- Kinderknie mit Seitenvergleich eventuell in Kopfspule untersuchen. Bei Untersuchung beider Knie eventuelle Schieflage berücksichtigen.
- Bei Gefäßprozess oder Frage nach Gefäßversorgung einer Raumforderung eventuell Angio-Sequenzen anschließen (2.9.8).
- Bei Verwendung von Sandsäcken zu Fixierung: Metallanteile außen und innen ausschließen.

Weitere Hilfe siehe Seite 182–184

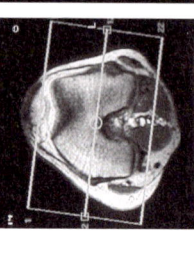

1 koronar

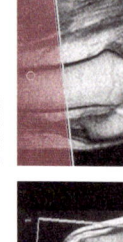

2 koronar

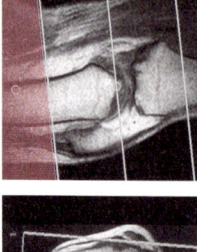

3 sagittal

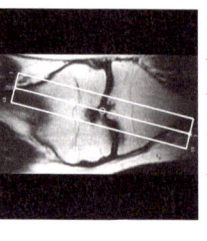

4 transversal

5 vorderes Kreuzband, sagittal

Sequenzprotokoll Kniegelenk

Mess-Sequenz	Scout	1.	2. optional statt 1.	3.	4. optional	5. + 6. optional	7.	8. optional	9. + 10. optional	11. optional	12. +13. optional	14. optional
Indikation		Übersicht Knie	Übersicht Knie	Gelenkknorzel-Darsellung	Gelenkknorpel-Darstellung	Meniskus und Gelenkknorpel	Übersicht Knie	Darstellung vorderes Kreuzband	bei Pathologie, Tumor	bei Pathologie, Tumor	Arthrographie, Gelenkmaus, Bandläsion	Arthrographie, Gelenkmaus, Bandläsion
Gewichtung	Scout/FISP o.ä.	T2 fatsat	T2	T1 (fatsat)	T1 fatsat	Protonendichte (fatsat)	T2	T2	T1+KM (fatsat)	T1+KM (fatsat)	T1+KM (fatsat)	T1+KM (fatsat)
Sequenztyp		FSE/TSE	STIR	FFE/GRE	3D-GRE/FFE	FSE/TSE	FSE/TSE	FSE/TSE	TSE/SE	TSE/SE	TSE/SE	TSE/SE
Orientierung	3 Ebenen	kor (gewinkelt) parallel zu Kondylen	kor (gewinkelt) parallel zu Kondylen	sag senkrecht zu kor	sag senkrecht zu kor	kor (gewinkelt) parallel zu Kondylen, sag senkrecht zu kor	tra (senkrecht zu kor)	sag (gewinkelt ca. 15°)	kor (gewinkelt) parallel zu Kondylen, sag senkrecht zu kor	tra (senkrecht zu kor)	kor (gewinkelt) parallel zu Kondylen, sag senkrecht zu kor	tra
TR (ms)		2500–4500	ca. 3500	ca. 700	ca. 33	2500–4500	2500–4500	2500–4500	450–600	450–600	450–600	450–600
TE (ms)		90–120	60–70	15–20	ca. 6,2	30–45	90–120	90–120	9–15	9–15	9–15	9–15
TI (ms)			140									
Flipwinkel (Grad)				20	45							
FOV (mm)	ca. 300	ca. 200	ca. 200	ca. 200	ca. 100 mm Block	180–200	150–180	180–200	150–200	150–180	150–200	ca. 200
Schichtanzahl	je 1–3	bis 23	bis 23	bis 50	ca. 50–60	bis 23	bis 30	bis 19	bis 23	bis 30	bis 23	bis 30
Schichtdicke (mm)	5–8	3	3	2	ca. 1–1,5	3	3	2	3	3	3	3
Schichtabstand (mm) bzw.-faktor		0,3–0,6 0,1–0,2	0,3–0,6 0,1–0,2	0,2 0,1	0	0,3–0,6 0,1–0,2	0,3–0,6 0,1–0,2	0,2 0,1	0,3–0,6 0,1–0,2	0,3–0,6 0,1–0,2	0,3–0,6 0,1–0,2	0,3–0,6 0,1–0,2
Bildmittlungen		bis 3	bis 3	bis 3	1	bis 3	bis 3	bis 19	2–3	2–3	2–3	2–3
Sonstiges	mindestens je eine Schicht in 3 Ebenen durch Kniegelenk	Hohe Matrix 512. Jeweils Sättigungsblocks transversal über mittlerem Oberschenkel bzw. kranial der Schichten. Koronare Aufnahmen parallel zu den Femurkondylen ausrichten, sagittale senkrecht zu koronar, transversale senkrecht zu koronar. Oversampling empfohlen! Einfaltungsartefakte vermeiden! Turbofaktor bei TSE 15–25, bei STIR 8–15. Rechteck-FOV verkürzt Messzeit, erhöht Rauschen! Indirekte Arthrographie: 30 min vor der Untersuchung i.v. KM-Gabe und stetige Kniebewegung bis Lagerung.										

2.9.4 MRT-Untersuchung: untere Extremitäten – Unterschenkel

Fragestellung

Nativ/KM: Tibia-/Fibulafraktur, Tumor/Raumforderung, Phlegmone

Vorbereitung und Lagerung

Füße zuerst, bequeme Rückenlage, Arme über Brust verschränkt oder seitlich am Körper. Knie und/oder Beine leicht unterpolstern bis Unterschenkel horizontal liegen. Fixierung der Füße z. B. mit Klett- oder Klebeband in leichter Innenrotation (kleines Polster zwischen die Fersen). Body-array- oder Bodyspule, eventuell Wickelspule um einen oder beide Unterschenkel versetzt von Knie bis Sprunggelenk. Spulenmitte etwa Mitte Schienbein, ggf. nach Scout Korrektur. Ohrstöpsel oder Kopfhörer. Notfallknopf in die Hand geben. Nochmal auf Ruhiglage hinweisen.

KM-Gabe bei Tumor/Raumforderung/Entzündung: ggf. großlumigen i.v. Zugang legen (lassen), eine mit 0,9% Kochsalzlösung gefüllte 10 ml-Spritze bzw. Injektor mit Verlängerungsschlauch anschließen, nach Injektion ca. 2 Minuten Verzögerung bis Messbeginn empfohlen.

Untersuchungsbereich

Kniegelenk bis Sprunggelenk, ggf. 3 Ebenen.

Wichtiges, Tipps & Tricks

- Kinder, Jugendliche und kleine Erwachsene mit Seitenvergleich eventuell in Knie- oder Kopfspule untersuchen, probieren.
- Eventuelle Schieflage bei Sequenzeinstellungen berücksichtigen. Bei Frage nach knöchernen Veränderungen Sequenzeinstellung an Tibia.
- Bei Gefäßprozess oder Frage nach Gefäßversorgung einer Raumforderung eventuell Angio-Sequenzen anschließen (2.9.8).
- Bei Verwendung von Sandsäcken zur Fixierung: Metallanteile außen und innen ausschließen.

Weitere Hilfe siehe Seite 182–184

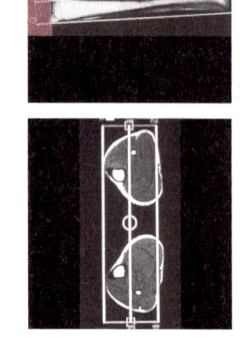

1 koronar

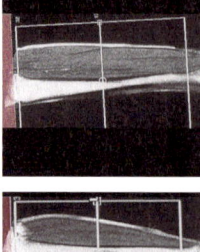

2 koronar

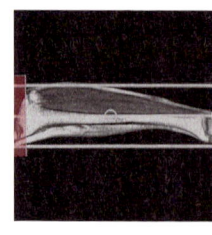

3 transversal

4 transversal

5 sagittal

Sequenzprotokoll Unterschenkel

Mess-Sequenz	Scout	1. Übersicht Unterschenkel	2. optional statt 1. Übersicht Unterschenkel	3. Übersicht Unterschenkel	4. gezielte Darstellung Unterschenkel	5. optional gezielte Darstellung Unterschenkel	6. gezielte Darstellung Unterschenkel	7. optional bei Pathologie	8. + 9. optional bei Pathologie
Indikation	Scout							bei Pathologie	bei Pathologie
Gewichtung		T2 fatsat	T2	T1	T2 (fatsat)	T1	T1	T1+ KM (fatsat)	T1+ KM (fatsat)
Sequenztyp	Scout/FISP o. ä.	FSE/TSE	STIR	TSE/SE	FSE/TSE	TSE/SE	TSE/SE	TSE/SE	TSE/SE
Orientierung	3 Ebenen	kor	kor	kor	tra	tra	(2×) sag (gewinkelt)	tra	kor/sag (gewinkelt)
TR (ms)		2500–4500	ca. 3500	450–600	2500–4500	450–600	450–600	450–600	450–600
TE (ms)		90–120	60–70	9–15	90–120	9–15	9–15	9–15	9–15
TI (ms)			140						
Flipwinkel (Grad)	500			50–70		50–70	50–70	50–70	50–70
FOV (mm)	ca. 400	ca. 400	ca. 400	ca. 400	einer ca. 180 beide ca. 350	einer ca. 180 beide ca. 350	ca. 350	einer ca. 180 beide ca. 350	kor ca. 400 sag ca. 350
Schicht-anzahl	je 1–3	bis 23	bis 23	bis 23	bis 30	bis 30	einer bis 23 beide bis je 16	bis 30	sag/kor bis 23 sag bis je 16
Schicht-dicke (mm)	5–8	4	4	4	5–6	5–6	4–6	5–6	kor 4 sag 4–6
Schichtab-stand (mm) bzw. -faktor		0,8 0,2	0,8 0,2	0,8 0,2	1–3 0,2–0,5	1–3 0,2–0,5	0,8–1,2 0,2	1–3 0,2–0,5	0,8–1,6 0,2
Bildmitt-lungen	je eine Schicht in 3 Ebenen	bis 3	bis 3	2–3	bis 3	2–3	2–3	2–3	2–3
Sonstiges		Hohe Matrix 512. Jeweils Sättigungsblocks transversal über distalem Oberschenkel bzw. kranial der Schichten. Sagittale Aufnahmen an Tibiaschaft ausrichten, bei beiden Unterschenkeln eventuell zwei Blöcke gewinkelt. Oversampling empfohlen, Einfaltungsartefakte vermeiden! Turbofaktor bei TSE 15–25, bei STIR 8–15. Rechteck-FOV verkürzt Messzeit, erhöht Rauschen!							

2.9.5 MRT-Untersuchung: untere Extremitäten – oberes Sprunggelenk (OSG)

Fragestellung

Nativ/KM: distale Tibia-/Fibulafraktur, Luxation, Weber-Frakturen, Arthrose/Arthritis, Bandläsion, Knorpelschaden, Osteochondrosis dissecans, Tumor/Raumforderung, prä-/postoperativer Situs

Vorbereitung und Lagerung

Füße voran, bequeme Rückenlage, Arme über Brust verschränkt oder seitlich am Körper. Knie leicht unterpolstern, ein OSG in Kniespule oder beide OSG in Kopfspule/Wickelspule, unterpolstern und fixieren. Ggf. nicht untersuchtes Bein bequem lagern. Spulenmitte in Höhe Gelenkspalt, ggf. nach Scout Korrektur. Ohrstöpsel oder Kopfhörer. Notfallknopf in die Hand geben. Nochmal auf Ruhiglage hinweisen.

KM-Gabe zur besseren Gelenkbeurteilung/für indirekte Arthrographie: doppelte Menge Gd-KM ca. 20–30 min **vor** der Untersuchung i.v. und anschließend langsame Bewegungen im OSG bis zum Untersuchungsbeginn, falls möglich.

KM-Gabe bei Tumor/Raumforderung/Entzündung: ggf. großlumigen i.v. Zugang legen (lassen), eine mit 0,9% Kochsalzlösung gefüllte 10 ml-Spritze bzw. Injektor mit Verlängerungsschlauch anschließen, nach Injektion ca. 2 Minuten Verzögerung bis Messbeginn empfohlen.

Untersuchungsbereich

Zielaufnahmen OSG, ggf. 3 Ebenen.

Wichtiges, Tipps & Tricks

- Optimierte Abbildung: Ligg. calcaneofibulare (transversale Schicht) und deltoideum (Pars tibionaviculare/tibiotalare ant.) (koronare Schicht) in maximaler Plantarflexion (ca. 50°) (eventuell fixieren), Ligg. talofibulare ant. und post. (transversale Schicht) in max. Dorsalflexion (ca. 20°), Ligg. calcaneonaviculare und deltoideum (Pars tibiocalcaneare/tibiotalare) (koronare Schicht) in max. Dorsalflexion (ca. 20°).
- Kinder-OSG mit Seitenvergleich in Kopfspule untersuchen.
- Bei Untersuchung beider OSG eventuelle Schieflage berücksichtigen. Einfaltungen der Zehen vermeiden.
- Bei Verwendung von Sandsäcken zur Fixierung: Metallanteile außen und innen ausschließen.

Weitere Hilfe siehe Seite 182–184

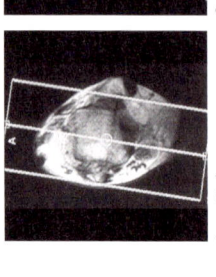

1 sagittal

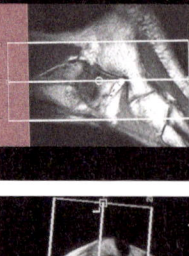

2 sagittal

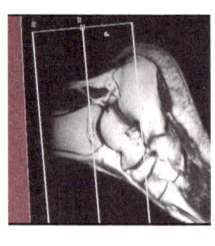

3 koronar

4 koronar

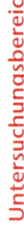

5 transversal

Sequenzprotokoll oberes Sprunggelenk (OSG)

Mess-Sequenz	Scout	1.	2. optional statt 1.	3.	4.	5.	6. optional	7. optional	8. + 9. optional	10. optional	11. + 12. optional
Indikation	Scout/FIS o.ä. 3 Ebenen	Übersicht OSG	Übersicht OSG	gezielte Darstellung OSG	gezielte Darstellung OSG	gezielte Darstellung OSG	Gelenk-knorpel-Darstellung	bei Pathologie, Tumor	bei Pathologie, Tumor	Arthro-graphie, Gelenkmaus, Bandläsion	Arthro-graphie, Gelenkmaus, Bandläsion
Gewichtung		T2 fatsat	T2	T2 (fatsat)	T2	T1	T2 (fatsat)	T1+ KM (fatsat)	T1+ KM (fatsat)	T1+ KM (fatsat)	T1+ KM (fatsat)
Sequenztyp		FSE/TSE	STIR	FSE/TSE	FSE/TSE	TSE/SE	FFE/GRE	TSE/SE	TSE/SE	TSE/SE	TSE/SE
Orientierung	3 Ebenen	sag (gewinkelt)	sag (gewinkelt)	kor senk-recht zu sag	tra	kor senk-recht zu sag	sag	tra	kor/sag	tra	kor/sag
TR (ms)		2500–4500	ca. 3300	2500–4500	2500–4500	450–600	ca. 700	450–600	450–600	450–600	450–600
TE (ms)		90–120	60–70	90–120	90–120	9–15	15–20	9–15	9–15	9–15	9–15
TI (ms)			140								
Flipwinkel (Grad)						50–70	20	50–70	50–70	50–70	50–70
FOV (mm)	300	ca. 250	ca. 250	150–200	ca. 200	150–200	ca. 250	ca. 200	kor ca. 180 sag ca. 250	ca. 200	kor ca. 180 sag ca. 250
Schichtanzahl	je 1–3	bis 23	bis 23	bis 23	bis 30	bis 23	bis 40	bis 30	bis 23	bis 30	bis 23
Schichtdicke (mm)	5–8	3	3	3	3	3	2	3	3	3	3
Schichtabstand (mm) bzw. -faktor		0,3–0,6 0,1–0,2	0,3–0,6 0,1–0,2	0,3–0,6 0,1–0,2	0,3–0,6 0,1–0,2	0,3–0,6 0,1–0,2	0,2–0,4 0,1–0,2	0,3–0,6 0,1–0,2	0,3–0,6 0,1–0,2	0,3–0,6 0,1–0,2	0,3–0,6 0,1–0,2
Bildmittel-ungen	bis 3	bis 3	bis 3	bis 3	bis 3	2–3	bis 3	2–3	2–3	2–3	2–3
Sonstiges	je eine Schicht in 3 Ebenen durch OSG	Hohe Matrix 512. Jeweils Sättigungsblocks transversal über mittlerem Unterschenkel bzw. kranial der Schichten. Sagittale Aufnahmen senkrecht zur bimalleolaren Achse ausrichten, koronare senkrecht zu sagittal. Oversampling empfohlen, Einfaltungsartefakte vermeiden! Turbofaktor bei TSE 15–25, bei STIR 8–15. Rechteck-FOV verkürzt Messzeit, erhöht Rauschen! Indirekte Arthrographie: 30 min vor der Untersuchung i.v. KM-Gabe und stetige OSG-Bewegung bis Lagerung.										

2.9.6 MRT-Untersuchung: untere Extremitäten – Achillessehne

Fragestellung

Nativ/KM: Tendinitis, Tendovaginitis, Riss/Anriss, Hämatom/Ödem, unklare Raumforderung, prä-/postoperativer Situs

Vorbereitung und Lagerung

Füße voran, bequeme Rückenlage, Arme über Brust verschränkt oder seitlich am Körper. Knie leicht unterpolstern, einen Fuß in Kniespule oder beide Füße in Kopfspule/Wickelspule, unterpolstern und fixieren. Ggf. nicht untersuchtes Bein bequem lagern. Spulenmitte in Höhe OSG-Gelenkspalt, ggf. nach Scout Korrektur. Ohrstöpsel oder Kopfhörer. Notfallknopf in die Hand geben. Nochmal auf Ruhiglage hinweisen.

KM-Gabe nur selten bei Raumforderung/Entzündung: ggf. großlumigen i.v. Zugang legen (lassen), eine mit 0,9% Kochsalzlösung gefüllte 10 ml-Spritze bzw. Injektor mit Verlängerungsschlauch anschließen, nach Injektion ca. 2 Minuten Verzögerung bis Messbeginn empfohlen.

Untersuchungsbereich

Zielaufnahmen Achillessehne, ggf. 3 Ebenen.

Wichtiges, Tipps & Tricks

- Eventuell Aufnahmen in maximaler Plantarflexion (ca. 50°) und maximaler Dorsalflexion (ca. 20°) zur besseren Beurteilung.
- Ggf. Achillessehnen im Seitenvergleich in Kopfspule untersuchen.
- Bei Untersuchung beider Achillessehnen eventuelle Schieflage berücksichtigen. Hohe Matrix (512) verwenden.

Weitere Hilfe siehe Seite 182–184

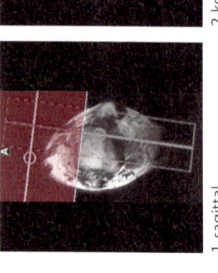

1 sagittal

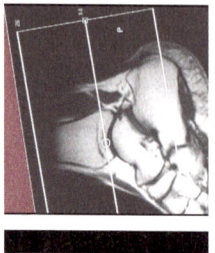

2 koronar

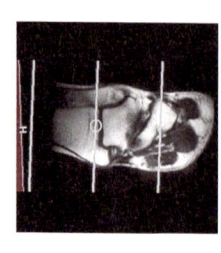

3 koronar

4 transversal

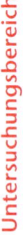

5 transversal

Sequenzprotokoll Achillessehne

Mess-Sequenz / Indikation	Scout	1. Übersicht Achillessehne	2. optional statt 1. Übersicht Achillessehne	3. Übersicht Achillessehne	4. Übersicht Achillessehne	5. optional gezielte Darstellung Achillessehne	6. + 7. optional bei Pathologie, Entzündung
Indikation	Scout/FISP o. ä.						
Gewichtung		T2 fatsat	T2	T1	T2 (fatsat)	T1 (fatsat)	T1+ KM (fatsat)
Sequenztyp		FSE/TSE	STIR	TSE/SE	FSE/TSE	TSE/SE	TSE/SE
Orientierung	3 Ebenen	sag	sag	sag	kor	tra	sag/tra
TR (ms)		2500–4500	ca. 3500	450–600	2500–4500	450–600	450–600
TE (ms)		90–120	60–70	9–15	90–120	9–15	9–15
TI (ms)			140				
Flipwinkel (Grad)	300			50–70		50–70	50–70
FOV (mm)		200–250	200–250	200–250	ca. 250	180–200	sag bis 250 tra 180 bis 200
Schichtanzahl	je 1–3	bis 19	bis 19	bis 19	bis 19	bis 23	bis 23
Schichtdicke (mm)	5–8	3	3	3	3	3	3
Schichtabstand (mm) bzw. -faktor		0,3 0,1	0,3 0,1	0,3 0,1	0,3 0,1	0,3 0,1	0,3 0,1
Bildmittlungen	je eine Schicht in 3 Ebenen durch OSG	bis 3	bis 3	2–3	bis 3	2–3	2–3
Sonstiges		Hohe Matrix 512. Jeweils Sättigungsblocks transversal über mittlerem Unterschenkel bzw. kranial der Schichten. Sagittale Aufnahmen mit Sättigungsblock schräg über Vorfuß und senkrecht zur bimalleolären Achse. Oversampling empfohlen, Einfaltungsartefakte vermeiden! Turbofaktor bei TSE 15–25, bei STIR 8–15. Rechteck-FOV verkürzt Messzeit, erhöht Rauschen!					

2.9.7 MRT-Untersuchung: untere Extremitäten – Mittel- und Vorfuß

Fragestellung

Nativ/KM: Metatarsalfraktur, Luxation, Arthrose/Arthritis, Hämatom, Bandläsion, Knorpelschaden, Osteonekrose, Tumor/Raumforderung, prä-/postoperativer Situs

Vorbereitung und Lagerung

Füße voran, bequeme Rückenlage, Arme über Brust verschränkt oder seitlich am Körper. Knie leicht unterpolstern, einen Fuß in Kniespule oder beide Füße in Kopfspule/Wickelspule, unterpolstern, Sohle nahezu senkrecht gegen Keil/Polster anstellen und fixieren. Ggf. nicht untersuchtes Bein bequem lagern. Eventuell Unterschenkel mit Sandsäcken fixieren. Spulenmitte in Höhe Metatarsalia, ggf. nach Scout Korrektur. Ohrstöpsel oder Kopfhörer. Notfallknopf in die Hand geben. Nochmal auf Ruhiglage hinweisen.

KM-Gabe bei Osteonekrose/Raumforderung/Entzündung: ggf. großlumigen i.v. Zugang legen (lassen), eine mit 0,9% Kochsalzlösung gefüllte 10 ml-Spritze bzw. Injektor mit Verlängerungsschlauch anschließen, nach Injektion ca. 2 Minuten Verzögerung bis Messbeginn empfohlen.

Untersuchungsbereich

Zielaufnahmen Mittel-/Vorfuß, ggf. 3 Ebenen

Wichtiges, Tipps & Tricks

- Optimierte Abbildung: an der Achse der Metatarsalia ausrichten.
- Kinderfüße und kleine Erwachsenenfüße mit Seitenvergleich in Kopfspule untersuchen.
- Bei Untersuchung beider Füße eventuelle Schieflage berücksichtigen. Hohe Matrix (512) verwenden.
- Bei Gefäßprozess oder Frage nach Gefäßversorgung eventuell Angio-Sequenzen anschließen (2.9.8).
- Bei Verwendung von Sandsäcken: Metallanteile außen und innen ausschließen.

Weitere Hilfe siehe Seite 182–184

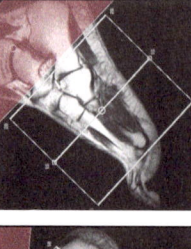

1 sagittal

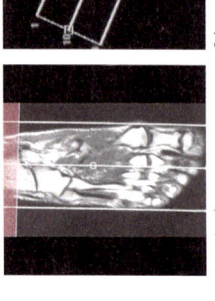

2 koronar gewinkelt

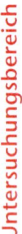

3 koronar gewinkelt

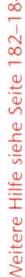

4 transversal gewinkelt

Sequenzprotokoll Mittel- und Vorfuß

Mess-Sequenz	Scout	1.	2. optional statt 1.	3.	4. optional statt 1.	5.	6.	7. optional	8. optional
Indikation	Scout	Übersicht Mittel-/Vorfuß	Übersicht Mittel-/Vorfuß	Übersicht Mittel-/Vorfuß	Übersicht Mittel-/Vorfuß	gezielte Darstellung Mittel-/Vorfuß	gezielte Darstellung Mittel-/Vorfuß	bei Pathologie Tumor, Osteomyelitis	bei Pathologie Tumor, Osteomyelitis
Gewichtung		T2 (fatsat)	T2	T2 fatsat	T2	T1	T1	T1+ KM (fatsat)	T1+ KM (fatsat)
Sequenztyp	Scout/FISP o. ä.	FSE/TSE	STIR	FSE/TSE	STIR	TSE/SE	TSE/SE	TSE/SE	TSE/SE
Orientierung	3 Ebenen	sag (gewinkelt)	sag (gewinkelt)	kor (gewinkelt) nach Metatarsalia	kor (gewinkelt) nach Metatarsalia	kor (gewinkelt) nach Meta tarsalia	tra (gewinkelt) senkrecht zur kor	tra (gewinkelt) senkrecht zur kor	kor (gewinkelt) nach Meta-tarsalia
TR (ms)		2500–4500	ca. 3500	2500–4500	ca. 3500	450–600	450–600	450–600	450–600
TE (ms)		90–120	60–70	90–120	60–70	9–15	9–15	9–15	9–15
TI (ms)			140		140				
Flipwinkel (Grad)						50–70	50–70	50–70	50–70
FOV (mm)	ca. 300	200–250	200–250	200–250	200–250	200–250	200–250	150–200	200–250
Schichtanzahl	je 1–3	bis 23	bis 23	bis 23	bis 23	bis 23	bis 30	bis 30	bis 23
Schichtdicke (mm)	5–8	4	4	3	3	4	4	4	3
Schichtabstand (mm) bzw. -faktor		0,4–0,8 0,1–0,2	0,4–0,8 0,1–0,2	0,3–0,6 0,1–0,2	0,3–0,6 0,1–0,2	0,4–0,8 0,1–0,2	0,4–0,8 0,1–0,2	0,4–0,8 0,1–0,2	0,3–0,6 0,1–0,2
Bildmittlungen	mindestens je eine Schicht in 3 Ebenen durch Fußmitte	bis 3	bis 3	bis 3	bis 3	2–3	2–3	2–3	2–3
Sonstiges		Hohe Matrix 512. Jeweils Sättigungsblocks transversal über OSG bzw. kranial der Schichten. Sagittale Aufnahmen entlang der Achse 2. Strahl – Calcaneusmitte ausrichten, koronare zweifach gewinkelt parallel zur Achse der Tarsalia – Metatarsalia, transversale Schichten senkrecht zu koronar. Oversampling empfohlen, Einfaltungsartefakte vermeiden! Turbofaktor bei TSE 15–25, bei STIR 8–15. Rechteck-FOV verkürzt Messzeit, erhöht Rauschen!							

2.9.8 MRT-Untersuchung: Angiographie Becken, Ober- und Unterschenkel

Fragestellung

Nativ/KM: A. iliaca-/A. femoralis-/A. poplitea-Stenose, Bypass-Stenose/-Verschluss, prä-/postoperativer Situs, Gefäßverletzung, Embolie, periphere AVK

Vorbereitung und Lagerung

Patient bis auf Unterwäsche entkleiden lassen, bequeme Rückenlage, Arme über Brust verschränkt oder seitlich am Körper. Knie oder Beine leicht unterpolstern bis Ober- und Unterschenkel nahezu horizontal liegen. Fixierung der Unterschenkel/Füße (z. B. Klettband, Sandsäcke), Polster zwischen die proximalen Oberschenkel für kleinen Abstand. Body-array- oder Bodyspule. **Bei Komplettuntersuchung mit KM-Gabe zweiteilig:** zunächst Unterschenkel, dann Becken- und Oberschenkel. Spulenmitte erst oberes Unterschenkeldrittel, danach Schritthöhe. **Alternativ Tischverschiebetechnik**, falls vorhanden (Geräte- und Hersteller-abhängige Technik). Ggf. nach Scout Korrektur. Ohrstöpsel oder Kopfhörer. Notfallknopf in die Hand geben. Nochmal auf Ruhiglage hinweisen. **Vor KM-Gabe notwendig: zunächst Kreislaufzeitermittlung mittels Testbolus. Bei kombinierter Untersuchung Becken bis Unterschenkel für Becken-Sequenz Kreislaufzeit minus 4–5 s. Alternativ koronare Ebene wählen, ermöglicht bessere SI-Anstiegsbeurteilung!**
KM-Gabe bei Angiographie: großlumigen i.v. Zugang legen (lassen), eine mit 0,9% Kochsalzlösung gefüllte 10 ml-Spritze bzw. Injektor mit Verlängerungsschlauch anschließen.

Untersuchungsbereich

Distaler Oberschenkel bis OSG bzw. Nabel bis distaler Oberschenkel, bei **Tischverschiebetechnik** 3 Felder: Becken bis OSG.

Wichtiges, Tipps & Tricks

- Bei Becken-/Femurschiefstand Sequenzeinstellungen anpassen. Bei Verwendung von Sandsäcken: Metallanteile ausschließen.
- Faustregel: Injektionsgeschwindigkeit: KM-Volumen durch halbe Sequenzzeit = Geschwindigkeit in ml/s (meist 1–2,5 ml/s). Testbolus mit 2 ml KM im Schlauch und 20 ml NaCl Nachinjektion. Kreislaufzeitermittlung: Beginn des Signalanstiegs in A. poplitea nach Injektionsbeginn in Sekunden. (Bei verlängerter Zeit bzw. klinischem Verdacht auf Gefäßstenose/-verschluß im Becken/OS zweite Messung in der Aortenbifurkation). Kreislaufzeit minus ⅓ Sequenzzeit = KM-delay in Sekunden bei normalen Angio-Sequenzen mit sequenzieller k-Raum-Füllung. Bei Sequenzen mit elliptisch-zentrischer k-Raum-Füllung nur Kreislaufzeit-delay (Vorteile: rein arterielle Darstellung, venöser flow wird unterdrückt). Nachverarbeitung mit MIP und Subtraktion: KM-Sequenzen minus Nativ-Sequenzen.
- Falls vorhanden, Tischverschiebetechnik nutzen!

Weitere Hilfe siehe Seite 182–184

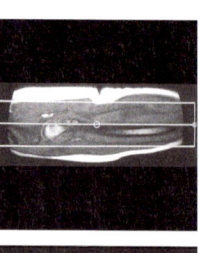

1 Becken-Knie, koronares FOV

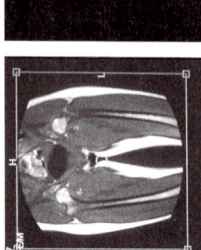

2 Becken-Knie, koronar

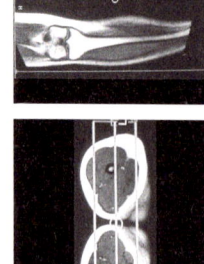

3 Becken-Knie, koronar

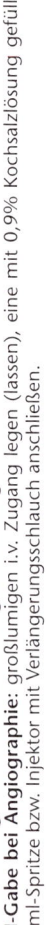

4 Knie-OSG, koronares FOV

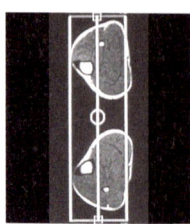

5 Knie-OSG, koronar

Sequenzprotokoll Angiographie Becken/Bein

Mess-Sequenz	Scout	1. optional Testbolus / Kreislaufzeit-Bestimmung	1a. optional statt 1. / Kreislaufzeit-Bestimmung	2. / Angiographie distaler OS bis OSG	3. optional statt 2. / Angiographie distaler OS bis OSG	4. + 5. / Wiederholung 2. oder 3. mit KM	5. / Angiographie Becken bis distaler OS	6. optional statt 5. / Angiographie Becken bis distaler OS	7. / Wiederholung 5. oder 6. mit KM	8. optional statt 2.–7. / Tischverschiebe-Angiographie
Indikation		Testbolus	Kreislaufzeit-Bestimmung	Angiographie distaler OS bis OSG	Angiographie distaler OS bis OSG	Wiederholung 2. oder 3. mit KM	Angiographie Becken bis distaler OS	Angiographie Becken bis distaler OS	Wiederholung 5. oder 6. mit KM	Tischverschiebe-Angiographie
Gewichtung		T1	T1	Angio nativ	Angio nativ	KM-Angio	Angio nativ (Atemhalt)	Angio nativ (Atemhalt)	KM-Angio (Atemhalt)	KM-Angio
Sequenztyp	Scout/FISP o.ä.	GRE/FFE	GRE/FFE Tischvorsch.b	3D-TOF-GRE/FFE	3D-TOF-GRE/FFE	3D-TOF-GRE/FFE	3D-TOF-FFE/GRE	3D-TOF-FFE/GRE	3D-TOF-GRE/FFE	3D-TOF-FFE/GRE
Orientierung	3 Ebenen	tra	kor	kor	kor	kor	kor	kor	kor	kor
TR (ms)	5–14	5–14	5–14	6–9	2,5–5	6–9 oder 2,5–5	6–9	2,5–5	6–9 oder 2,5–5	ca. 4,3 (kürzeste)
TE (ms)	1,4–4	1,4–4	1,4–4	1,8–2,5	ca. 1,5	1,8–2,5 oder ca. 1,5	1,8–2,5	ca. 1,5	1,8–2,5 oder ca. 1,5	ca. 1,3 (kürzeste)
Flipwinkel (Grad)	20–60	20–60	20–60	30–40	25–45	30–40 oder 25–45	30–40	25–45	30–40 oder 25–45	30–35
FOV (mm)	500	300	500	500	500	500	500	500	500	3×430–450
Schichtanzahl	je 1–3	ca. 30, in gleicher Lokalisation	ca. 30, in gleicher Lokalisation	60–80 mm Block, bis 40 Schichten	60–80 mm Block, bis 40 Schichten	60–80 mm Block, bis 40 Schichten	60–80 mm Block, bis 40 Schichten	60–80 mm Block, bis 40 Schichten	60–80 mm Block, bis 40 Schichten	80–100 mm Blöcke, bis 60 Schichten
Schichtdicke (mm)	5–8	5	10	1,5–2	1,5–2	1,5–2	1,5–2	1,5–2	1,5–2	1,3–1,7
Schichtabstand (mm) bzw. -faktor	0	0	0	0	0	0	0	0	0	0
Bildmittlungen	1	1	1	1	1	1	1	1	1	1
Sonstiges	mindestens je eine Schicht in drei Ebenen	Testbolus 2 ml Gd-KM + 20 ml NaCl. Messung 30×1 s in der gleicher Schicht: Ermittlung von Signalanstieg und -maximum.	Becken-Bein-Angio: Testbolus KM + 20 ml NaCl. Messung 30×1 s koronar: Aorta abdominalis bis Mitte OS.	Becken- bis OS-Angio eventuell mit Atemstillstand, Unterschenkel-Angio ohne. 512er Matrix empfohlen, ggf. Rechteckmatrix, Einfaltungsartefakte vermeiden, KM-Gabe bei Unterschenkeletage nach errechnter Kreislaufzeit ohne delay je nach Sequenz. **Bei Becken-/OS-Angio ca. 3–4 s kürzere Kreislaufzeit berücksichtigen! Bei verlängertem KM-Anstieg in A. poplitea Stenose im Becken/OS möglich, dann für Becken-/OS-Angio Kreislaufzeit selektiv ermitteln.** Nach KM-Gabe mindestens 2 Angiosequenzen hintereinander. Jeweils MIP-3D-Nachverarbeitung nach Subtraktion: KM-Sequenz minus Nativ-Sequenz. **Tischverschiebe-Angio:** in 3 Abschnitten: 1) Nativ-Serie (Maske) in Unterschenkel, OS- und Beckenbereich. 2) 40 ml KM-Bolus zweigeteilt: 15 ml KM à 0,5 ml/s + 25 ml KM à 0,3 ml/s + 15 ml NaCl à 0,3 ml/s. 3) nach ca. 40 s Angiostart, 3 Etagen, Start im Becken. Bei Gefäßstenose/-verschluss im Becken/OS eventuell 2. und/oder 3. Messung manuell später starten oder Kreislaufzeit A. poplitea bestimmen.						

3 EBT

3.0 EBT (EBCT): Allgemeines, Wichtiges, Patientenvorbereitung und -aufklärung

Aufklärung

- Indikationsstellung durch Radiologen überprüfen lassen (Strahlenschutz!)
- Optimale Patientenmitarbeit ist die halbe Untersuchung! Deshalb ausführliche Aufklärung des Patienten über Kontrastmittelgabe und Untersuchungsmethode einschließlich möglicher Komplikationen sowie Verhalten während der Untersuchung!
- Sorgfältige Dokumentation von Anamnese und Aufklärung durch Arzt mit handschriftlichen Notizen und Unterschrift der Einverständniserklärung durch Patient bzw. bei Kindern durch (beide) Erziehungsberechtigten/Vormund und jeweils den untersuchenden Arzt!
- Keine Delegierung von Aufklärungsgesprächen durch den Arzt an nichtärztliches Personal, juristisch problematisch!
- Den Patienten nochmals nach eventuellen Unklarheiten befragen.

Patientenvorbereitung

- Bei klaustrophoben Patienten eventuell zunächst „Testlauf". Eventuell nach Rücksprache mit behandelndem Arzt leichte Sedierung (Pulsoxymeterüberwachung!).
- Patient sollte nicht direkt vor der KM-CT eine größere Mahlzeit eingenommen haben, am besten Nahrungskarenz von mindestens 2–3 Stunden (Ausnahmen: Notfall-CT). Medikamente sollen natürlich eingenommen werden, z. B. Insulin, Betablocker, Blutdrucksenker o. ä.
- Unverzichtbare Laborwerte vor Untersuchungsbeginn: aktuelles Kreatinin im Serum, Schilddrüsenhormone (mindestens TSH basal, zusätzlich T4 sinnvoll). Bei geplanter CT-gesteuerter Intervention (Punktion, Biopsie, Drainage o. ä.) Gerinnungsparameter notwendig (TPZ, PTT, Thrombozyten) Ausnahme: Notfallpatient!
- Bei Patienten mit eingeschränkter Nierenfunktion (Kreatinin im Serum > 1,2 mg/100 ml) abhängig von der Indikation zur KM-Gabe Rücksprache mit Zuweiser und eventuell über 12 Stunden Patientenvorsorge für Nierenschutz mit Volumengabe und medikamentös. Bei Patienten mit Nierenversagen, terminaler Niereninsuffizienz und Dialyse-Patienten Terminabsprache mit Zuweiser bezüglich eventueller Dialyse nach KM-CT. Bei bekannter Schilddrüsenüberfunktion und/oder Schilddrüsenautonomie besondere Vorsicht vor KM-Gabe. Blockierung bzw. Supprimierung der Schilddrüse(nfunktion) meist notwendig vor der Untersuchung!
- Alle mobilisierbaren, insbesondere metallischen Fremdkörper im Untersuchungsbereich entfernen: Halsketten, Piercingschmuck (Mamille usw.) u. ä. Störende (EKG-)Kabel umsetzen, Funktion sicherstellen.
- Patient möglichst weitgehend (zumindest im zu untersuchenden Bereich) entkleiden, eventuell OP-Hemd/Kittel ohne Metallknöpfe anbieten. Bequeme Rückenlage, Kopf in Schaumstoffschale, Arme seitlich eng am Körper oder über Kopf. Optimale Lagerung des Patienten ist Voraussetzung für Ruhiglage und beste Bildqualität. Unterpolsterung, wo es helfen kann (Hals/Nacken/Schulter, Rücken, Knie, Fersen).
- Fixierung leicht beweglicher Körperteile im Untersuchungsbereich empfohlen.
- Gonadenschutz anlegen.
- I.v.-Zugang an Arm/Hand legen, falls nicht vorhanden.

- KM-Injektor: KM aufziehen, entlüften, anschließen, programmieren.
- Während der KM-Injektion Patientenmonitoring durch Arzt, damit im Fall einer KM-Reaktion/Fehlinjektion sofort interveniert werden kann.

Untersuchung

- Exakte symmetrische Einstellung zur Körperachse (mit Laserkreuz kontrollieren) vermeidet zeitaufwendige Lagekorrektur nach Referenzscan.
- Bei (Intensivpflege-)Patienten mit zentralem Venenkatheter KM-Gabe mit hoher Flussgeschwindigkeit **nicht** über 3-Wege-Hahn injizieren! 3-Wege-Hahn entfernen, Direktanschluss oder anderer/neuer venöser Zugang!

KM-Zwischenfall

- Kontrastmittelzufuhr stoppen.
- Arzt informieren.
- Patient aus dem Gerät herausfahren.
- Vorgehen je nach Schwere der Symptomatik in Absprache mit Arzt vor Ort, ggf. Reanimations-Team/Notarzt/Intensivmedizin benachrichtigen (siehe Seite X–XI).

Kinder-CT: Besonderheiten

- Bei Kindern ärztliches Vorgespräch einen Tag vor der Untersuchung mit allen Erziehungsberechtigten anstreben, eventuell Untersuchungsraum zeigen.
- Kinder vor der Untersuchung zur Toilette bringen lassen (schicken).
- Bei ängstlichen Kindern eventuell Topogramm von Teddy oder Puppe machen, kann Angst nehmen.
- KM-Gabe bei Kindern analog zu Erwachsenen (bis ca. 4 ml/kg KG), jedoch flow reduzieren bei kleinen Kindern und Säuglingen (0,2–0,5 ml/s).
- Stillende Mütter sollten nach KM-Gabe eine Stillpause von mindestens 24 Stunden einhalten und die Muttermilch verwerfen (eventuell Vorrat vorher abpumpen lassen!).

Flow-Peak Bestimmung

- Methodik: 20 bis 40 ml jodhaltiges Kontrastmittel mit einer Flussgeschwindigkeit von 4 ml/s mittels KM-Injektor applizieren. In der Untersuchungsregion in definierten Zeitabständen dynamisch (ohne Tischvorschub) scannen.
- Zeitmuster z. B.: 0, 10, 13, 16, 19, 22, 25, 28, 31, 34, 37, 40, 43, 46, 49, 52, 55, 60, 65, 70 Sekunden nach KM-Applikation (20 Scans).
- Auswertung: dynamische Serie laden, ROI in ein Gefäß oder in ein Organ legen.
- Ergebnis: Dichteverlauf, dessen Scheitelpunkt den Zeitpunkt der maximalen Kontrastierung wiedergibt. Entspricht etwa der Startverzögerung (delay) bei KM-Untersuchungen.
- Siehe Abbildung 1

VRT (Volume-Rendering-Technik)

3D-Darstellung mit der Möglichkeit, HE-Bereiche ein- und auszublenden, HE-Bereiche mit unterschiedlicher Durchscheinbarkeit (Opazität) und frei wählbaren Farben zu versehen, frei im Raum zu drehen, Teilbereiche wegzuschneiden und Lichtquellen mit Schattengebung einzusetzen. Digitales Archivieren, Ausdruck und Video möglich.

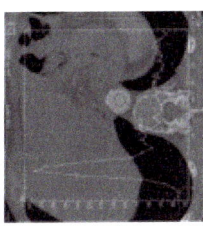

1 Flow-Peak

Short-Axis Tischstellung
Siehe Abbildungen 2 + 3

Long-Axis Tischstellung
Siehe Abbildungen 4 + 5

Targetringe
Aus der Röntgenröhre ausgeschwitzte Elektronen werden elektromagnetisch beschleunigt, abgelenkt und auf einen aus 4 Reihen bestehenden Imaging-Targetring geschossen. Beim Aufprall entsteht Röntgenstrahlung. Die Reihen A, B, C und D sind zweigeteilt und können jeweils 2 Bilder erzeugen. Sie werden beim Multi-Slice-Mode eingesetzt. Die zusätzliche Reihe E wird nur für Localizer verwendet (ap- und laterale Position werden mit einem Scan erzeugt). Der Single-Slice-Mode benutzt nur Target C2.

SSM (Single-Slice-Mode) auch 100 ms-Mode
Mögliche Schichtdicken: 1.5 mm, 3 mm, 6 mm und 10 mm, durch motorgesteuerten externen Kollimator erstellt.

Scanmodi
Localizer: entspricht CT-Topogramm
Flow: für dynamische Untersuchungen ohne Tischvorschub zur Darstellung von Blutfluss
SVS (Step Volume Scanning): für Untersuchungen mit Tischvorschub, entspricht axialer Scanweise im CT
Cine: für Untersuchungen mit Echtzeit-Bildfolge (Herz, Gelenke)
CVS (Continuous Volume Study): entspricht der CT-Spiral-Technik

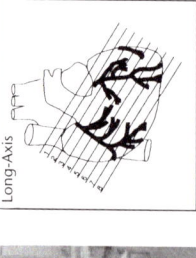

Short-Axis

3

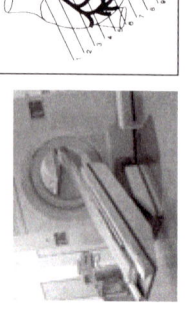

2 Short-Axis

Long-Axis

5

4 Long-Axis

MSM (Multi-Slice-Mode) auch 50-ms-Mode

Benutzt die Targets A, B, C + D kombiniert mit Tischvorschub

Images (Cover)	2 (20 mm)	4 (40 mm)	6 (60 mm)	8 (80 mm)	10 (mit Tischvorschub) (100 mm)	12 (mit Tischvorschub) (120 mm)
Targets	A, B, C oder D	2 Targets	3 Targets	A, B, C + D	A, B, A, B + C	A, B, A, B, C + D

Die Targets erzeugen zwei 8 mm dicke, aneinandergrenzende Schichten und haben eine Lücke von 4 mm zum nächsten Target

A1	A2	Lücke	B1	B2	Lücke	C1	C2	Lücke	D1	D2
8 mm	8 mm	4 mm	8 mm	8 mm	4 mm	8 mm	8 mm	4 mm	8 mm	8 mm
20 mm			20 mm			20 mm			16 mm	

MSM-Loc = max. 4 Targets (8 Images), 1 Zeitintervall möglich. Maximal 80 mm Abbildungsbereich
MSM-Flow = max. 4 Targets und 20 Zeitintervalle (160 Images) möglich. Maximal 80 mm Abbildungsbereich
MSM-Cine = max. 6 Targets und 13 Zeitintervalle (160 Images) möglich. Maximal 120 mm Abbildungsbereich

Scantrigger

Manual (nur MSM): Scanintervalle werden manuell gesteuert
Dynamic (nur SSM): Scanvolumen wird in mehrere Blöcke unterteilt und mit Atem-Stopp- und Atem-Phasen gesteuert
Timed (SSM und MSM): Scanintervalle werden in Sekunden gesteuert
ECG (SSM und MSM): Scanintervalle werden durch im Protokoll gewählte Herz-Phase (%) gesteuert

Ausstoßvolumen

Im MSM-Cine-Mode muss der zu untersuchende Ventrikel oder Vorhof vollständig in einer kompletten Herzphase abgebildet werden
(z. B. Herzfrequenz = 60/min ⇒ ein Herzschlag/s ⇒ mindestens 20 Zeitintervalle bei einer Scanzeit von 50 ms nötig)

Verzögerungszeit in Sekunden

Herzfrequenz	Anzahl der Herzschläge bei vorgegebener Verzögerungszeit Verzögerungszeit in Sekunden							
	5	10	15	20	25	30	35	40
50	4	8	13	17	21	25	29	33
60	5	10	15	20	25	30	35	40
70	6	12	18	23	29	35	41	47
80	7	13	20	27	33	40	47	53
90	8	15	23	30	38	45	53	60
100	8	17	25	33	42	50	58	67
110	9	18	28	37	46	55	64	73
120	10	20	30	40	50	60	70	80
130	11	22	33	43	54	65	76	87
140	12	23	35	47	58	70	82	93

3.1.1 EBT-Untersuchung: Kalk-Score

Fragestellung
Nativ: Koronararterienkalk

Vorbereitung und Lagerung
Gonadenschutz! Alle Fremdkörper entfernen, bequeme Rückenlage, Kopf in Bocollokissen, Arme kopfwärts strecken. Exakte symmetrische Einstellung zur Körperachse, mit Fadenkreuz kontrollieren. EKG-Kontrollmonitor mit EBT verbinden, EKG-Elektroden am Patienten anbringen (Elektrodenlage Gerätehersteller-spezifisch), Elektrodenkabel anschließen. EKG-Kurve am Monitor kontrollieren, ggf. Lagekorrektur der Elektroden.

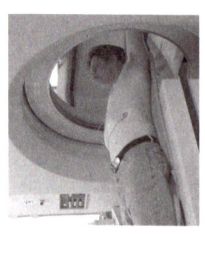

1 Lagerung

Untersuchungsbereich
Trachealbifurkation bis Herzspitze   Fensterlage Width/Center: ca. 350/35
Lungenparenchym im Lungenfenster abbilden   Fensterlage Width/Center: ca. 1600/–600

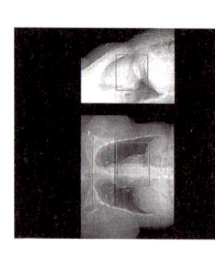

2 Localizer

Wichtiges, Tipps & Tricks
- Atemkommando mit dem Patienten vor Untersuchungsbeginn üben, Prozedere erklären.

Weitere Hilfe siehe Seite 286–291

3.1.1	Phase	Scan Art	Nr. of Levels	Slice (mm)	Increment (mm)	Expo Secs	KV	mA	Kernel	Trigger Mode	Trigger period	cardiac Phase (%)	Distance to Cover (mm)	Post-processing
1		Topo ap/lat	1	2		0,1	120	630	Std			–	350	
		EKG-getriggerte Scansteuerung												
2	nativ	SSM-Volume	40	3	3	0,1	130	630	Sharp	EKG	1	40	120	Scoring

3.1.2 EBT-Untersuchung: Bypass/3D

Fragestellung

KM: Offenheitsprüfung nach Bypass-Operation, Bypassverschluss/-stenose

Vorbereitung und Lagerung

Gonadenschutz! Alle Fremdkörper entfernen, bequeme Rückenlage, Kopf in Bocollokissen, Arme kopfwärts strecken. Exakte symmetrische Einstellung zur Körperachse, mit Fadenkreuz kontrollieren. EKG-Kontrollmonitor mit EBT verbinden, EKG-Elektroden am Patienten anbringen (Elektrodenlage Gerätehersteller-spezifisch), Elektrodenkabel anschließen. EKG-Kurve am Monitor kontrollieren, ggf. Lagekorrektur der Elektroden.

Für KM-Gabe: großlumigen i.v. Zugang legen (lassen), KM-Injektor anschließen.
Flow-Peak-Bestimmung vor der Untersuchung absolut notwendig (siehe 3.0)

Untersuchungsbereich

Zwerchfellwinkel bis Kinnspitze   Fensterlage Width/Center: ca. 350/35
Lungenparenchym im Lungenfenster abbilden   Fensterlage Width/Center: ca. 1600/-600

Wichtiges, Tipps & Tricks

- Atemkommando mit dem Patienten vor Untersuchungsbeginn üben, Prozedere erklären.
- Biphasische KM-Gabe, ohne delay dazwischen.

Weitere Hilfe siehe Seite 286–291

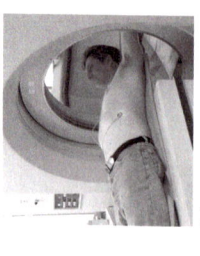

1 Lagerung

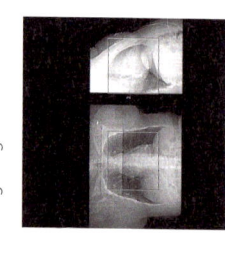

2 Localizer

3.1.2	Phase	Scan Art	Nr. of Levels	Slice (mm)	Increment (mm)	Expo Secs	KV	mA	Kernel	Trigger Mode	Trigger period	cardiac Phase (%)	Distance to Cover (mm)	Post-processing
1		Topo ap/lat	1	2		0,1	120	630	Std	–			350	
						EKG-getriggerte Scansteuerung								
2	nativ (Score)	SSM-Volume	40	3	–3	0,1	130	630	Sharp	EKG	1	40	120	Scoring
KM-Gabe	KM (ml) 40 flow (ml/s) 4,0													
						EKG-getriggerte Scansteuerung								
3	Flow Peak	SSM-Flow	20	3	0	0,1	130	630	Std	EKG	3		Time/Density	Time/ Density
KM-Gabe biphasisch	KM (ml) 80 flow (ml/s) 3,5			70 2,5										
						EKG-getriggerte Scansteuerung								
4	arteriell	CVS	90	3	–2	0,1	130	630	Std	–	190	3D		VRT

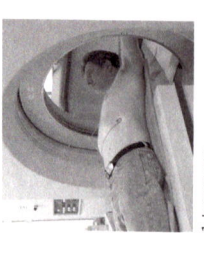

1 Lagerung

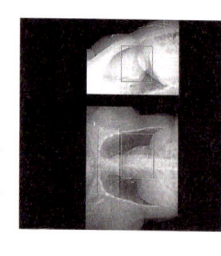

2 Localizer

3.1.3 EBT-Untersuchung: Stent

Fragestellung

Nativ/KM: prä-/postoperativ, Koronararterienverschluss/-stenose/-stentdarstellung

Vorbereitung und Lagerung

Gonadenschutz! Alle Fremdkörper entfernen, bequeme Rückenlage, Kopf in Bocollokissen, Arme kopfwärts strecken. Exakte symmetrische Einstellung zur Körperachse, mit Fadenkreuz kontrollieren. EKG-Kontrollmonitor mit EBT verbinden, EKG-Elektroden am Patienten anbringen (Elektrodenlage Gerätehersteller-spezifisch), Elektrodenkabel anschließen. EKG-Kurve am Monitor kontrollieren, ggf. Lagekorrektur der Elektroden.

Nativuntersuchung zur Lagebestimmung der/des Stents notwendig! (alternativ Calcium-Scoring, siehe 3.1.1)

Für KM-Gabe: großlumigen i.v. Zugang legen (lassen), KM-Injektor anschließen.

Untersuchungsbereich

Trachealbifurkation bis Herzspitze   Fensterlage Width/Center: ca. 350/35
Lungenparenchym im Lungenfenster abbilden   Fensterlage Width/Center: ca. 1600/–600

Wichtiges, Tipps & Tricks

- Atemkommando mit dem Patienten vor Untersuchungsbeginn üben, Prozedere erklären.
- Biphasische KM-Gabe, ohne delay dazwischen.

Weitere Hilfe siehe Seite 286–291

3.1.3	Phase	Scan Art	Nr. of Levels	Slice (mm)	Increment (mm)	Expo Secs	KV	mA	Kernel	Trigger Mode	Trigger period	cardiac Phase (%)	Distance to Cover (mm)	Post-processing
1		Topo ap/lat	1	2		0,1	120	630	Std	–			350	
				EKG-getriggerte Scansteuerung										
2	nativ (Score)	SSM-Volume	40	3	–3	0,1	130	630	Sharp	EKG	1	40	120	Scoring
KM-Gabe	KM (ml) flow (ml/s)		40 4,0											
				EKG-getriggerte Scansteuerung										
3	Flow Peak	SSM-Flow	20	3	0	0,1	130	630	Std	EKG	3	40		Time/Density
KM-Gabe biphasisch	KM (ml) flow (ml/s)		80 3,5	70 2,5										
				EKG-getriggerte Scansteuerung										
4	arteriell	SSM-Volume	90	3	–2	0,1	130	630	Std	EKG	3	40	140	VRT

3.1.4 EBT-Untersuchung: Wall-Study

Fragestellung

KM: Herzwandbeweglichkeit

Vorbereitung und Lagerung

Gonadenschutz! Alle Fremdkörper entfernen, bequeme Rückenlage, Kopf in Bocollokissen Arme kopfwärts strecken. Exakte symmetrische Einstellung zur Körperachse, mit Fadenkreuz kontrollieren, ggf. Korrektur nach Referenzscan.

Für KM-Gabe: großlumigen i.v. Zugang legen (lassen), KM-Injektor anschließen.

Untersuchungsbereich

Trachealbifurkation bis Herzspitze   Fensterlage Width/Center: ca. 350/35
Lungenparenchym im Lungenfenster abbilden   Fensterlage Width/Center: ca. 1600/−600

Wichtiges, Tipps & Tricks

- Atemkommando mit dem Patienten vor Untersuchungsbeginn üben, Prozedere erklären.
- Indikation zur Untersuchung prüfen lassen. Ultraschall und MRT in der Regel die Verfahren der Wahl.

Weitere Hilfe siehe Seite 286–291

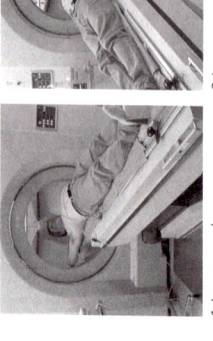

1 Lagerung long

2 Lagerung short

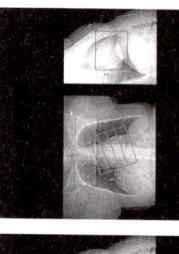

3 Localizer long

4 Localizer short

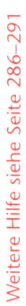

Single-Slice

3.1.4	Phase (Single-Slice)	Scan Art	Nr. of Levels	Slice (mm)	Increment (mm)	Expo Secs	KV	mA	Kernel	Trigger Mode	Trigger period	cardiac Phase (%)	Distance to Cover (mm)	Post-processing
1		Topo ap/lat	1	2		0,1	120	630	Std	–			350	
		EKG-getriggerte Scansteuerung												
2	nativ (Score)	SSM-Volume	40	3	−3	0,1	130	630	Sharp	EKG	1	40	120	Scoring

Multi-Slice

3.1.4	Phase (Multi-Slice)	Scan Art	Nr. of Levels	Time/Level	Slice (mm)	Increment (mm)	Expo Secs	KV	mA	Kernel	Trigger Mode	Trigger period (%)	cardiac Phase (mm)	Distance to Cover	Post-processing
						EKG-getriggerte Scansteuerung									
		Tischposition Winkel: + 25°, Neigung 0°													
3	Localizer Long Axis	MSM-Loc	8	20	7	4	0,05	130	630	Std	EKG	1	40	80	Zentrieren
KM-Gabe		KM (ml) 40 flow (ml/s) 4,0													
		EKG-getriggerte Scansteuerung													
4	Flow Peak Long Axis	MSM-Flow	8	20	7	4	0,05	130	630	Std	EKG	3	40	80	Time/Density
KM-Gabe		KM (ml) 60 flow (ml/s) 3,5													
		EKG-getriggerte Scansteuerung													
5	Long Axis	MSM-Cine	8–12	16–20	7	4–6	0,05	130	630	Std	EKG	3	40	80–120	Volumen-messung
		Tischposition Winkel: − 25°, Neigung 15°													
6	Localizer Short Axis	MSM-Loc	8	20	7	4	0,05	130	630	Std	EKG	1	40	80	Zentrieren
KM-Gabe		KM (ml) 60 flow (ml/s) 3,5													
		EKG-getriggerte Scansteuerung													
7	Short Axis	MSM-Cine	8–12	16–20	7	4–6	0,05	130	630	Std	EKG	3	40	80–120	Volumen-messung

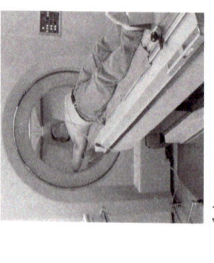

1 Lagerung

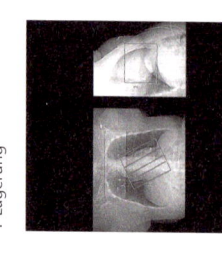

2 Localizer

3.1.5 EBT-Untersuchung: Volumen rechter Ventrikel

Fragestellung

KM: Pericarditis constrictiva, Perikardfibrose, Panzerherz, Rechtsherzversagen

Vorbereitung und Lagerung

Gonadenschutz! Alle Fremdkörper entfernen, bequeme Rückenlage, Kopf in Bocollokissen, Arme kopfwärts strecken. Exakte symmetrische Einstellung zur Körperachse, mit Fadenkreuz kontrollieren. EKG-Kontrollmonitor mit EBT verbinden, EKG-Elektroden am Patienten anbringen (Elektrodenlage Gerätehersteller-spezifisch), Elektrodenkabel anschließen. EKG-Kurve am Monitor kontrollieren, ggf. Lagekorrektur der Elektroden.
KM-Gabe: großlumigen i.v. Zugang legen (lassen), KM-Injektor anschließen.

Untersuchungsbereich

Trachealbifurkation bis Herzspitze   Fensterlage Width/Center: ca. 350/35

Wichtiges, Tipps & Tricks

● Atemkommando mit dem Patienten vor Untersuchungsbeginn üben, Prozedere erklären.

Weitere Hilfe siehe Seite 286–291

3.1.5

	Phase (Single-Slice)	Scan Art	Nr. of Levels	Slice (mm)	Increment (mm)	Tar-gets	Expo Secs	KV	mA	Kernel	Trigger Mode	Trigger period	cardiac Phase (%)	Distance to Cover (mm)	Post-processing
1		Topo ap/lat	1	2			0,1	120	630	Std	–			350	
2	nativ (Score)	SSM-Volume	40	3	–3		0,1	130	630	Sharp	1	40	120	120	Scoring

	Phase (Multi-Slice)	Scan Art	Nr. of Levels	Nr. of Time/Level	Slice (mm)	Tar-gets	Expo Secs	KV	mA	Kernel	Trigger Mode	Trigger period	cardiac Phase (%)	Distance to Cover (mm)	Post-processing
	Tischposition Winkel: + 25°, Neigung 0°										EKG-getriggerte Scansteuerung				
3	Localizer Long Axis	MSM-Loc	8	20	7	4	0,05	120	630	Std	EKG	1	40	80	Zentrieren
KM-Gabe	KM (ml) 40 / flow (ml/s) 4,0				EKG-getriggerte Scansteuerung										
4	Flow Peak Long Axis	MSM-Flow	8	20	7	4	0,05	120	630	Std	EKG	3	40	80	Time/Density
KM-Gabe	KM (ml) 60 / flow (ml/s) 3,5				EKG-getriggerte Scansteuerung										
5	Long Axis	MSM-Cine	8–12	20	7	4–6	0,05	120	630	Std	EKG	3	40	80–120	Volumen-messung

3.1.6 EBT-Untersuchung: Volumen linker Vorhof

Fragestellung
KM: Vorhof-Funktionsstörung, Z.n. MAZE-Operation, Linksherzinsuffizienz

Vorbereitung und Lagerung
Gonadenschutz! Alle Fremdkörper entfernen, bequeme Rückenlage, Kopf in Bocollokissen oder Bodyschale, Arme kopfwärts strecken.
Exakte symmetrische Einstellung zur Körperachse, mit Fadenkreuz kontrollieren, ggf. Korrektur nach Referenzscan.
KM-Gabe: großlumigen i.v. Zugang legen (lassen), KM-Injektor anschließen.

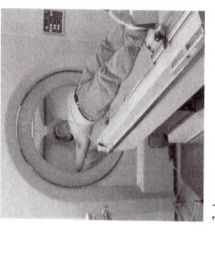

1 Lagerung

Untersuchungsbereich
Zwerchfellwinkel bis Kinnspitze   Fensterlage Width/Center: ca. 350/35
Lungenparenchym im Lungenfenster abbilden   Fensterlage Width/Center: ca. 1600/–600

Wichtiges, Tipps & Tricks
● Atemkommando mit dem Patienten vor Untersuchungsbeginn üben, Prozedere erklären.

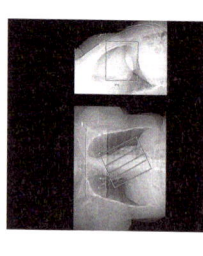

2 Localizer

Weitere Hilfe siehe Seite 286–291

3.1.6	Phase (Multi-Slice)	Scan Art	Nr. of Levels	Nr. of Time/Level	Slice (mm)	Tar-gets	Expo Secs	KV	mA	Kernel	Trigger Mode	Trigger period	cardiac Phase (%)	Distance to Cover (mm)	Post-processing
	Tischposition Winkel: +25°, Neigung 0°										EKG-getriggerte Scansteuerung				
1	Localizer Long Axis	MSM-Loc	8	20	7	4	0,05	120	630	Std	EKG	1	60	80	Zentrieren
KM-Gabe	**KM (ml) 40** **flow (ml/s) 4,0**					EKG-getriggerte Scansteuerung									
2	Flow Peak Long Axis	MSM-Flow	8	20	7	4	0,05	120	630	Std	EKG	3	60	80	Time/ Density
KM-Gabe	**KM (ml) 60** **flow (ml/s) 3,5**					EKG-getriggerte Scansteuerung									
3	Long Axis	MSM-Cine	8–12	20	7	4–6	0,05	120	630	Std	EKG	3	60	80–120	Volumen-messung

3.1.7 EBT-Untersuchung: Lungenvolumen

Fragestellung

Nativ: Lungengröße prä-/postoperativ, vor/nach operativer Empyemreduktion, vor/nach Lungentransplantation

Vorbereitung und Lagerung

Gonadenschutz! Alle Fremdkörper entfernen, bequeme Rückenlage, Kopf in Bocollokissen, Arme kopfwärts strecken. Exakte symmetrische Einstellung zur Körperachse, mit Fadenkreuz kontrollieren.

Untersuchungsbereich

Selektive Schichtführung: 30 und 60 mm oberhalb der trachealen Karina, 30 und 60 mm unterhalb der Karina.
Patient atmet während 10 dynamischer Scans forciert aus, beginnend in tiefer Inspiration.

Wichtiges, Tipps & Tricks

● Atemkommando mit dem Patienten vor Untersuchungsbeginn üben, Prozedere erklären.

Weitere Hilfe siehe Seite 286–291

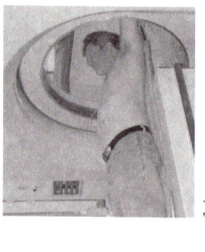

1 Lagerung

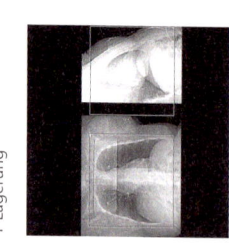

2 Localizer

3.1.7	Phase	Scan Art	Nr. of Levels	Slice (mm)	Increment (mm)	Expo Secs	KV	mA	Kernel	Trigger Mode	Trigger period	Distance to Cover (mm)	Post-processing
1		Topo ap/lat	1	2		0,1	120	630	Std			350	
2	nativ	CVS	120	3	−3	0,1	130	630	Sharp	Timed	1	360	Volumetrie

3.1.8 EBT-Untersuchung: Dynamic-Ultrafast-High-Resolution (DUHR)

Fragestellung
Nativ: Interstitielle Lungenveränderungen

Vorbereitung und Lagerung
Gonadenschutz! Alle Fremdkörper entfernen, bequeme Rückenlage, Kopf in Bocollokissen oder Bodyschale, Arme kopfwärts strecken. Exakte symmetrische Einstellung zur Körperachse, mit Fadenkreuz kontrollieren, ggf. Korrektur nach Referenzscan.

Untersuchungsbereich
Zwerchfellwinkel bis Kinnspitze   Fensterlage Width/Center: ca. 350/35
Lungenparenchym im Lungenfenster abbilden   Fensterlage Width/Center: ca. 1600/–600

Wichtiges, Tipps & Tricks
• Atemkommando mit dem Patienten vor Untersuchungsbeginn üben, Prozedere erklären.

Weitere Hilfe siehe Seite 286–291

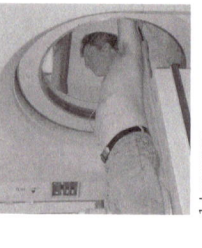

1 Lagerung

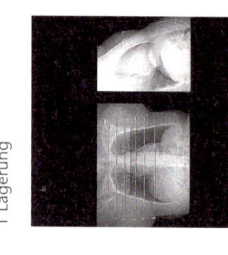

2 Localizer

3.1.8	Phase	Scan Art	Nr. of Levels	Slice (mm)	Increment (mm)	Expo Secs	KV	mA	Kernel	Trigger Mode	Trigger period	Distance to Cover (mm)	Post-processing
1		Topo ap/lat	1	2		0,1	120	630	Std			350	
	tiefe Inspiration – ab Scanphase schnell ausatmen lassen												
2	Position1	SSM-Flow	10	1,5	0	0,1	120	630	Sharp	dynamic	0,6		Volumetrie
	tiefe Inspiration – ab Scanphase schnell ausatmen lassen												
3	Position1 + 30 mm	SSM-Flow	10	1,5	0	0,1	120	630	Sharp	dynamic	0,6		Volumetrie
	tiefe Inspiration – ab Scanphase schnell ausatmen lassen												
4	Position1 + 60 mm	SSM-Flow	10	1,5	0	0,1	120	630	Sharp	dynamic	0,6		Volumetrie
	tiefe Inspiration – ab Scanphase schnell ausatmen lassen												
5	Position1 + 90 mm	SSM-Flow	10	1,5	0	0,1	120	630	Sharp	dynamic	0,6		Volumetrie
	tiefe Inspiration – ab Scanphase schnell ausatmen lassen												
6	Position1 + 1200 mm	SSM-Flow	10	1,5	0	0,1	120	630	Sharp	dynamic	0,6		Volumetrie

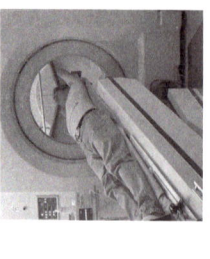

1 Lagerung

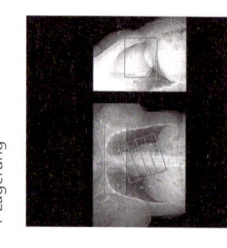

2 Localizer

3.1.9 EBT-Untersuchung: Short Axis

Fragestellung

KM: Myokard-Perfusion, Kontraktilität linker Ventrikel, intraventrikuläre Raumforderung

Vorbereitung und Lagerung

Gonadenschutz! Alle Fremdkörper entfernen, bequeme Rückenlage, Kopf in Bocollokissen, Arme kopfwärts strecken. Exakte symmetrische Einstellung zur Körperachse, mit Fadenkreuz kontrollieren. EKG-Kontrollmonitor mit EBT verbinden, EKG-Elektroden am Patienten anbringen (Elektrodenlage Gerätehersteller-spezifisch), Elektrodenkabel anschließen. EKG-Kurve am Monitor kontrollieren, ggf. Lagekorrektur der Elektroden.

Für KM-Gabe: großlumigen i.v. Zugang legen (lassen), KM-Injektor anschließen.

Untersuchungsbereich

Trachealbifurkation bis Herzspitze   Fensterlage Width/Center: ca. 350/35

Wichtiges, Tipps & Tricks

● Atemkommando mit dem Patienten vor Untersuchungsbeginn üben, Prozedere erklären.

Weitere Hilfe siehe Seite 286–291

3.1.9	Phase (Single-Slice)	Scan Art	Nr. of Levels	Slice (mm)	Increment (mm)	Expo Secs	KV	mA	Kernel	Trigger Mode	Trigger period	cardiac Phase (%)	Distance to Cover (mm)	Post-processing
1		Topo ap/lat	1	2		0,1	120	630	Std	–			350	
					EKG-getriggerte Scansteuerung									
2	nativ (Score)	SSM-Volume	40	3	-3	0,1	130	630	Sharp	EKG	1	40	120	Scoring

	Phase (Multi-Slice)	Scan Art	Nr. of Levels	Nr. of Time/ Level	Slice (mm)	Tar-gets	Expo Secs	KV	mA	Kernel	Trigger Mode	Trigger period	cardiac Phase (%)	Distance to Cover (mm)	Post-processing
					EKG-getriggerte Scansteuerung											
	Tischposition Winkel: –25°, Neigung 15°														
3	Localizer Short Axis	MSM-Loc	8	20	7	4	0,05	130	630	Std	EKG	1	40	80	Zentrieren
KM-Gabe	KM (ml) 60 / flow (ml/s) 3,5														
					EKG-getriggerte Scansteuerung											
4	Flow Peak Short Axis	MSM-Flow	8	20	7	4	0,05	120	630	Std	EKG	3	40	80	Time/ Density
KM-Gabe	KM (ml) 60/ flow (ml/s) 3,5														
					EKG-getriggerte Scansteuerung											
5	Short Axis	MSM-Cine	8–12	16–20	7	4–6	0,05	130	630	Std	EKG	3	40	80–120	Volumen-messung

4 Angiographie

4.0 Angiographie: Allgemeines, Wichtiges, Patientenvorbereitung und -aufklärung

Aufklärung

- Optimale Patientenmitarbeit ist die halbe Untersuchung! Deshalb optimale Aufklärung des Patienten über Kontrastmittelgabe und Untersuchungmethode einschließlich möglicher Komplikationen sowie Verhalten während der Untersuchung *am Tag/Abend vor der* Angiographie anstreben!
- Sorgfältige Dokumentation der Aufklärung durch Arzt mit handschriftlichen Notizen und Unterschrift der Einverständniserklärung durch Patient bzw. bei Kindern durch (beide!) Erziehungsberechtigten/Vormund und jeweils den untersuchenden Arzt!
- Keine Delegierung von Aufklärungsgesprächen durch den Arzt an nichtärztliches Personal, juristisch problematisch!
- Direkt vor der Untersuchung den Patienten nochmals nach eventuellen Unklarheiten befragen.

Patientenvorbereitung

- Patient soll vor der Untersuchung auf die Toilette gehen! Besonders wichtig bei Kindern!
- Patient sollte nüchtern sein, Nahrungskarenz von mindestens 4 Stunden. Aber: Patienten, die regelmäßig Medikamente einnehmen müssen, sollen diese trotz Nahrungskarenz einnehmen, z. B. Insulin, Betablocker, Blutdrucksenker o. ä.
- *Erforderliche Laborwerte vor Untersuchungsbeginn:* Gerinnungsparameter (TPZ, PTT, Thrombozyten), Nieren (Kreatinin im Serum), Schilddrüsenhormone (mindestens TSH basal, zusätzlich T4 sinnvoll).
- Alle Fremdkörper entfernen: Halsketten, Brille, Ohrringe, Zahnprothesen, Piercingschmuck (auch Zunge/Mamille/Nabel usw.), Epithesen, Haarklammern, Kämme, Perücken). EKG-Kabel umsetzen (z. B. Schultern und laterale Thoraxwand).
- Patient vollständig entkleiden, OP-Hemd/Kittel *ohne* Metallknöpfe anbieten. Bequeme Rückenlage.
- Kopf in Schaumstoffschale, Arme seitlich eng am Körper. Optimale Lagerung des Patienten ist Voraussetzung für Ruhiglage und beste Bildqualität. Unterpolsterung, wo es helfen kann.
- *Arteriographien:* vor dem Rasieren/Desinfizieren Puls im gewünschten Punktionsbereich tasten. Bester Zugang für die meisten Angiographien: Leiste, falls kein Puls oder nur sehr flauer Puls tastbar oder bereits in der Voruntersuchung frustrane Punktion in diesem Bereich: Wechsel auf Gegenseite. Erst anschließend rasieren und desinfizieren. Nur bei nicht punktierbaren Leisten beidseits: Ellenbeuge, ggf. rasieren, desinfizieren. Ausnahme: Dialyse-Shunt brachial.
- *Zentrale Venographien:* vor dem Rasieren/Desinfizieren Puls im gewünschten Punktionsbereich tasten. Problemloser Zugang für die meisten Venographien: Leistenvene, meist medial der Arterie. Falls kein Puls tastbar oder bereits in der Voruntersuchung frustrane Punktion in diesem Bereich: Wechsel auf Gegenseite. Erst anschließend rasieren und desinfizieren. *Brachialer* Zugang bei oberer Cavographie und Pulmonalarteriendarstellung möglich. Jugulärer Zugang als Ausnahme, bei bereits liegenden großlumigen Kathetern (Shaldon o. ä.) eventuell umseldingern. *Jugulärer Zugang absolut notwendig bei Cavaschirm-/-filter-Implantation und thrombosierter VCI/Beckenvenen.*

- Fixierung leicht beweglicher Körperteile im Untersuchungsbereich empfohlen.
- *Gonadenschutz anlegen.*
- Blutdruck und Puls des Patienten messen und notieren.
- I.v.-Zugang an Arm/Hand legen, falls nicht vorhanden.
- KM-Injektor: KM aufziehen, entlüften, Programm einstellen.
- Schalttisch: Programmautomatik einstellen (geräteabhängig).
- Während der Untersuchung Protokoll führen: Organ, Aufnahmebezeichnung, KM-Menge, flow, Materialverbrauch (Katheter, Drähte, Punktionsmaterial etc.)
- Periphere Venographien: Becken-/Bein-Phlebographie am besten mit Kipptisch, siehe 4.5.6.
- Schulter-Arm-Phlebographie liegend wie Angio, siehe 4.4.5.

Nachsorge

- **Arteriell:** Punktionsstelle in der Leiste mindestens 10 min, besser 15 min abdrücken, in der Ellenbeuge reichen meist 10 min. Druckverband anlegen für mindestens 4 (Ellenbeuge) bis maximal 18–24 (Leiste) Stunden, dabei Leiste/Ellenbeuge gestreckt lassen. Kopie des Untersuchungsprotokolls mit auf die Station geben.
- **Venös:** Punktionsstelle in der Leiste ca. 5 bis 10 min abdrücken, in der Ellenbeuge reichen meist 5 min, bei jugulärem Zugang mindestens 10 min, da kein Druckverband möglich. Druckverband anlegen für mindestens eine Stunde, bei jugulärem Zugang eventuell Sandsack an-/auflegen, falls möglich und tolerierbar. Kopie des Untersuchungsprotokolls mit auf die Station geben.
- Patient soll ca. eine Stunde nach der Untersuchung auf der Station/in der Abteilung in kürzeren Abständen kontrolliert werden (Druckverbandskontrolle, Nachblutung Punktionsstelle, KM-Reaktion, Blutdruck-Kontrolle).
- Patienten darauf hinweisen, dass er (bei arteriellem Zugang Leiste) mindestens 12 Stunden absolute Bettruhe hat.

Kinder-Angiographie: Besonderheiten

- Bei Kindern ärztliches Vorgespräch auf jeden Fall einen Tag vor der Untersuchung mit allen Erziehungsberechtigten anstreben, eventuell Untersuchungsraum zeigen.
- Kinder vor der Untersuchung zur Toilette bringen lassen (schicken).
- Kinder unter 10 Jahren sollten durch Kinderarzt oder Anästhesisten sediert oder anästhesiert werden.
- KM-Gabe bei Kindern analog zu Erwachsenen (ca. 3–4 ml/kg KG), jedoch flow reduzieren bei kleinen Kindern und Säuglingen.
- Stillende Mütter sollten nach KM-Gabe eine Stillpause von bis zu 48 Stunden einhalten und die Muttermilch verwerfen (eventuell Vorrat *vorher* abpumpen lassen!).
- Nachsorge: Druckverband bei Kindern bis ca. 10 Jahre nur über ca. 8 Stunden (arteriell) notwendig, venös eine Stunde.

KM-Zwischenfall

- Kontrastmittelzufuhr stoppen.
- Vorgehen je nach Schwere der Symptomatik in Absprache mit Arzt, ggf. Reanimations-Team/Notarzt/Intensivmedizin benachrichtigen (siehe Seite X–XI).

4.0

4.1.1   Angiographie-Untersuchung: Aorta ascendens/Aortenbogen

Fragestellung

Abgangsstenose supraaortale Gefäße, Aortenbogenplaques/-aneurysma/-ektasie/-dissektion, A. lusoria, Aortenbogenersatz, -prothese, Koronar-bypässe, Gefäßanomalien, prä-/postoperativ

Vorbereitung und Lagerung

- Aufklärung des Patienten, Kontrolle der notwendigen Laborparameter.
- Alle Fremdkörper entfernen. Patienten vollständig entkleiden (lassen), OP-Hemd ohne Metallknöpfe anbieten. Punktionsstelle rasieren und desinfizieren, Gona-denschutz anlegen.
- Bequeme gerade Rückenlage, Kopf in Schaumstoffschale, Arme seitlich eng am Körper bzw. in Armschalen. Eventuell Knie unterpolstern.
- I.v.-Zugang legen, falls nicht bereits vorhanden.

Nachsorge

- Punktionsstelle in der Leiste mindestens 10 min, besser 15 min abdrücken, in der Ellenbeuge genügen meist 10 min.
- Druckverband anlegen (Leiste bis 24 Stunden, Ellenbeuge bis 8 Stunden), dabei Leiste/Ellenbeuge gestreckt lassen.
- Untersuchungsprotokoll-Kopie mitgeben.

Wichtiges, Tipps & Tricks

- Bei Verwendung von Pigtail-Kathetern Katheterspitze nicht zu nah an die Aortenklappe legen: beim Druckaufbau wird die Katheterspitze gestreckt und kann dann die Aortenklappe kontaktieren.

Weitere Hilfe siehe Seite 312–313

Serie	Projektion	Katheter (Beispiel)	KM-Menge (ml)	Flow (ml/s)	KM-Applikation	Bildserie	
						Dauer (s)	Bilder/s
Aorta ascendens/ Aortenbogen	PA	Pigtail	25 bis 30	16 bis 20	Injektor	5 5	2 1
Aorta ascendens/ Aortenbogen	LAO	Pigtail	25 bis 30	16 bis 20	Injektor	5 5	2 2

4.1.2   Angiographie-Untersuchung: A. carotis communis

Fragestellung

(Abgangs-)Stenose, Aneurysma/-ektasie, Dissektion, Stent, Gefäßprothese, prä-/postoperativ

Vorbereitung und Lagerung

- Aufklärung des Patienten, Kontrolle der notwendigen Laborparameter.
- Alle Fremdkörper entfernen. Patienten vollständig entkleiden (lassen), OP-Hemd ohne Metallknöpfe anbieten. Punktionsstelle rasieren und desinfizieren, Gonadenschutz anlegen.
- Bequeme gerade Rückenlage, Kopf in Schaumstoffschale, Arme seitlich eng am Körper bzw. in Armschalen. Eventuell Knie unterpolstern.
- I.v.-Zugang legen, falls nicht bereits vorhanden.

Nachsorge

- Punktionsstelle in der Leiste mindestens 10 min, besser 15 min abdrücken, in der Ellenbeuge genügen meist 10 min.
- Druckverband anlegen (Leiste bis 24 Stunden, Ellenbeuge bis 8 Stunden), dabei Leiste/Ellenbeuge gestreckt lassen.
- Untersuchungsprotokoll-Kopie mitgeben.

Weitere Hilfe siehe Seite 312–313

Serie	Projektion	Katheter (Beispiel)	KM-Menge (ml)	Flow (ml/s)	KM-Applikation	Bildserie	
						Dauer (s)	Bilder/s
A. carotis comm.	PA	Headhunter	8	3 bis 4	Injektor/ manuell	5 10	2 1
A. carotis comm.	lateral	Headhunter	8	3 bis 4	Injektor/ manuell	5 10	2 1
eventuell: A. carotis comm.	LAO	Headhunter	8	3 bis 4	Injektor/ manuell	5 10	2 1
eventuell: A. carotis comm.	RAO	Headhunter	8	3 bis 4	Injektor/ manuell	5 10	2 1

4.1.3   Angiographie-Untersuchung: A. carotis interna

Fragestellung

Bulbusstenose/-ektasie, Dissektion, Gefäßverschluss, Gefäßplaques/-aneurysma/-ektasie, Gefäßstent, Gefäßprothese/-patch, prä-/postoperativ

Vorbereitung und Lagerung

- Aufklärung des Patienten, Kontrolle der notwendigen Laborparameter.
- Alle Fremdkörper entfernen. Patienten vollständig entkleiden (lassen), OP-Hemd ohne Metallknöpfe anbieten. Punktionsstelle rasieren und desinfizieren, Gonadenschutz anlegen.
- Bequeme gerade Rückenlage, Kopf in Schaumstoffschale, Arme seitlich eng am Körper bzw. in Armschalen. Eventuell Knie unterpolstern.
- I.v.-Zugang legen, falls nicht bereits vorhanden.

Nachsorge

- Punktionsstelle in der Leiste mindestens 10 min, besser 15 min abdrücken, in der Ellenbeuge genügen meist 10 min.
- Druckverband anlegen (Leiste bis 24 Stunden, Ellenbeuge bis 8 Stunden), dabei Leiste/Ellenbeuge gestreckt lassen.
- Untersuchungsprotokoll-Kopie mitgeben.

Weitere Hilfe siehe Seite 312–313

Serie	Projektion	Katheter (Beispel)	KM-Menge (ml)	Flow (ml/s)	KM-Applikation	Bildserie Dauer (s)	Bilder/s
A. carotis interna	PA	Headhunter	8	3 bis 4	Injektor/ manuell	5 10	2 1
A. carotis interna	lateral	Headhunter	8	3 bis 4	Injektor/ manuell	5 10	2 1
eventuell: A. carotis interna	LAO	Headhunter	8	3 bis 4	Injektor/ manuell	5 10	2 1
eventuell: A. carotis interna	RAO	Headhunter	8	3 bis 4	Injektor/ manuell	5 10	2 1

4.1.4 Angiographie-Untersuchung: A. carotis externa

Fragestellung

Bulbusstenose/-ektasie, Dissektion, Gefäßverschluss, Gefäßplaques/-aneurysma/-ektasie, prä-/postoperativ

Vorbereitung und Lagerung

- Aufklärung des Patienten, Kontrolle der notwendigen Laborparameter.
- Alle Fremdkörper entfernen. Patienten vollständig entkleiden (lassen), OP-Hemd ohne Metallknöpfe anbieten. Punktionsstelle rasieren und desinfizieren, Gonadenschutz anlegen.
- Bequeme gerade Rückenlage, Kopf in Schaumstoffschale, Arme seitlich eng am Körper bzw. in Armschalen. Eventuell Knie unterpolstern.
- I.v.-Zugang legen, falls nicht bereits vorhanden.

Nachsorge

- Punktionsstelle in der Leiste mindestens 10 min, besser 15 min abdrücken, in der Ellenbeuge genügen meist 10 min.
- Druckverband anlegen (Leiste bis 24 Stunden, Ellenbeuge bis 8 Stunden), dabei Leiste/Ellenbeuge gestreckt lassen.
- Untersuchungsprotokoll-Kopie mitgeben.

Weitere Hilfe siehe Seite 312–313

Serie	Projektion	Katheter (Beispiel)	KM-Menge (ml)	Flow (ml/s)	KM-Applikation	Bildserie Dauer (s)	Bilder/s
A. carotis externa	PA	Headhunter	8	3	Injektor/ manuell	5 10	2 1
A. carotis externa	lateral	Headhunter	8	3	Injektor/ manuell	5 10	2 1
eventuell: A. carotis externa	LAO	Headhunter	8	3	Injektor/ manuell	5 10	2 1
eventuell: A. carotis externa	RAO	Headhunter	8	3	Injektor/ manuell	5 10	2 1

4.1.5 Angiographie-Untersuchung: A. vertebralis

Fragestellung

(Abgangs-)Stenose, Dissektion, Gefäßverschluss, Gefäßplaques/-aneurysma/-ektasie, Embolie, prä-/postoperativ

Vorbereitung und Lagerung

- Aufklärung des Patienten, Kontrolle der notwendigen Laborparameter.
- Alle Fremdkörper entfernen. Patienten vollständig entkleiden (lassen), OP-Hemd ohne Metallknöpfe anbieten. Punktionsstelle rasieren und desinfizieren, Gonadenschutz anlegen.
- Bequeme gerade Rückenlage, Kopf in Schaumstoffschale, Arme seitlich eng am Körper bzw. in Armschalen. Eventuell Knie unterpolstern.
- I.v.-Zugang legen, falls nicht bereits vorhanden.

Nachsorge

- Punktionsstelle in der Leiste mindestens 10 min, besser 15 min abdrücken, in der Ellenbeuge genügen meist 10 min.
- Druckverband anlegen (Leiste bis 24 Stunden, Ellenbeuge bis 8 Stunden), dabei Leiste/Ellenbeuge gestreckt lassen.
- Untersuchungsprotokoll-Kopie mitgeben.

Weitere Hilfe siehe Seite 312–313

Serie	Projektion	Katheter (Beispiel)	KM-Menge (ml)	Flow (ml/s)	KM-Applikation	Bildserie Dauer (s)	Bilder/s
A. vertebralis	PA	Headhunter	8	3	Injektor/ manuell	5 10	2 1
A. vertebralis	lateral	Headhunter	8	3	Injektor/ manuell	5 10	2 1
eventuell: A. vertebralis	LAO	Headhunter	8	3	Injektor/ manuell	5 10	2 1
eventuell: A. vertebralis	RAO	Headhunter	8	3	Injektor/ manuell	5 10	2 1

4.1.6 Angiographie-Untersuchung: Hirnvenen/Halsvenen

Fragestellung

Jugularvenenthrombose, Sinusvenenthrombose, Tumorobstruktion/-infiltration, Gefäßanomalien

Vorbereitung und Lagerung

- Aufklärung des Patienten, Kontrolle der notwendigen Laborparameter.
- Alle Fremdkörper entfernen. Patienten vollständig entkleiden (lassen), OP-Hemd ohne Metallknöpfe anbieten. Punktionsstelle rasieren und desinfizieren, Gonadenschutz anlegen.
- Bequeme gerade Rückenlage, Kopf in Schaumstoffschale, Arme seitlich eng am Körper bzw. in Armschalen. Eventuell Knie unterpolstern.
- I.v.-Zugang legen, falls nicht bereits vorhanden.

Nachsorge

- Punktionsstelle in der Leiste mindestens 10 min, besser 15 min abdrücken, in der Ellenbeuge genügen meist 10 min.
- Druckverband anlegen (Leiste bis 24 Stunden, Ellenbeuge bis 8 Stunden), dabei Leiste/Ellenbeuge gestreckt lassen.
- Untersuchungsprotokoll-Kopie mitgeben.

Wichtiges, Tipps & Tricks

- Meist Zusatzuntersuchung im Rahmen der Hirnarteriographie. Als selektive Untersuchung arterielle Kontrastierung über rechte oder linke A. carotis interna.

Weitere Hilfe siehe Seite 312–313

Serie	Projektion	Katheter (Beispiel)	KM-Menge (ml)	Flow (ml/s)	KM-Applikation	Bildserie	
						Dauer (s)	Bilder/s
Hirnvenen	PA	Headhunter rechte/linke A. carotis int.	10	3 bis 4	Injektor/ manuell	5 5	2 1
Hirnvenen	lateral	Headhunter rechte/linke A. carotis int.	10	3 bis 4	Injektor/	5 5	2 1
Halsvenen	PA	Headhunter rechte/linke A. carotis int.	10	3 bis 4	Injektor/ manuell	5 10	2 1

4.2.1 Angiographie-Untersuchung: Aorta descendens (thoracalis)

Fragestellung

Aorten(isthmus)stenose, Aortendissektion/-aneurysma/-verschluss, Bronchialarterien-Darstellung/-embolisation, Aortenstent, Aortenprothese/-patch, prä-/postoperativ

Vorbereitung und Lagerung

- Aufklärung des Patienten, Kontrolle der notwendigen Laborparameter.
- Alle Fremdkörper entfernen. Patienten vollständig entkleiden (lassen), OP-Hemd ohne Metallknöpfe anbieten. Punktionsstelle rasieren und desinfizieren, Gonadenschutz anlegen.
- Bequeme gerade Rückenlage, Kopf in Schaumstoffschale, Arme seitlich eng am Körper bzw. in Armschalen. Für seitliche Einstellung Arme über Kopf umlagern. Eventuell Knie unterpolstern.
- I.v.-Zugang legen, falls nicht bereits vorhanden.

Nachsorge

- Punktionsstelle in der Leiste mindestens 10 min, besser 15 min abdrücken, in der Ellenbeuge genügen meist 10 min.
- Druckverband anlegen (Leiste bis 24 Stunden, Ellenbeuge bis 8 Stunden), dabei Leiste/Ellenbeuge gestreckt lassen.
- Untersuchungsprotokoll-Kopie mitgeben.

Weitere Hilfe siehe Seite 312–313

Serie	Projektion	Katheter (Beispiel)	KM-Menge (ml)	Flow (ml/s)	KM-Applikation	Bildserie	
						Dauer (s)	Bilder/s
Aorta descendens	PA	Pigtail	25 bis 30	16 bis 20	Injektor	5	2
Aorta descendens	lateral	Pigtail	25 bis 30	16 bis 20	Injektor	5	2

4.2.2 Angiographie-Untersuchung: Aa. bronchiales

Fragestellung

Bronchialarteriendarstellung/-blutung/-embolisation, prä-/postoperativ

Vorbereitung und Lagerung

- Aufklärung des Patienten, Kontrolle der notwendigen Laborparameter.
- Alle Fremdkörper entfernen. Patienten vollständig entkleiden (lassen), OP-Hemd ohne Metallknöpfe anbieten. Punktionsstelle rasieren und desinfizieren, Gonadenschutz anlegen.
- Bequeme gerade Rückenlage, Kopf in Schaumstoffschale, Arme seitlich eng am Körper bzw. in Armschalen. Für seitliche Einstellung Arme über Kopf umlagern. Eventuell Knie unterpolstern.
- I.v.-Zugang legen, falls nicht bereits vorhanden.

Nachsorge

- Punktionsstelle in der Leiste mindestens 10 min, besser 15 min abdrücken, in der Ellenbeuge genügen meist 10 min.
- Druckverband anlegen (Leiste bis 24 Stunden, Ellenbeuge bis 8 Stunden), dabei Leiste/Ellenbeuge gestreckt lassen.
- Untersuchungsprotokoll-Kopie mitgeben.

Weitere Hilfe siehe Seite 312–313

Serie	Projektion	Katheter (Beispiel)	KM-Menge (ml)	Flow (ml/s)	KM-Applikation	Bildserie	
						Dauer (s)	Bilder/s
Aa. bronchiales	PA	Cobra/Side-winder, Head-hunter	5	–	manuell	5	2
						10	1

4.2.3 Angiographie-Untersuchung: Aa. intercostales

Fragestellung

Interkostalarteriendarstellung/-blutung/-embolisation, prä-/postoperativ

Vorbereitung und Lagerung

- Aufklärung des Patienten, Kontrolle der notwendigen Laborparameter.
- Alle Fremdkörper entfernen. Patienten vollständig entkleiden (lassen), OP-Hemd ohne Metallknöpfe anbieten. Punktionsstelle rasieren und desinfizieren, Gonadenschutz anlegen.
- Bequeme gerade Rückenlage, Kopf in Schaumstoffschale, Arme seitlich eng am Körper bzw. in Armschalen. Für seitliche Einstellung Arme über Kopf umlagern. Eventuell Knie unterpolstern.
- I.v.-Zugang legen, falls nicht bereits vorhanden.

Nachsorge

- Punktionsstelle in der Leiste mindestens 10 min, besser 15 min abdrücken, in der Ellenbeuge genügen meist 10 min.
- Druckverband anlegen (Leiste bis 24 Stunden, Ellenbeuge bis 8 Stunden), dabei Leiste/Ellenbeuge gestreckt lassen.
- Untersuchungsprotokoll-Kopie mitgeben.

Weitere Hilfe siehe Seite 312–313

Serie	Projektion	Katheter (Beispiel)	KM-Menge (ml)	Flow (ml/s)	KM-Applikation	Bildserie Dauer (s)	Bilder/s
Aa. intercostales	PA	Cobra/Head-hunter	5	–	manuell	5	2

4.2.4   Angiographie-Untersuchung: Aa. pulmonales

Fragestellung

Pulmonal-/Lungenarterienembolie (akut/chronisch), Pulmonalarterienektasie/-aneurysma, tumoröse Pulmonalarterienkompression/-infiltration, Gefäßmalformation

Vorbereitung und Lagerung

- Aufklärung des Patienten, Kontrolle der notwendigen Laborparameter.
- Alle Fremdkörper entfernen. Patienten vollständig entkleiden (lassen), OP-Hemd ohne Metallknöpfe anbieten. Punktionsstelle rasieren und desinfizieren, Gonadenschutz anlegen.
- Bequeme gerade Rückenlage, Kopf in Schaumstoffschale, Arme seitlich eng am Körper bzw. in Armschalen. Für seitliche Einstellung Arme über Kopf umlagern. Eventuell Knie unterpolstern.
- Venöse Punktion in der Leiste/brachial/jugulär.

Nachsorge

- Venöse Punktion!
- Punktionsstelle ca. 5–10 min komprimieren.
- Druckverband anlegen für ca. 1–2 Stunden, solange Bettruhe.
- Untersuchungsprotokoll-Kopie mitgeben.

Wichtiges, Tipps & Tricks

- Eventuell liegenden venösen Zugang nutzen und umseldingern auf Katheter-Schleuse.

Weitere Hilfe siehe Seite 312–313

Serie	Projektion	Katheter (Beispiel)	KM-Menge (ml)	Flow (ml/s)	KM-Applikation	Bildserie Dauer (s)	Bilder/s
Aa. pulmonales	PA	Pigtail	25 bis 30	10 bis 12	Injektor	5	3
Aa. pulmonales	RAO	Pigtail	25 bis 30	10 bis 12	Injektor	5	3
Aa. pulmonales	LAO	Pigtail	25 bis 30	10 bis 12	Injektor	5	3

4.2.5 Angiographie-Untersuchung: V. cava superior/rechter Vorhof

Fragestellung
Tumoröse Gefäßinfiltration, Tumorthrombus, Cavaverschluss, Cavathrombose, vor/nach Cavastent, obere Einflussstauung, Mediastinaltumor, prä-/postoperativ

Vorbereitung und Lagerung
- Aufklärung des Patienten, Kontrolle der notwendigen Laborparameter.
- Alle Fremdkörper entfernen. Patienten vollständig entkleiden (lassen), OP-Hemd ohne Metallknöpfe anbieten. Punktionsstelle rasieren und desinfizieren, Gonadenschutz anlegen.
- Bequeme gerade Rückenlage, Kopf in Schaumstoffschale, Arme seitlich eng am Körper bzw. in Armschalen. Für seitliche Einstellung Arme über Kopf umlagern. Eventuell Knie unterpolstern.
- **Venöse** Punktion in der Leiste/brachial/jugulär.

Nachsorge
- Venöse Punktion!
- Punktionsstelle ca. 5–10 min komprimieren.
- Druckverband anlegen für ca. 1–2 Stunden, solange Bettruhe.
- Untersuchungsprotokoll-Kopie mitgeben.

Wichtiges, Tipps & Tricks
- Eventuell liegenden venösen Zugang nutzen und umseldingern auf (kaliberstarke) Katheter-Schleuse (z. B. für Stent-Implantation/Cava-Filter). Nach Angio/Intervention ggf. wieder Replatzierung eines neuen (z. B. Shaldon-)Katheters.
- Bei geplanter Stent- bzw. Cava-Filter-Implantation besser mit Maßstab untersuchen. Genauere Platzierung möglich.

Weitere Hilfe siehe Seite 312–313

Serie	Projektion	Katheter (Beispiel)	KM-Menge (ml)	Flow (ml/s)	KM-Applikation	Bildserie Dauer (s)	Bildserie Bilder/s
V. cava sup.	PA	Pigtail	15	10	Injektor	5 5	2 1
V. cava sup.	lateral	Pigtail	15	10	Injektor	5 5	2 1

4.3.1 Angiographie-Untersuchung: Aorta abdominalis

Fragestellung

Aortenstenose, Aortendissektion/-aneurysma/-verschluss, Lériche-Syndrom, Nieren-/Mesenterial-/Lumbalarterienstenose oder -verschluss, Truncus-coeliacus-Stenose/-verschluss, Aortenstent, Aortenersatz/-prothese/-patch, prä-/postoperativ, Blutungsherdsuche

Vorbereitung und Lagerung

- Aufklärung des Patienten, Kontrolle der notwendigen Laborparameter.
- Alle Fremdkörper entfernen. Patienten vollständig entkleiden (lassen), OP-Hemd ohne Metallknöpfe anbieten. Punktionsstelle rasieren und desinfizieren, Gonadenschutz anlegen.
- Bequeme gerade Rückenlage, Kopf in Schaumstoffschale, Arme seitlich eng am Körper bzw. in Armschalen. Für seitliche Einstellung Arme über Kopf umlagern. Eventuell Knie unterpolstern.
- I.v.-Zugang legen, falls nicht bereits vorhanden.

Nachsorge

- Punktionsstelle in der Leiste mindestens 10 min, besser 15 min abdrücken, in der Ellenbeuge genügen meist 10 min.
- Druckverband anlegen (Leiste bis 24 Stunden, Ellenbeuge bis 8 Stunden), dabei Leiste/Ellenbeuge gestreckt lassen.
- Untersuchungsprotokoll-Kopie mitgeben.

Wichtiges, Tipps & Tricks

- Bei adipösen Patienten kann seitliche Aufnahme unter Umständen nicht ausgelöst werden, dann Einblendung öffnen und leichte Schrägeinstellung probieren.
- Bei Frage nach bzw. bekanntem Aortenaneurysma eventuell zur genauen Ausdehnungsbestimmung markierten Pigtail-Katheter einsetzen.

Weitere Hilfe siehe Seite 312–313

Serie	Projektion	Katheter (Beispiel)	KM-Menge (ml)	Flow (ml/s)	KM-Applikation	Bildserie Dauer (s)	Bilder/s
Aorta abdominalis	PA	Omni Flush/ Pigtail	25 bis 30	16 bis 20	Injektor	5	2
Aorta abdominalis	lateral	Omni Flush/ Pigtail	25 bis 30	16 bis 20	Injektor	5–10	1

4.3.2 Angiographie-Untersuchung: Truncus coeliacus

Fragestellung

Truncusstenose/-verschluss/-aneurysma, Angina abdominalis, Gefäßanomalie/-variation, Lienalis-steal-Syndrom, vor/nach Lebertransplantation, Leberzirrhose, portale Hypertension, Pfortaderverschluss, kavernöse Transformation der V. portae, Leber-/Milzarterienaneurysma/-stenose/-verschluss, Milzvenenthrombose, vor/nach hepatischer Chemoembolisation, prä-/postoperativ, Blutungsherdsuche

Vorbereitung und Lagerung

- Aufklärung des Patienten, Kontrolle der notwendigen Laborparameter.
- Alle Fremdkörper entfernen. Patienten vollständig entkleiden (lassen), OP-Hemd ohne Metallknöpfe anbieten. Punktionsstelle rasieren und desinfizieren, Gonadenschutz anlegen.
- Bequeme gerade Rückenlage, Kopf in Schaumstoffschale, Arme seitlich eng am Körper bzw. in Armschalen. Für seitliche Einstellung Arme über Kopf umlagern. Eventuell Knie unterpolstern.
- I.v.-Zugang legen, falls nicht bereits vorhanden.

Nachsorge

- Punktionsstelle in der Leiste mindestens 10 min, besser 15 min abdrücken, in der Ellenbeuge genügen meist 10 min.
- Druckverband anlegen (Leiste bis 24 Stunden, Ellenbeuge bis 8 Stunden), dabei Leiste/Ellenbeuge gestreckt lassen.
- Untersuchungsprotokoll-Kopie mitgeben.

Wichtiges, Tipps & Tricks

- Ausschluss ligamentäre (relative) Truncusstenose: bei Stenosierung in der seitlichen Aufnahme zusätzlich Inspirationsaufnahme, bei ligamentärer Stenose dann wieder (weitgehende) Befundnormalisierung.
- Bei adipösen Patienten kann seitliche Aufnahme unter Umständen nicht ausgelöst werden, dann Einblendung öffnen und leichte Schrägeinstellung probieren.
- Bei geplanter Lebertransplantation mit Maßstab untersuchen zur Gefäßkaliberbestimmung in den geplanten Anastomosenregionen A. hepatica propria, V. mesenterica superior und V. portae.
- Blutungsherdsuche besser mit hoch-osmolalem KM, Quadrantenaufnahmen mit kleinerem FOV empfohlen.

Weitere Hilfe siehe Seite 312–313

Serie	Projektion	Katheter (Beispiel)	KM-Menge (ml)	Flow (ml/s)	KM-Applikation	Bildserie	
						Dauer (s)	Bilder/s
Truncus coeliacus	PA	Cobra/ Sos Omni	40	4	Injektor	5 20	2 1

4.3.3   Angiographie-Untersuchung: A. hepatica selektiv

Fragestellung

Leberarterienstenose/-verschluss/-aneurysma, Gefäßanomalie/-variation, vor/nach Lebertransplantation, Anastomosenstenose, Leberzirrhose, vor/nach hepatischer Chemoembolisation, Portanlage A. hepatica, prä-/postoperativ, Blutungsherdsuche

Vorbereitung und Lagerung

- Aufklärung des Patienten, Kontrolle der notwendigen Laborparameter.
- Alle Fremdkörper entfernen. Patienten vollständig entkleiden (lassen), OP-Hemd ohne Metallknöpfe anbieten. Punktionsstelle rasieren und desinfizieren, Gonadenschutz anlegen.
- Bequeme gerade Rückenlage, Kopf in Schaumstoffschale, Arme seitlich eng am Körper bzw. in Armschalen. Eventuell Knie unterpolstern.
- I.v.-Zugang legen, falls nicht bereits vorhanden.

Nachsorge

- Punktionsstelle in der Leiste mindestens 10 min, besser 15 min abdrücken, in der Ellenbeuge genügen meist 10 min.
- Druckverband anlegen (Leiste bis 24 Stunden, Ellenbeuge bis 8 Stunden), dabei Leiste/Ellenbeuge gestreckt lassen.
- Untersuchungsprotokoll-Kopie mitgeben.

Weitere Hilfe siehe Seite 312–313

Serie	Projektion	Katheter (Beispiel)	KM-Menge (ml)	Flow (ml/s)	KM-Applikation	Bildserie	
						Dauer (s)	Bilder/s
A. hepatica	PA	Cobra	20 bis 30	4	Injektor	5	2
						20	1

4.3.4   Angiographie-Untersuchung: A. lienalis selektiv

Fragestellung

Milzarterienstenose/-verschluss/-aneurysma, Gefäßanomalie/-variation, Lienalis-steal-Syndrom, Leberzirrhose, portale Hypertension, Pfortaderverschluss, kavernöse Transformation der V. portae, Pankreasarteriendarstellung, Milzvenenthrombose, prä-/postoperativ, Blutungsherdsuche

Vorbereitung und Lagerung

- Aufklärung des Patienten, Kontrolle der notwendigen Laborparameter.
- Alle Fremdkörper entfernen. Patienten vollständig entkleiden (lassen), OP-Hemd ohne Metallknöpfe anbieten. Punktionsstelle rasieren und desinfizieren, Gonadenschutz anlegen.
- Bequeme gerade Rückenlage, Kopf in Schaumstoffschale, Arme seitlich eng am Körper bzw. in Armschalen. Für seitliche Einstellung Arme über Kopf umlagern. Eventuell Knie unterpolstern.
- I.v.-Zugang legen, falls nicht bereits vorhanden.

Nachsorge

- Punktionsstelle in der Leiste mindestens 10 min, besser 15 min abdrücken, in der Ellenbeuge genügen meist 10 min.
- Druckverband anlegen (Leiste bis 24 Stunden, Ellenbeuge bis 8 Stunden), dabei Leiste/Ellenbeuge gestreckt lassen.
- Untersuchungsprotokoll-Kopie mitgeben.

Weitere Hilfe siehe Seite 312–313

Serie	Projektion	Katheter (Beispiel)	KM-Menge (ml)	Flow (ml/s)	KM-Applikation	Bildserie	
						Dauer (s)	Bilder/s
A. lienalis (eventuell plus indirekte Portographie)	PA	Cobra	20 bis 30	4	Injektor	5 20	2 1

4.3.5 Angiographie-Untersuchung: A. mesenterica superior/indirekte Mesenterico-Portographie

Fragestellung

Mesenterialarterienstenose/-verschluss/-aneurysma, Angina abdominalis, Gefäßanomalie/-variation, vor/nach Pankreas-/Leber-/Dünndarmtransplantation, Leberzirrhose, portale Hypertension, Pfortaderverschluss, kavernöse Transformation der V. portae, Mesenterialarterienembolie, Mesenterialvenenthrombose, vor/nach hepatischer Chemoembolisation, prä-/postoperativ, intestinale Blutungsherdsuche

Vorbereitung und Lagerung

- Aufklärung des Patienten, Kontrolle der notwendigen Laborparameter.
- Alle Fremdkörper entfernen. Patienten vollständig entkleiden (lassen), OP-Hemd ohne Metallknöpfe anbieten. Punktionsstelle rasieren und desinfizieren, Gonadenschutz anlegen.
- Bequeme gerade Rückenlage, Kopf in Schaumstoffschale, Arme seitlich eng am Körper bzw. in Armschalen. Für seitliche Einstellung Arme über Kopf umlagern. Eventuell Knie unterpolstern.
- I.v.-Zugang legen, falls nicht bereits vorhanden.

Nachsorge

- Punktionsstelle in der Leiste mindestens 10 min, besser 15 min abdrücken, in der Ellenbeuge genügen meist 10 min.
- Druckverband anlegen (Leiste bis 24 Stunden, Ellenbeuge bis 8 Stunden), dabei Leiste/Ellenbeuge gestreckt lassen.
- Untersuchungsprotokoll-Kopie mitgeben.

Wichtiges, Tipps & Tricks

- Bei adipösen Patienten kann seitliche Aufnahme unter Umständen nicht ausgelöst werden, dann Einblendung öffnen und leichte Schrägeinstellung probieren.
- Indirekte Mesenterico-Portographie wegen längerem Atemstopp besser in mäßiger Inspiration durchführen.
- Bei geplanter Lebertransplantation mit Maßstab untersuchen zur Gefäßkaliberbestimmung in den geplanten Anastomosenregionen A. hepatica propria, V. mesenterica superior und V. portae.
- Blutungsherdsuche besser mit hoch-osmolalem KM, Quadrantenaufnahmen mit kleinerem FOV empfohlen.

Weitere Hilfe siehe Seite 312–313

Serie	Projektion	Katheter (Beispiel)	KM-Menge (ml)	Flow (ml/s)	KM-Applikation	Bildserie Dauer (s)	Bilder/s
A. mesenterica sup., Blutungsherdsuche, mehrere (Quadranten-)FOV	PA	Sidewinder/ Cobra	10	–	manuell	5 15	2 1

Serie	Projektion	Katheter (Beispiel)	KM-Menge (ml)	Flow (ml/s)	KM-Applikation	Bildserie Dauer (s)	Bilder/s
A. mesenterica sup., + indirekte Mesenterico- Portographie	PA	Sidewinder/ Cobra	40	4	Injektor	5 20	2 1

4.3.6 Angiographie-Untersuchung: A. mesenterica inferior

Fragestellung

Mesenterialarterienstenose/-verschluss, Angina abdominalis, Gefäßanomalie/-variation, Mesenterialarterienembolie, Mesenterialvenenthrombose, prä-/postoperativ, intestinale Blutungsherdsuche

Vorbereitung und Lagerung

- Aufklärung des Patienten, Kontrolle der notwendigen Laborparameter.
- Alle Fremdkörper entfernen. Patienten vollständig entkleiden (lassen), OP-Hemd ohne Metallknöpfe anbieten. Punktionsstelle rasieren und desinfizieren, Gonadenschutz anlegen.
- Bequeme gerade Rückenlage, Kopf in Schaumstoffschale, Arme seitlich eng am Körper bzw. in Armschalen. Für seitliche Einstellung Arme über Kopf umlagern. Eventuell Knie unterpolstern.
- I.v.-Zugang legen, falls nicht bereits vorhanden.

Nachsorge

- Punktionsstelle in der Leiste mindestens 10 min, besser 15 min abdrücken, in der Ellenbeuge genügen meist 10 min.
- Druckverband anlegen (Leiste bis 24 Stunden, Ellenbeuge bis 8 Stunden), dabei Leiste/Ellenbeuge gestreckt lassen.
- Untersuchungsprotokoll-Kopie mitgeben.

Wichtiges, Tipps & Tricks

- Oft schwierige Sondierung des Gefäßes, eventuell seitliche Aufnahme zur besseren Lokalisation, eventuell Maßstab unterlegen.
- Bei adipösen Patienten kann seitliche Aufnahme unter Umständen nicht ausgelöst werden, dann Einblendung öffnen und leichte Schrägeinstellung probieren.
- Blutungsherdsuche besser mit hoch-osmolalem KM, Quadrantenaufnahmen mit kleinerem FOV empfohlen.

Weitere Hilfe siehe Seite 312–313

Serie	Projektion	Katheter (Beispiel)	KM-Menge (ml)	Flow (ml/s)	KM-Applikation	Bildserie Dauer (s)	Bilder/s
A. mesenterica inf.	PA	Cobra/ Sos Omni	10 bis 15	3	Injektor	5 20	2 1
A. mesenterica inf., Blutungsherdsuche, mehrere (Quadranten-)FOV	PA	Cobra/ Sos Omni	10	–	manuell	5 15	2 1

4.3.7 Angiographie-Untersuchung: A. renalis/Druckmessung

Fragestellung

Nierenarterienstenose/-embolie/-verschluss/-aneurysma, renale/unklare arterielle Hypertonie, Druckgradienten-Bestimmung, vor/nach Nierenarteriendilatation/-stent, Gefäßanomalie/-variation, vor/nach Nierentransplantation, Nierentumor, unklarer Nierenkarzinom, Nierenriss, Nierenvenenthrombose, vor/nach Nierenembolisation, prä-/postoperativ

Vorbereitung und Lagerung

- Aufklärung des Patienten, Kontrolle der notwendigen Laborparameter.
- Alle Fremdkörper entfernen. Patienten vollständig entkleiden (lassen), OP-Hemd ohne Metallknöpfe anbieten. Punktionsstelle rasieren und desinfizieren, Gonadenschutz anlegen.
- Bequeme gerade Rückenlage, Kopf in Schaumstoffschale, Arme seitlich eng am Körper bzw. in Armschalen. Für seitliche Einstellung Arme über Kopf umlagern. Eventuell Knie unterpolstern.
- I.v.-Zugang legen, falls nicht bereits vorhanden.
- Vor der Messung: Druckmessgerät kalibrieren/abstimmen.
- Druckmessdraht: z. B. Pressure Wire 0,014" 175 cm.

Nachsorge

- Punktionsstelle in der Leiste mindestens 10 min, besser 15 min abdrücken, in der Ellenbeuge genügen meist 10 min.
- Druckverband anlegen (Leiste bis 24 Stunden, Ellenbeuge bis 8 Stunden), dabei Leiste/Ellenbeuge gestreckt lassen.
- Untersuchungsprotokoll-Kopie mitgeben.

Wichtiges, Tipps & Tricks

- Bei adipösen Patienten kann seitliche Aufnahme unter Umständen nicht ausgelöst werden, dann Einblendung öffnen und leichte Schrägeinstellung versuchen.
- Druckmessdraht wird über z. B. Cobra-Katheter bis in die abdominelle Aorta eingeführt, Messdraht an Druckmessgerät anschließen.
- Messungen distal und proximal der Stenose sowie kranial und kaudal in der Aorta ober- bzw. unterhalb der Nierenarterienabgänge.
- Druckmessung-Protokoll: Position, Systole, Diastole, Mitteldruck, peripherer Blutdruck, Druckgradient prä-/poststenotisch bzw. vor-/nach Ballondilatation der Nierenarterie.
- Eventuell bessere Beurteilung einer Nierenarterienstenose in ca. 25° LAO-/RAO-Einstellung.

Weitere Hilfe siehe Seite 312–313

Serie	Projektion	Katheter (Beispiel)	KM-Menge (ml)	Flow (ml/s)	KM-Applikation	Bildserie Dauer (s)	Bilder/s
A. renalis	PA	Cobra/ Sos Omni	10	3 bis 4	Injektor/ manuell	5 10	2 1
eventuell: A. renalis	LAO/RAO 25°	Cobra/ Sos Omni	10	3 bis 4	Injektor/ manuell	5 10	2 1

4.3.8 Venographie-Untersuchung: Leber-/Nieren-/Beckenvenen/V. cava inferior bzw. Cavographie

Fragestellung

Akute/chronische Thrombose, Cavafilter-/-schirm-Implantation, Lebervenenthrombose/Budd-Chiari-Syndrom, Nierenvenenthrombose, Tumorthrombus, vor/nach Leber-/Nierentransplantation, Gefäßanomalie/-variation, Nierenkarzinom, Nierenriss, Bein-/Beckenvenenthrombose, nach Lungenarterienembolie, Tumorinfiltration/-stenosierung/-verschluss V. cava inferior, vor Stentimplantation in V. cava inferior, prä-/postoperativ

Vorbereitung und Lagerung

- Aufklärung des Patienten, Kontrolle der notwendigen Laborparameter.
- Alle Fremdkörper entfernen. Patienten vollständig entkleiden (lassen), OP-Hemd ohne Metallknöpfe anbieten. Punktionsstelle rasieren und desinfizieren, Gonadenschutz anlegen.
- Bequeme gerade Rückenlage, Kopf in Schaumstoffschale, Arme seitlich eng am Körper bzw. in Armschalen. Für seitliche Einstellung Arme über Kopf umlagern. Eventuell Knie unterpolstern.
- **Venöse** Punktion in der Leiste/brachial/jugulär.

Nachsorge

- Venöse Punktion!
- Punktionsstelle ca. 5–10 min komprimieren.
- Druckverband anlegen für ca. 1–2 Stunden, solange Bettruhe.
- Untersuchungsprotokoll-Kopie mitgeben.

Wichtiges, Tipps & Tricks

- Eventuell liegenden venösen Zugang nutzen und umseldingern auf (kaliberstarke) Katheter-Schleuse (z.B. für Stent-Implantation/Cava-Filter). Nach Angio/Intervention ggf. wieder Replatzierung eines neuen (z.B. Shaldon-)Katheters.
- Bei geplanter Stent- bzw. Cava-Filter-Implantation besser mit Maßstab untersuchen. Genauere Platzierung möglich.

Weitere Hilfe siehe Seite 312–313

Serie	Projektion	Katheter (Beispiel)	KM-Menge (ml)	Flow (ml/s)	KM-Applikation	Bildserie	
						Dauer (s)	Bilder/s
Beckenvenen gleiche Seite	PA	Schleuse/ gerader Katheter	15	7	Injektor	5	2
Beckenvenen andere Seite	PA	Pigtail/Cobra cross-over	15	7	Injektor	5	2

Serie	Projektion	Katheter (Beispiel)	KM-Menge (ml)	Flow (ml/s)	KM-Applikation	Bildserie	
						Dauer (s)	Bilder/s
V. cava inf.	PA	Pigtail	30	15	Injektor	5	2
eventuell: V. cava inf.	lateral	Pigtail	30	15	Injektor	5	2
eventuell: V. cava inf.	LAO	Pigtail	30	15	Injektor	5	2

Serie	Projektion	Katheter (Beispiel)	KM-Menge (ml)	Flow (ml/s)	KM-Applikation	Bildserie	
						Dauer (s)	Bilder/s
Nierenvenen selektiv	PA	Cobra	10	–	manuell	5	2
Lebervenen selektiv	PA	Cobra	10	–	manuell	5	2

4.4.1 Angiographie-Untersuchung: A. subclavia/A. axillaris

Fragestellung

Subclaviastenose/-embolie/-verschluss/-aneurysma, vor/nach Gefäßdilatation/-stent, Gefäßanomalie/-variation, Tumorinfiltration, Gefäßverletzung/Blutung, prä-/postoperativ

Vorbereitung und Lagerung

- Aufklärung des Patienten, Kontrolle der notwendigen Laborparameter.
- Alle Fremdkörper entfernen. Patienten vollständig entkleiden (lassen), OP-Hemd ohne Metallknöpfe anbieten. Punktionsstelle rasieren und desinfizieren, Gonadenschutz anlegen.
- Bequeme gerade Rückenlage, Kopf in Schaumstoffschale, Arme seitlich eng am Körper bzw. in Armschalen. Eventuell Knie unterpolstern.
- I.v.-Zugang legen, falls nicht bereits vorhanden.

Nachsorge

- Punktionsstelle in der Leiste mindestens 10 min, besser 15 min abdrücken, in der Ellenbeuge genügen meist 10 min.
- Druckverband anlegen (Leiste bis 24 Stunden, Ellenbeuge bis 8 Stunden), dabei Leiste/Ellenbeuge gestreckt lassen.
- Untersuchungsprotokoll-Kopie mitgeben.

Wichtiges, Tipps & Tricks

- Bei Zugang von brachial Gegenseite punktieren.

Weitere Hilfe siehe Seite 312–313

Serie	Projektion	Katheter (Beispiel)	KM-Menge (ml)	Flow (ml/s)	KM-Applikation	Bildserie	
						Dauer (s)	Bilder/s
A. subclavia	PA	Headhunter Cobra	15	7	Injektor	5	2
						5	1
alternativ: A. subclavia	PA	Headhunter	10	–	manuell	5	2
						5	1

Serie	Projektion	Katheter (Beispiel)	KM-Menge (ml)	Flow (ml/s)	KM-Applikation	Bildserie	
						Dauer (s)	Bilder/s
A. axillaris	PA	Headhunter	15	5	Injektor	5	2
						5	1
alternativ: A. axillaris	PA	Headhunter	10	–	manuell	5	2
						5	1

4.4.2 Angiographie-Untersuchung: A. brachialis/Dialyse-Shunt

Fragestellung

Brachialisstenose/-embolie/-verschluss/-aneurysma, vor/nach Gefäßdilatation/-stent, Gefäßanomalie/-variation, Tumorinfiltration, Gefäßverletzung/Blutung, prä-/postoperativ, vor/nach Dialyse-Shunt-Anlage, Dialyseshunt-Insuffizienz

Vorbereitung und Lagerung

- Aufklärung des Patienten, Kontrolle der notwendigen Laborparameter.
- Alle Fremdkörper entfernen. Patienten vollständig entkleiden (lassen), OP-Hemd ohne Metallknöpfe anbieten. Punktionsstelle rasieren und desinfizieren, Gonadenschutz anlegen.
- Bequeme gerade Rückenlage, Kopf in Schaumstoffschale, zu untersuchender Arm in 70°–90°-Abduktion auf Armstütze in Supinationsstellung lagern (Handfläche oben) und fixieren, anderer Arm liegt seitlich eng am Körper bzw. in Armschale.
- I.v.-Zugang an den anderen Arm legen, falls nicht bereits vorhanden.

Nachsorge

- Punktionsstelle in der Leiste mindestens 10 min, besser 15 min abdrücken, in der Ellenbeuge genügen meist 10 min.
- Druckverband anlegen (Leiste bis 24 Stunden, Ellenbeuge bis 8 Stunden), dabei Leiste/Ellenbeuge gestreckt lassen.
- Untersuchungsprotokoll-Kopie mitgeben.

Wichtiges, Tipps & Tricks

- Bei Darstellung der Armarterien liegt die Katheterspitze in der A. subclavia distal der A. vertebralis bzw. in A. axillaris.
- Bei Dialyseshunt-Darstellung A. brachialis des zu untersuchenden Armes punktieren.
- Bei Dialyseshunt-Darstellung alle Shuntanteile vollständig darstellen, zweite Ebene anstreben.

Weitere Hilfe siehe Seite 312–313

Serie	Projektion	Katheter (Beispiel)	KM-Menge (ml)	Flow (ml/s)	KM-Applikation	Bildserie	
						Dauer (s)	Bilder/s
A. brachialis	PA	Headhunter	15	5	Injektor	5 5	2 1

Serie	Projektion	Katheter (Beispiel)	KM-Menge (ml)	Flow (ml/s)	KM-Applikation	Bildserie	
						Dauer (s)	Bilder/s
Dialyse-Shunt eventuell 2 × FOV	PA	4F-Schleuse A. brachialis retrograd	8	–	manuell	5 5	2 1
Dialyse-Shunt eventuell 2 × FOV	lateral	4F-Schleuse A. brachialis retrograd	8	–	manuell	5 5	2 1

4.4.3 Angiographie-Untersuchung: Unterarmarterien/Dialyse-Shunt

Fragestellung

Radialis- bzw. Ulnarisstenose/-embolie/-verschluss/-aneurysma, vor/nach Gefäßdilatation/-stent, Gefäßanomalie/-variation, Tumorinfiltration, Gefäßverletzung/Blutung, prä-/postoperativ, vor/nach Diaylse-Shunt-Anlage, Dialyseshunt-Insuffizienz

Vorbereitung und Lagerung

- Aufklärung des Patienten, Kontrolle der notwendigen Laborparameter.
- Alle Fremdkörper entfernen. Patienten vollständig entkleiden (lassen), OP-Hemd ohne Metallknöpfe anbieten. Punktionsstelle rasieren und desinfizieren, Gonadenschutz anlegen.
- Bequeme gerade Rückenlage, Kopf in Schaumstoffschale, zu untersuchender Arm in 70°–90°-Abduktion auf Armstütze in Supinationsstellung lagern (Handfläche oben) und fixieren, anderer Arm liegt seitlich eng am Körper bzw. in Armschale.
- I.v.-Zugang an den anderen Arm legen, falls nicht bereits vorhanden.

Nachsorge

- Punktionsstelle in der Leiste mindestens 10 min, besser 15 min abdrücken, in der Ellenbeuge genügen meist 10 min.
- Druckverband anlegen (Leiste bis 24 Stunden, Ellenbeuge bis 8 Stunden), dabei Leiste/Ellenbeuge gestreckt lassen.
- Untersuchungsprotokoll-Kopie mitgeben.

Wichtiges, Tipps & Tricks

- Bei Darstellung der Armarterien liegt die Katheterspitze in der A. subclavia distal der A. vertebralis bzw. in A. axillaris.
- Bei Dialyseshunt-Darstellung A. brachialis des zu untersuchenden Armes punktieren.
- Bei Dialyseshunt-Darstellung alle Shuntanteile vollständig darstellen, zweite Ebene anstreben.

Weitere Hilfe siehe Seite 312–313

Serie	Projektion	Katheter (Beispiel)	KM-Menge (ml)	Flow (ml/s)	KM-Applikation	Bildserie	
						Dauer (s)	Bilder/s
Unterarmarterien	PA	Headhunter	20	5	Injektor	10	1

4.4.4 Angiographie-Untersuchung: Handarterien

Fragestellung

Handarterienstenose/-embolie/-verschluss, Fingerspitzennekrose, Gefäßanomalie/-variation, Tumorinfiltration, Gefäßverletzung/Blutung, prä-/postoperativ, vor/nach Dialyse-Shunt-Anlage

Vorbereitung und Lagerung

- Aufklärung des Patienten, Kontrolle der notwendigen Laborparameter.
- Alle Fremdkörper entfernen. Patienten vollständig entkleiden (lassen), OP-Hemd ohne Metallknöpfe anbieten. Punktionsstelle rasieren und desinfizieren, Gonadenschutz anlegen.
- Bequeme gerade Rückenlage, Kopf in Schaumstoffschale, zu untersuchender Arm in 70°–90°-Abduktion auf Armstütze in Supinationsstellung lagern (Handfläche oben) und fixieren, Finger leicht spreizen. Anderer Arm liegt seitlich eng am Körper bzw. in Armschale.
- I.v.-Zugang an den anderen Arm legen, falls nicht bereits vorhanden.

Nachsorge

- Punktionsstelle in der Leiste mindestens 10 min, besser 15 min abdrücken, in der Ellenbeuge genügen meist 10 min.
- Druckverband anlegen (Leiste bis 24 Stunden, Ellenbeuge bis 8 Stunden), dabei Leiste/Ellenbeuge gestreckt lassen.
- Untersuchungsprotokoll-Kopie mitgeben.

Wichtiges, Tipps & Tricks

- Bei Darstellung der Handarterien liegt die Katheterspitze in der A. brachialis, alternativ antegrade Punktion der A. brachialis des zu untersuchenden Armes möglich!

Weitere Hilfe siehe Seite 312–313

Serie	Projektion	Katheter (Beispiel)	KM-Menge (ml)	Flow (ml/s)	KM-Applikation	Bildserie Dauer (s)	Bilder/s
Handarterien	PA	Headhunter	20	5	Injektor	10 10	1 0,5
alternativ: Handarterien	PA	4F-Schleuse antegrad A. brachialis	10	–	manuell	10 10	1 0,5

4.4.5 Untersuchung: Schulter-/Armphlebographie

Fragestellung

Unterarmvenenthrombose, Brachialvenenthrombose, Axillarvenenthrombose, Subclavialvenenthrombose, Gefäßanomalie/-variation, Tumorinfiltration, Venenverletzung/Blutung, prä-/postoperativ, vor/nach Diaylse-Shunt-Anlage, Dialyseshunt-Insuffizienz, Shuntverschluss, arterio-venöse Fistel

Vorbereitung und Lagerung

* Aufklärung des Patienten, Kontrolle der notwendigen Laborparameter.
* Alle Fremdkörper entfernen. Patient entkleidet den Oberkörper vollständig, eventuell OP-Hemd ohne Metallknöpfe anbieten. Gonadenschutz anlegen.
* Bequeme gerade Rückenlage, Kopf in Schaumstoffschale, zu untersuchender Arm ca. in 70°–90°-Abduktion auf Armlagerungsvorrichtung oder notfalls parallel zum Körper, Hand unterpolstern und fixieren in Supinationsstellung. Anderen Arm seitlich eng am Körper bzw. in Armschale.
* Venöser Zugang am Handrücken/distaler Unterarm.

Wichtiges, Tipps & Tricks

* KM-Abflussaufnahme in VCS nicht vergessen! Bei Subclavia- und VCS-Aufnahmen Kopf des Patienten zur Gegenseite drehen lassen.
* Eventuell Aufnahmen im Unterarm-/Ellenbogenbereich in zweiter Ebene anstreben.

Weitere Hilfe siehe Seite 312–313

Serie	Projektion	Katheter (Beispiel)	KM-Menge (ml)	Flow (ml/s)	KM-Applikation	Bildserie Dauer (s)	Bilder/s
Unterarmvenen	PA (lateral)	Braunüle dis-taler Unterarm	10	–	manuell		Einzel-Aufnahmen
V. cubitalis Vv. brachiales	PA	Braunüle dis-taler Unterarm	10	–	manuell		Einzel-Aufnahmen
V. axillaris	PA	Braunüle dis-taler Unterarm	10	–	manuell		Einzel-Aufnahmen
V. subclavia V. cava sup.	PA	Braunüle dis-taler Unterarm	10	–	manuell		Einzel-Aufnahmen

4.5.1 Angiographie-Untersuchung: Beckenarterien

Fragestellung

Iliakalarterienstenose/-verschluss/-dissektion/-aneurysma/-stent, Claudicatio intermittens, periphere AVK, iliakaler Cross-over-Bypass, nach/vor Nierentransplantation, vor/nach y-Gefäßprothese, tumoröse Gefäßinfiltration, pelvine Blutung, vaginale Blutung, prä-/postoperativ, Blutungsherdsuche, vor/nach Embolisation von Uterusmyomen

Vorbereitung und Lagerung

- Aufklärung des Patienten, Kontrolle der notwendigen Laborparameter.
- Alle Fremdkörper entfernen. Patienten vollständig entkleiden (lassen), OP-Hemd ohne Metallknöpfe anbieten. Punktionsstelle rasieren und desinfizieren, Gonadenschutz anlegen.
- Bequeme gerade Rückenlage, Kopf in Schaumstoffschale, Arme seitlich eng am Körper bzw. in Armschalen. Eventuell Knie flach unterpolstern.
- I.v.-Zugang legen, falls nicht bereits vorhanden.

Nachsorge

- Punktionsstelle in der Leiste mindestens 10 min, besser 15 min abdrücken, in der Ellenbeuge genügen meist 10 min.
- Druckverband anlegen (Leiste bis 24 Stunden, Ellenbeuge bis 8 Stunden), dabei Leiste/Ellenbeuge gestreckt lassen.
- Untersuchungsprotokoll-Kopie mitgeben.

Wichtiges, Tipps & Tricks

- Eventuell zur besseren Beurteilung von Beckenarterienstenosen Schrägaufnahmen anfertigen.

Weitere Hilfe siehe Seite 312–313

Serie	Projektion	Katheter (Beispiel)	KM-Menge (ml)	Flow (ml/s)	KM-Applikation	Bildserie Dauer (s)	Bilder/s
Beckenarterien beidseitig	PA	Omni Flush/ Pigtail	20	15	Injektor	5	2
eventuell: Beckenarterien beidseitig	LAO	Omni Flush/ Pigtail	20	15	Injektor	5	2
eventuell: Beckenarterien beidseitig	RAO	Omni Flush/ Pigtail	20	15	Injektor	5	2

Serie	Projektion	Katheter (Beispiel)	KM-Menge (ml)	Flow (ml/s)	KM-Applikation	Bildserie Dauer (s)	Bilder/s
Beckenarterien unilateral	PA	Cobra cross-over	10 bis 15	3	Injektor/ manuell	5	2
eventuell: Beckenarterien unilateral	LAO	Cobra cross-over	10 bis 15	3	Injektor/ manuell	5	2
eventuell: Beckenarterien unilateral	RAO	Cobra cross-over	10 bis 15	3	Injektor/ manuell	5	2

4.5.2 Angiographie-Untersuchung: Oberschenkelarterien

Fragestellung

Femoralarterienstenose/-verschluss/-dissektion/-aneurysma, Stent, Claudicatio intermittens, periphere AVK, Bypassstenose/-verschluss, prä-/postoperativ, Gefäßverletzung, tumoröse Gefäßinfiltration, tumoröse Gefäßversorgung, arterio-venöse Fistel

Vorbereitung und Lagerung

- Aufklärung des Patienten, Kontrolle der notwendigen Laborparameter.
- Alle Fremdkörper entfernen. Patienten vollständig entkleiden (lassen), OP-Hemd ohne Metallknöpfe anbieten. Punktionsstelle rasieren und desinfizieren, Gonadenschutz anlegen.
- Bequeme gerade Rückenlage, Kopf in Schaumstoffschale, Arme seitlich eng am Körper bzw. in Armschalen. Eventuell Knie flach unterpolstern.
- I.v.-Zugang legen, falls nicht bereits vorhanden.

Nachsorge

- Punktionsstelle in der Leiste mindestens 10 min, besser 15 min abdrücken, in der Ellenbeuge genügen meist 10 min.
- Druckverband anlegen (Leiste bis 24 Stunden, Ellenbeuge bis 8 Stunden), dabei Leiste/Ellenbeuge gestreckt lassen.
- Untersuchungsprotokoll-Kopie mitgeben.

Wichtiges, Tipps & Tricks

- Bei einseitiger Darstellung Punktion der Gegenseite und Katheter cross-over, eventuell antegrade Punktion.

Weitere Hilfe siehe Seite 312–313

Serie	Projektion	Katheter (Beispiel)	KM-Menge (ml)	Flow (ml/s)	KM-Applikation	Bildserie Dauer (s)	Bilder/s
Oberschenkel-arterien beidseitig	PA	Pigtail/Omni Flush	20	15	Injektor	20	1

Serie	Projektion	Katheter (Beispiel)	KM-Menge (ml)	Flow (ml/s)	KM-Applikation	Bildserie Dauer (s)	Bilder/s
Oberschenkel-arterie unilateral	PA	Cobra cross-over	10 bis 15	3	Injektor/manuell	20	1

4.5.3 Angiographie-Untersuchung: A. poplitea

Fragestellung

Popliteaarterienstenose/-verschluss/-dissektion/-aneurysma, Stent, Claudicatio intermittens, periphere AVK, Bypassstenose/-verschluss, Ulcus cruris, prä-/postoperativ, Gefäßverletzung, tumoröse Gefäßinfiltration, tumoröse Gefäßversorgung, arterio-venöse Fistel

Vorbereitung und Lagerung

- Aufklärung des Patienten, Kontrolle der notwendigen Laborparameter.
- Alle Fremdkörper entfernen. Patienten vollständig entkleiden (lassen), OP-Hemd ohne Metallknöpfe anbieten. Punktionsstelle rasieren und desinfizieren, Gonadenschutz anlegen.
- Bequeme gerade Rückenlage, Kopf in Schaumstoffschale, Arme seitlich eng am Körper bzw. in Armschalen. Eventuell Knie flach unterpolstern.
- I.v.-Zugang legen, falls nicht bereits vorhanden.

Nachsorge

- Punktionsstelle in der Leiste mindestens 10 min, besser 15 min abdrücken, in der Ellenbeuge genügen meist 10 min.
- Druckverband anlegen (Leiste bis 24 Stunden, Ellenbeuge bis 8 Stunden), dabei Leiste/Ellenbeuge gestreckt lassen.
- Untersuchungsprotokoll-Kopie mitgeben.

Wichtiges, Tipps & Tricks

- Bei einseitiger Darstellung Punktion der Gegenseite und Katheter cross-over, eventuell antegrade Punktion A. femoralis superficialis.

Weitere Hilfe siehe Seite 312–313

Serie	Projektion	Katheter (Beispiel)	KM-Menge (ml)	Flow (ml/s)	KM-Applikation	Bildserie	
						Dauer (s)	Bilder/s
A. poplitea beidseitig	PA	Omni Flush/ Pigtail	20	15	Injektor	20	1

Serie	Projektion	Katheter (Beispiel)	KM-Menge (ml)	Flow (ml/s)	KM-Applikation	Bildserie	
						Dauer (s)	Bilder/s
A. poplitea unilateral	PA	Cobra cross-over	10 bis 15	3	Injektor/ manuell	20	10

4.5.4 Angiographie-Untersuchung: Unterschenkelarterien

Fragestellung

Unterschenkelarterienstenose/-verschluss, Tibialis-anterior- bzw. -posterior-Stenose/-verschluss, Fibularisstenose/-verschluss, Ulcus cruris, Claudicatio intermittens, periphere AVK, Bypassstenose/-verschluss, prä-/postoperativ, Gefäßverletzung, tumoröse Gefäßinfiltration, tumoröse Gefäßversorgung, arterio-venöse Fistel

Vorbereitung und Lagerung

- Aufklärung des Patienten, Kontrolle der notwendigen Laborparameter.
- Alle Fremdkörper entfernen. Patienten vollständig entkleiden (lassen), OP-Hemd ohne Metallknöpfe anbieten. Punktionsstelle rasieren und desinfizieren, Gonadenschutz anlegen.
- Bequeme gerade Rückenlage, Kopf in Schaumstoffschale, Arme seitlich eng am Körper bzw. in Armschalen. Eventuell Knie flach unterpolstern, Füße mit z. B. Klettband fixieren.
- I.v.-Zugang legen, falls nicht bereits vorhanden.

Nachsorge

- Punktionsstelle in der Leiste mindestens 10 min, besser 15 min abdrücken, in der Ellenbeuge genügen meist 10 min.
- Druckverband anlegen (Leiste bis 24 Stunden, Ellenbeuge bis 8 Stunden), dabei Leiste/Ellenbeuge gestreckt lassen.
- Untersuchungsprotokoll-Kopie mitgeben.

Wichtiges, Tipps & Tricks

- Bei einseitiger Darstellung Punktion der Gegenseite und Katheter cross-over, eventuell antegrade Punktion A. femoralis superficialis.

Weitere Hilfe siehe Seite 312–313

Serie	Projektion	Katheter (Beispiel)	KM-Menge (ml)	Flow (ml/s)	KM-Applikation	Bildserie Dauer (s)	Bilder/s
Unterschenkel-arterien beidseitig	PA	Omni F ush/ Pigtail	25 bis 30	15	Injektor	bis 30	1

Serie	Projektion	Katheter (Beispiel)	KM-Menge (ml)	Flow (ml/s)	KM-Applikation	Bildserie Dauer (s)	Bilder/s
Unterschenkel-arterien unilateral	PA	Cobra cross-over	10 bis 15	3	Injektor/ manuell	bis 30	1

4.5.5 Angiographie-Untersuchung: Fußarterien

Fragestellung

Fußarterienstenose/-verschluss, Zehennekrose, Fersenulkus, periphere AVK, prä-/postoperativ, Gefäßverletzung, arterio-venöse Fistel

Vorbereitung und Lagerung

- Aufklärung des Patienten, Kontrolle der notwendigen Laborparameter.
- Alle Fremdkörper entfernen. Patienten vollständig entkleiden (lassen), OP-Hemd ohne Metallknöpfe anbieten. Punktionsstelle rasieren und desinfizieren, Gonadenschutz anlegen.
- Bequeme gerade Rückenlage, Kopf in Schaumstoffschale, Arme seitlich eng am Körper bzw. in Armschalen. Eventuell Knie flach unterpolstern, Füße mit z. B. Klettband fixieren.
- I.v.-Zugang legen, falls nicht bereits vorhanden.

Nachsorge

- Punktionsstelle in der Leiste mindestens 10 min, besser 15 min abdrücken, in der Ellenbeuge genügen meist 10 min.
- Druckverband anlegen (Leiste bis 24 Stunden, Ellenbeuge bis 8 Stunden), dabei Leiste/Ellenbeuge gestreckt lassen.
- Untersuchungsprotokoll-Kopie mitgeben.

Wichtiges, Tipps & Tricks

- Bei einseitiger Darstellung Punktion der Gegenseite und Katheter cross-over, eventuell antegrade Punktion A. femoralis superficialis.

Weitere Hilfe siehe Seite 312–313

Serie	Projektion	Katheter (Beispiel)	KM-Menge (ml)	Flow (ml/s)	KM-Applikation	Bildserie Dauer (s)	Bilder/s
Fußarterien beidseitig	PA	Omni Flush/ Pigtail	30	15	Injektor	bis 30	1/0,5

Serie	Projektion	Katheter (Beispiel)	KM-Menge (ml)	Flow (ml/s)	KM-Applikation	Bildserie Dauer (s)	Bilder/s
Fußarterien unilateral	PA	Cobra cross-over	10–15	3	Injektor/ manuell	bis 30	1/0,5

4.5.6   Untersuchung: Becken-/Beinphlebographie

Fragestellung

Becken-/Oberschenkel-/Unterschenkelvenenthrombose, Popliteal-/Femoral-/Iliakalvenenthrombose, Gefäßanomalie/-variation, Tumorinfiltration, Venenverletzung/Blutung, prä-/postoperativ, arterio-venöse Fistel, Thrombophlebitis, Perforansinsuffizienz, Varikosis, Stammvarikosis

Vorbereitung und Lagerung

- Aufklärung des Patienten, Kontrolle der notwendigen Laborparameter.
- Alle Fremdkörper entfernen. Patienten bis auf Unterwäsche entkleiden (lassen), eventuell OP-Hemd ohne Metallknöpfe anbieten. Punktionsstelle desinfizieren, Gonadenschutz anlegen.
- Lagerung auf Kipptisch empfohlen, zunächst bequeme Rückenlage, Arme seitlich am Körper, Hände an festgestellte Griffe fassen lassen. Falls möglich, Einbeinstand auf nicht untersuchtem Bein auf Holz-/Plastikklotz, zu untersuchendes Bein liegt/hängt frei. Vorfuß 5 Minuten mit feuchtwarmen Kompressen umwickeln, erleichtert die dann nahezu schmerzfreie i.v. Punktion erheblich. Vorzugsweise periphere Punktion im Bereich der Großzehe, sonst eher medial weiter proximal, rosa oder notfalls blaue Braunüle empfohlen, eventuell auch Butterfly-Kanüle. Gute Fixierung, kurze Infusionsleitung vermeidet Braunülen-Dislokation bei KM-Gabe. KM-Injektor oder manuelle Gabe. Bei Kipptisch ca. 45°-Aufrichtung, Patient stützt sich mit Händen ab, untersuchtes Bein hängt frei. Beinbewegung zur Einstellung der zweiten Ebenen ausschließlich durch untersuchenden Arzt, **keine aktive Beinbewegung durch Patient!** KM-Ablauf-Aufnahme über Beckenvenen und V. cava inferior nach Horizontalstellung des Kipptisches und sichtbarer Kontrastierung der Beckenvenen unter DL.

Wichtiges, Tipps & Tricks

- Zunächst Kontrastierung der tiefen Unterschenkelvenen bis popliteal anstreben durch Belassen der Venenstauung oberhalb des OSG.
- Anschließend Öffnen der Venenstauung und Kontrastierung auch der oberflächlichen Venen, der Perforans-Venen sowie der V. saphena magna und parva.

Weitere Hilfe siehe Seite 312–313

Serie	Projektion	Katheter (Beispiel)	KM-Menge (ml)	Flow (ml/s)	KM-Applikation	Bildserie Dauer (s)	Bilder/s
Unterschenkel-venen	PA	Braunüle, Butterfly	60 bis 90	–	manuell	Einzel-Aufnahmen	
Unterschenkel-venen	RAO bzw. LAO	Braunüle, Butterfly	60 bis 90	–	manuell	Einzel-Aufnahmen	
Poplitealvenen	PA	Braunüle, Butterfly	60 bis 90	–	manuell	Einzel-Aufnahmen	
Poplitealvenen	RAO bzw. LAO	Braunüle, Butterfly	60 bis 90	–	manuell	Einzel-Aufnahmen	
Oberschenkel-venen	PA	Braunüle, Butterfly	60 bis 90	–	manuell	Einzel-Aufnahmen	
Beckenvenen + Abfluss V. cava inf.	PA	Braunüle, Butterfly	60 bis 90	–	manuell	Einzel-Aufnahmen	

Glossar einschließlich Abkürzungen

3D . . . . dreidimensional
3D-Messung . . . . . . dreidimensionale MRT-Volumenmessung mit Anregung und Auslesung eines gesamten Volumens mit einem Anregungspuls
AB40 . . . . Faltungskern, → Kernel in der CT
ACN . . . . Akustikusneurinom
Akquisition . . . . . . Messung
Anregungspuls- . . . . flip angle → Kippwinkel → Auslenkwinkel bei der Anregung
  Winkel . . . . des Spin-Systems, bei Gradientenechosequenzen meist < 90°, beeinflusst T1-Wichtung
ap/AP . . . . anterior-posterior
Artefakt . . . . Bildstruktur ohne anatomisches Korrelat, mit/ohne Bildqualitätsbeeinträchtigung (Streifen, Ringe, Auslöschung etc.)
Aufhärtungsartefakt . . Artefakt, der sich bei Durchstrahlung eines Objekts als Änderung des Röntgenspektrums ergibt
Auslenkwinkel . . . . . Anregungspuls-Winkel → Kippwinkel → flip angle bei der Anregung des Spin-Systems, bei Gradientenechosequenzen meist < 90°, beeinflusst T1-Wichtung
AVK, pAVK . . . . (periphere) arterielle Verschluss-Krankheit
AVM . . . . arterio-venöse Malformation
Bewegungsartefakt . . . Artefakt in einem medizinischen Bild, der durch die Bewegung des Objekts während des Messvorgangs ensteht.
Block (dicke) . . . . . . Stärke/Durchmesser/Dicke eines gemessenen 3D-Datenvolumens in der MRT
Bolus-Tracking . . . . . CT-Verfahren zum dichtegesteuerten Spiral-Start bei KM-Bolus, → CARE Bolus, → smart prep
Buscopan . . . . Spasmolytikum zur Darmmotilitätsminderung
BWS . . . . Brustwirbelsäule
C.A.R.E. (Siemens) . . . Combined Applications to Reduce Exposure
C.A.R.E. Bolus . . . . . Delayzeit-Erfassung und Automatik-Spiralstart (Bolus tracking),
  (Siemens) entspricht etwa smart prep (GE)
C.A.R.E. Vision . . . . . CT-Fluoroskopie, CT-Durchleuchtung, max. 6 Bilder/s mit ca. 0,2 s
  (Siemens) Verzögerung auf Monitor (niedrigere Matrix 512, niedrigere Dosis)
CCC . . . . cholangiozelluläres Karzinom
CD-ROM . . . . Datenträger zum Speichern größerer Datenmengen (ca. 700 MB)
dark-fluid-Sequenz . . . Turbo Inversion Recovery Sequenz: langes TI (ca. 2200 ms) bei T2-Wichtung (langes TE) = Flüssigkeit wird dunkel
delay . . . . Verzögerung, bei EKG- → Gating/Triggerung zeitlicher Abstand von der R-Zacke
Dichtebestimmung . . . Quantitative Auswertung der CT-Pixel (Messung in HE [Hounsfield Einheiten])
DICOM . . . . Digital Imaging and Communications in Medicine, Standard zum Austausch medizinischer Bilder
CTDI 100 . . . . CT Dosis Index, berechnet als absorbierte Dosis gegenüber Luft gemäß ICE 60601-2-44. Berechnung des Dosisprofil-Integrals entlang einer Linie senkrecht zur Tomogrammebene (von −50 mm bis +50 mm).
CTDI w . . . . Gewichteter (weighted) CT Dosis Index (ICE 60601-2-44): Abschätzung der mittleren Dosis über Einzelschicht im Standard-Kopf oder Standard-Körper CT-Dosimetriephantom, gemessen als absorbierte Dosis gegenüber Luft (mGy)
Detektor . . . . CT-Messsystem-Komponente gegenüber der Röntgenstrahlungsquelle zur Erfassung und Messung der Strahlungsintensität
Doppelecho- . . . . . . in der Regel MRT-Spinecho-Doppel-Sequenz mit langem TR,
  Sequenz einer kurzen TE (Protonendichte-Wichtung) und einer langen TE (T2-Wichtung)
DSA . . . . digitale Subtraktionsangiographie
Dynamic Multiscan . . . CT-Aufnahmetechnik mit kontinuierlicher Datenerfassung in gleicher Schichtposition (→ Perfusions-CT)
effektive Schicht- . . . . Dicke der errechneten Abbildungs-Einzelschicht aus dem
  dicke . . . . CT-Spiral-Datensatz (Einfach-/MultiSlice-/Mehrzeilen-CT)
Einfaltung . . . . MRT-Artefakt durch Spiegelung = Aliasing von außerhalb des Messfeldes gelegenen (Körper-)Strukturen in das MRT-Bild, Auftreten in Phasenkodierrichtung (→ Oversampling)

Einschichttechnik	MRT-Aufnahmeverfahren mit Anregung einer dicken Schicht zur Darstellung von Flüssigkeiten (z. B. Gallengänge, Harnleiter, Innenohr)
EKG-Triggerung/ . . . . -Gating	CT- oder MRT-Messung mit Steuerung durch EKG-Ableitung, Messung während Systole oder Diastole einstellbar durch entsprechendes delay zur R-Zacke, insbesondere beim MRT saubere R-Zacke notwendig
ETL	echo train length → TF
fatsat/Fettsättigung . .	fat saturation: Unterdrückung des Fettgewebesignals, meist frequenzselektiv durch entsprechende Anregung oder Unterdrückung fettähnlich kurzer T1-Zeiten → SPIR → STIR
FFE	Fast Field Echo → siehe GRE → Gradientenecho-Sequenz → GRASS
FISP	Fast Imaging with Steady Precession → GRE
FLAIR	Fluid Attenuated Inversion Recovery → TIR(M)
FLASH	Fast Low Angle SHot = T1-gewichtete GRE/Gradientenechosequenz/FFE/GRASS, T1- oder → T2*-Wichtung
flip angle	Anregungspuls-Winkel → Kippwinkel → Auslenkwinkel bei der Anregung des Spin-Systems, bei Gradientenechosequenzen meist < 90°, beeinflusst T1-Wichtung
flow-peak-Messung . .	dynamische CT-Spiral-Messung in einer Schicht zur Ermittlung des maximalen KM-Dichte-Anstiegs
Flusskompensation . . .	flow compensation, Vermeidung von bewegungsbedingten Signalverlusten und fehlerhaften Signalregistrierungen
FNH	fokale noduläre Hyperplasie (der Leber)
FOV	Field-Of-View, Bildgröße (dargestellter Bereich)
FSE	Fast Spin Echo → TSE (schnelle Spin-Echo-Sequenz)
Gating	EKG- oder Atem-Gating → Triggerung, modulierte Aufnahmen von CT → Gating-Spirale) oder MRT. Hierbei wird jede(r) CT-Scan oder MRT-Anregung gesteuert ausgelöst, so dass jede Messung zum gleichen Zeitpunkt innerhalb des Herz- oder Atemzyklus erfolgt. Damit werden Pulsations- und Bewegungsartefakte minimiert. Die MRT-Repetitionszeit entspicht hier immer dem Intervall zwischen den R-Zacken bzw. den vergleichbaren Atemlagen oder einem Vielfachen davon.
Gating-Spirale	EKG-gesteuerte Aufnahme eines CT-Bildes. Im Gegensatz zum MRT wird hierbei ein Spiral-CT mit gleichzeitiger EKG-Aufzeichnung durchgeführt. Retrospektive Berechnung der Bilder aus dem Spiraldatensatz auf der Basis der EKG-Aufzeichnung
Gd-DTPA/-BOPTA . . .	Gadolinium-Chelate, T1-Zeit-verkürzende (positive) MRT-Kontrastmittel
Gradientenspulen . . .	werden eingesetzt, um das statische Magnetfeld durch überlagernde, linear ansteigende Magnetfelder gezielt zu verändern, erlauben so durch genaue Resonanzfrequenz eine Schichtwahl. Gradientenspulen für alle drei Raumebenen verursachen durch An- und Abschaltung die typischen MRT-Geräusche
GRASS	Gradient Recalled Acquisition of Steady State → siehe GRE → FFE → Gradientenecho-Sequenz
GRE	Gradient Recalled Echo → FFE → Gradientenecho-Sequenz: besitzt im Gegensatz zum Spin-Echo keinen 180°-Impuls. Inhomogenitäten des Magnetfeldes und der Gradienten werden deshalb nicht ausgeglichen, und das MR-Signal zerfällt effektiv mit T2* anstatt mit T2. Der Vorteil dieser Sequenz ist ihre Schnelligkeit
HASTE	Half-Fourier-Acquisition-Single-Short-Turbo-Spin-Echo (T2-gewichtete Sequenz, bei der alle Bildinformationen mit einem Anregungspuls gewonnen werden, kurze Aufnahmezeiten in Apnoe, wenig empfindlich gegenüber Bewegung, meist im Abdomen eingesetzt)
HCC	hepatozelluläres Karzinom
HE	Hounsfield-Einheit, entspicht HU (Hounsfield-Unit), Maßeinheit für CT-Dichtewerte. Luft = 1000, destilliertes Wasser = 0
HF-Impuls	Hochfrequenzimpuls
HR	High Resolution (hochauflösend) → Kernel
HSG	hintere Schädelgrube
HWS	Halswirbelsäule
Image-mirroring	Bilder spiegeln
Increment	Abstand zwischen zwei Schichten in einem Spiral-CT (-Datensatz)
Intranet	hausinternes Datennetz, verbindet z. B. MRT- oder CT-Computer mit einem Monitor im Operationssaal oder im Arztzimmer auf Station
IR	Inversion Recovery-MRT-Sequenz. Im Gegensatz zur Spin-Echo-Sequenz hier ein 180°-Impuls vor dem 90°-Impuls zur Magnetfeldumkehr, Zeit

	zwischen 180°- und 90°-Puls → TI (Inversionszeit). TI kurz: → Fettsätti- gung (STIR), TI lang: Wassersignalunterdrückung (FLAIR)
Kalibrierung	Empfindlichkeitsabgleich der einzelnen Detektorkanäle, dient der exakten Bewertung der Messdaten, Qualitätskontrolle.
KBW	Kleinhirnbrückenwinkel
KE	Kontrasteinlauf
Kernel	Faltungs-/Auflösungskern für Bilderstellungsalgorithmus in der CT (z. B. → UHR, → HR, Standard, → AB40), beeinflusst Kantenanhebung
KG	Körpergewicht
Kippwinkel	→ flip angle, → Auslenkwinkel, → Anregungswinkel
KM	Kontrastmittel, MRT-Kontrastmittel → Gd-DTPA/-DOTA. Röntgen-/ CT-Kontrastmittel: Jodbasiert, z. B Ultravist, Imeron, u. a.
KM oral	Röntgen-/CT-KM: wasserunlöslich: Bariumsulfat-Suspension, wasserlös- lich: Jodbasiert. MRT-KM: Eisen-(Magnetit-)Suspension, → superpara- magnetisch, → negatives KM (signalauslöschend)
Kollimator	Teil der Abschirmung des CT-Detektors zur Ausblendung unerwünschter Strahlung
kollimierte Schichtdicke	Dicke der eingestellten CT-Schicht am Kollimator
k-Raum	physikalischer MRT-Messbereich, Aufteilung in hohe und niedrige Sequenzen, Zentrum kodiert Kontrast, Peripherie kodiert eher Schärfe der „echten" MRT-Aufnahmen
Lig./Ligg.	Ligamentum/Ligamenta
l.r./LR	links/rechts
LWS	Lendenwirbelsäule
M.	Musculus oder Morbus
Matrix	(Bildmatrix) Anzahl der Pixel (Bildpunkte), die ein Bild aufbauen (Kanten- länge, quadratisch, rechteckig), z. B. 256×256, 256×192, 512×256, 1024×1024 usw.
Maxwell-Spule	eine spezielle Art von Gradientenspule, die im allgemeinen zur Erzeu- gung magnetischer Gradientenfelder in Richtung des Hauptmagnetfeldes genutzt wird
Mehrzeilen-CT	→ multislice-CT, zur Zeit bis zu 16 Zeilen gleichzeitig spiralig aufnehmbar
Messfeld	Teil des durchstrahlten Bereiches, aus dem Daten aufgenommen werden
MHz	Megahertz, Frequenzeinheit
MIP	Maximum Intensity Projection, Herausfiltern der maximalen Dichtewerte (HE-Werte) aus einer Bilderserie, wird 2D-/3D-projiziert/rekonstruiert
MKG	Mund-/Kiefer-/Gesicht-Chirurgie
MOD	magneto optical disk
MPR	Multiplanare Rekonstruktion: Verfahren, um aus einem CT-Datensatz ein Schnittbild in einer frei wählbaren Ebene zu berechnen. 2D-Reformatie- rung
MRA	Magnet-Resonanz-Angiographie
MRT	Magnet-Resonanz-Tomographie, Kernspintomographie, MRI
MS	Multiple Sklerose, Encephalomyelitis disseminata (ED)
multislice-CT	→ Mehrzeilen-CT, zur Zeit bis zu 16 Zeilen gleichzeitig spiralig aufnehmbar
negatives KM	Röntgen/CT: Stoffe mit geringerer Strahlenabsorption als umgebendes Gewebe, z. B. Luft, Wasser, Sauerstoff, Kohlendioxid, Edelgase o. ä. MRT: → supraparamagnetisches KM, eisenoxidhaltige Suspension mit T2-Ver- kürzungs-Effekt, reichert im RES der Leber und des Pankreas an. Eine Eisen- (magnetit-)haltige Suspension für orale Anwendung führt zur Sig- nalauslöschung z. B. im Magen-Darm-Trakt
NNH	Nasennebenhöhle(n)
Oberflächenspule	(surface coil) wird direkt an die zu untersuchende Region gebracht, dem- entsprechend unterschiedliche Formen (Wirbelsäule, Augen u. a.). Meist reine Empfängerspule, seltener Sende- und Empfangsspule. Zentral im Körper gelegene Regionen werden nur unzureichend erfasst.
OP	Operation, Operationssaal
orales KM	zur Kontrastierung des Verdauungstraktes, kann positiv, → Gd-basiert oder → negatives KM, eisen-(Magnetit-)haltig sein
OSG	oberes Sprunggelenk
Osteo-CT	Mineraldichtemessung, Methode zur quantitativen Einschätzung des Knochenmineralgehaltes, z. B. der LWS, Calcaneus o. a.
oversampling	Methode zur Unterdrückung von Bildstörungen/Artefakten durch → Ein- faltung
pa/PA	posterior-anterior

partieller CT-Scan . . . nur ein Teil, z. B. 240° der 360°-Umdrehung der Röntgenröhre wird benutzt, um eine Körperschicht zu messen

Perfusions-CT . . . . . CT-Aufnahmetechnik mit kontinuierlicher Datenerfassung in gleicher Schichtposition (→ Dynamic Multiscan) bei KM-Gabe

Phasenkodierung . . . . Vorgang, bei dem die Pixellokalisation entlang einer Matrix-Achse durch eine Serie von Anregungen (die jeweils einer TR entspricht) bestimmt wird. Jeder Schritt wird durch eine leichte Änderung der Protonen-Spin-Phase kodiert.

Phasenkontrast- . . . . nutzt die unterschiedliche Phasenlage von sich bewegenden und ruhenden
angiographie Spins zur Abbildung

Pitch . . . . Spiral-CT: Pitch entspricht Verhältnis Tischvorschub pro Rotation zur Schichtdicke (z. B. 7.5/5 = 1.5)

Pixel . . . . Bildelement (Matrixpunkt) eines zweidimensonalen Bildes.

Protonendichte- . . . . entspricht dem Maximum an MR-Signal, das ein Gewebe abgeben kann.
gewichtet Protonendichtewichtung wird erreicht, indem der Einfluss von T1- und T2-Wichtung gering gehalten wird: Lange TR, kurze TE, z. B. 2000 ms/20 ms

PSIF . . . . stark T2-gewichtete Gradientenechosequenz mit sehr kurzer Messzeit → GRE mit spiegelbildlichen Gradienten der FISP-Sequenz, TE effektiv ca. 2× TR minus TE, artefaktanfällig

PTT . . . . partielle Thrombinzeit, wichtiger Gerinnungsparameter

Rauschen . . . . unerwünschter Störeinfluss auf Messdaten in CT und MRT, führt zu schlechterer Bildqualität bei zunehmendem Rauschen

Rohdaten . . . . vom CT-Detektorsystem erfasste Messdaten vor Verarbeitung durch Rekonstruktionsalgorithmus zum CT-Bild. Auf der Basis der Rohdaten lassen sich Bildparameter verändern, z. B. Bildausschnittvergrößerung, → Kernel, → Increment, → VAR, Algorithmus (slim, slim2), Schichtdicke (nur bei MultiSlice-CT)

ROI . . . . Region-of-Interest, wählbarer Bild(ausschnitts)bereich, für den quantitative Auswertungen durchgeführt werden können, z. B. Dichtewerte messen, Flächengröße ermitteln

RTD . . . . real-time display, Monitoranzeige des aufgenommenen Scans ohne Verzögerung

real-time recon . . . . . Rekonstruktion synchron zur Aufnahme mit einer Verzögerung vor der Anzeige des ersten Bildes

Rendering . . . . . . Verfahren zur Rekonstruktion von Bildern mit Hilfe eines Computers

RIS . . . . Radiologie-Informations-System

rl/RL . . . . rechts/links

SAB . . . . Subarachnoidalblutung

Sättigung . . . . Anregung mit z. B. schneller Pulsfolge verhindert T1-Relaxation. Diese gesättigten Spins tragen bei nachfolgenden Anregungspulsen nicht zur Bildgebung bei, weil sie kein Signal erzeugen

Scan . . . . CT-Aufnahme

Scanzeit . . . . Dauer des/der CT-Scans

Schichtabstand/ . . . . Schichtlücke (gap) zwischen zwei gemessenen Schichten, in mm ange-
-faktor geben oder in Bruchteilen der Schichtdicke (z. B. 0,2 mm Schichtabstand bei 8 mm Schichtdicke entspricht 0,25 Schichtfaktor

Schwächung . . . . . . Intensität der Röntgenstrahlung vor zur Intensität nach Durchstrahlung eines Objekts

Scout . . . . Localizer, MRT-Planungssequenz zur Übersicht, meist in 2 oder 3 Ebenen, bei GE auch Topogramm im CT

SE . . . . Spin Echo Sequenz

Sequenz . . . . CT: Untersuchungsabfolge mit einzelnen Scanfolgen und vorgewähltem Tischvorschub dazwischen. MRT: Ensemble von Aufnahmeparametern, die eine Bilderzeugung ermöglichen

Shim . . . . Technik zur Homogenisierung des MR-Magnetfeldes, ermöglicht bessere Bildqualität bei artefaktanfälligen Sequenzen

Signal-zu-Rauschen/ . . Verhältnis von Bildinformation (tatsächlich empfangene(s) Nutzsignal
Signal-Rausch- [MRT] bzw. Röntgendosis [CT]) zum Hintergrundrauschen
Verhältnis

smart prep (GE) . . . . Delayzeit-Erfassung und Automatik-Spiralstart (Bolus tracking, Siemens), entspricht etwa C.A.R.E. Bolus (Siemens)

Spin, Kernspin . . . . . die Rotation von (zur Bildgebung genutzten) Atomkernen (überwiegend Protonen) kreiselförmig um ihre Achse

SPIO . . . . Small Particles of Iron Oxide, Sammelbezeichnung für eisenoxidbasierte (Leber-)MRT-Kontrastmittel

SPIR	Spectral Presaturation with Inversion Recovery, frequenzselektive Fett-gewebe-Signal-Unterdrückung → fatsat
Spirale	CT-Aufnahmetechnik mit kontinuierlicher Röhrenrotation, kontinuierlichem Tischvorschub und kontinuierlicher Datenerfassung, das Ergebnis ist ein Volumendatensatz, der (beliebig) nachverarbeitet und gespeichert werden kann
Spule	Anlage zum Empfang und/oder zur Sendung von Hochfrequenzimpulsen, der die zur Bildgebung notwendige Kernresonanz der Spins verursacht. Verschiedene Spulenarten: Phase-array-Spule, flexible (wraparound) Spule, Oberflächenspule, Gradientenspule, Shim-Spule u. a.
SSD	Shaded Surface Display: Rendering-Technik zur 3D-Oberflächendarstellung. Nur Voxel, deren CT-Werte eine bestimmte Dichteschwelle überschreiten, werden berücksichtigt
STD/Std	Standard
STIR	Short-T1-Inversion Recovery, Sequenz, welche die unterschiedlichen Relaxationszeiten von Fett und Wasser zur Unterdrückung des Fettsignals in einem Bild nutzt
superpara-magnetisches KM	überwiegend Eisenoxidverbindungen in Suspension, die T2-verkürzend wirken und als → „negatives" KM bezeichnet werden
Surface-3D	dreidimensionale Oberflächenrekonstruktion in der CT und MRT
T1-gewichtet	MR-Aufnahme mit kurzem TR und kurzem TE, z. B. 400 ms/10 ms. Gewebe mit kurzem T1 sind hell, mit langem T1 dunkel dargestellt
T1-Relaxationzeit	longitudinale Relaxationszeit (Spin-Gitter-Zeit), die charakteristische Zeitkonstante für Spins, sich nach einem eingestrahlten Hochfrequenzimpuls wieder im Hauptmagnetfeld auszurichten
T2*-gewichtet	MR-Aufnahme mit nur partiellem T2-Wichtungs-Charakter, unterschiedlich hoher Anteil von Protonendichte-Wichtung je nach Sequenz (meist Gradientenechosequenz)
T2-gewichtet	MR-Aufnahme mit langem TR und langem TE, z. B. 3000 ms/90 ms. Gewebe mit kurzem T2 sind dunkel, mit langem T2 sind hell dargestellt
T2-Relaxationzeit	transversale Relaxationszeit (Spin-Spin-Zeit), die charakteristische Zeitkonstante für den Verlust der Quermagnetisierung durch Phaseninkohärenz der Spins, aufgrund der Wechselwirkungen zwischen den Spins
TE	Echozeit, Zeitspanne zwischen der Anregung der Spins und der Mitte der Signalauslesung
Teilvolumenartefakt	(Partialvolumen-)Artefakt, der durch Strukturen hervorgerufen wird, die nur einen Teil der in der Schicht gemessenen Volumeneinheit darstellen, nur angeschnitten sind
TEP	Totalendoprothese (Hüfte, Knie, Schulter)
Tesla (T)	Magnetfeldstärke, Einheit der magnetischen Flussdichte
TF	Turbofaktor, Anzahl der Multiechos, entspricht ETL = echo train length
TI	Inversionszeit der Inversion-Recovery-(IR)-Sequenz
TIR(M)	Turbo Inversion Recovery (Measurement) → FLAIR
Topogramm	Übersichtsaufnahme des Patienten zur Planung der CT-Scans, koronar oder sagittal, vergleichbar einer digitalen Röntgenaufnahme, auch Scout (GE)
TOF	Time-of-Flight, überwiegend verwendetes Verfahren in der MR-Angiographie
TPZ	Thromboplastinzeit, auch Quick, wichtiger Blutgerinnungsparameter
TR	Repetitionszeit, Zeitspanne zwischen zwei aufeinanderfolgenden Anregungspulsen
Triggerung (Atem/EKG)	siehe EKG- oder Atem-Gating
TSE	Turbo Spin Echo → FSE (schnelle Spin-Echo-Sequenz)
Turbo-Faktor, Turbofaktor	→ TF
UFC	Ultra Fast Ceramic, CT-Detektoren (Siemens) mit kurzen Totzeiten für schnelle Scanfolge (→ Detektor)
UHR	Ultra High Resolution (→ Kernel)
u. U.	unter Umständen
VAR	Volume Artefact Reduction: Verfahren zur Reduzierung von Teilvolumenartefakten. Zwei dünne Schichten werden zusammen zu einer dickeren Schicht verrechnet. Vorteil: Artefaktreduzierung, vor allem z. B. in der hinteren Schädelgrube
Vessel analysis (GE)	Software zur Gefäßbeurteilung
VRT	Volume Rendering Technique, Technik zur 3D-Darstellung

Sprachführer

Deutsch	Englisch	Französisch	Polnisch	Spanisch	Türkisch
Guten Tag!	Hello! / Good Morning!	Bonjour!	Dzien dobry!	¡Buenos días!	Merhaba!
Bitte!	Please!	S'il vous plaît!	Prosze!	¡Por favor!	Lütfen!
Danke!	Thank you!	Merci!	Dziekuje!	¡Gracias!	Tesekkürler!
Auf Wiedersehen!	Good-bye!	Au revoir!	Do widzenia!	¡Adios!	Güle Güle!
Bitte kommen Sie herein.	Please come in.	Venez ici s'il vous plaît.	Prosze wejsc do srodka.	Por favor, pase aqui adentro.	Lütfen iceri geliniz.
Bitte nehmen Sie Platz.	Please take a seat / sit down, please.	Prenez place s'il vous plaît.	Prosze zajac miejsce.	Tome asiento, por favor.	Lütfen oturunuz.
Bitte bleiben Sie noch sitzen.	Please, just a moment.	Rester encore assis s'il vous plaît.	Prosze zajac jeszcze miejsce.	Por favor, quedese sentado/a.	Daha Kalkmayiniz ve bekleyimiz.
Bitte bleiben Sie noch liegen.	Please, stay on the rest-cure.	Rester encore coucher s'il vous plaît.	Prosze sie jeszcze polozyc.	Por favor, quedese acostado/a.	Uzandiginiz yerde daha kalin.
Bitte nicht bewegen.	Don't move, please.	Ne bougez pas s'il vous plaît.	Prosze sie nie poruszac.	Por favor, no se mueva.	Lütfen hareket etmeyin.
Nehmen Sie im Warteraum Platz, bis Sie gerufen werden.	Please, wait in the waiting-room until you will be called.	Prenez place dans la salle d'attente, jusqu'a ce que l'on vous appelle.	Prosze zajac miejsce w poczekalni do momentu wywolania.	Por favor, tome asiento en la sala de espera hasta que sea llamado/a.	Biz sizi cagirincaya kadar, lütfen bekleme odasinda bekekleyin.
Wie ist Ihr Name, Vorname?	What is your first/last name?	Quel est votre nom et votre prénom?	Prosze podac nazwisko i imie.	Cómo se llama Usted? Sus apellidos? Su nombre?	Soyadiniz ve Adiniz nedir?
Was ist Ihr Beruf?	What is your profession?	Quelle est votre profession?	Wykonywany zawod?	Que oficio tiene?	Mesleginiz nedir?
Wann und wo sind Sie geboren?	When and where were you born?	Quelle est votre date de naissance et votre lieu de naissance?	Prosze podac date i miejsce urodzenia?	Por favor, dígame el lugar y la fecha de su naci-miento!	Ne zamen ve nerede dogdunuz?
Wie ist Ihre Adresse hier?	What is your address here?	Quelle est votre adresse ici?	Pod jakim adresem Pani (Pan) tutaj mieszka?	Su dirección de aqui?	Burdaki adresiniz nedir?
In welcher Krankenkasse sind Sie?	What is the name of your health insurance?	Quelle est votre caisse d'assurance maladie?	W jakiej kasie chorych jest Pani (Pan) ubezpiec-zona(ny)?	A que caja de seguro está Usted afiliado/a?	Hangi hastalik sigortasindasiniz?

Deutsch	Englisch	Französisch	Polnisch	Spanisch	Türkisch
Auf (In) welcher Station (Klinik) liegen Sie?	What is the name/number of your ward/clinic?	Vous venez de quel service/hopital?	Na jakim oddziale Pani(Pan) lezy?	En cual departamento (sección, clinica) está Usted acomodado/a?	Hangi istasionda yatiyorsunuz?
Sind Sie schon einmal in dieser Abteilung untersucht worden? Wann?	Have you been here before in this depart-ment? When was that?	Est ce que vous avez déja realiser des examens radiologiques ici? Quand?	Czy jest to pierwsze bada-nie w tym oddziale? Jezeli nie to kiedy bylo ostatnie?	Ha sido examinado/a en este departamento ante-riormente? Cuando?	Daha önce bu bölümde muayene oldunuz mu? Ne zaman?
Röntgenuntersuchung	X-ray examination	Examen radiologique	Badanie rentgenowskie	Examen radiológico	Röntgen muayenesi
Computertomographie	Computed tomography	Scanner	Tomografia komputerowa	Tomografía computa-rizada (TC)	Bilgisayarli tomografi
Magnetresonanztomo-graphie	Magnetic Resonance Imaging	IRM	Rezonans magnetyczny	Resonancia magnética (RM)	Nükleer manyetik rezonans görüntülemelerinde.
Angiographie	Angiography	Angiographie	Angiografja	Angiografía	Anjiografi
Durchleuchtung	Fluoroscopy	Radioscopie	Przeswietlenie	Radioscopia	Radyografi
Die Untersuchung dauert ca. eine halbe Stunde, eine Stunde/zwei Stunden.	The examination takes about half an hour/one hour/two hours	L'examen dure environ une demi-heure, une heure, deux heures.	Badanie trwa mniejwiecej pol godziny, godzine, dwie godziny.	El examen durará aproxi-madamente media hora/ una hora/dos horas.	Muayene takriben yarim saat, bir saat, iki saat sürecek.
Sie werden in die Röhre hineingefahren.	You will be moved inside the MR-tunnel.	On vous introduit dans le tube.	Wiezdzamy do tomo-grafu.	Usted será introducido/a en el túnel de RM.	Sizi tüp borunun içine yerlestirileceksiniz.
Die MR-Röhre ist hinten und vorne offen.	The MR-tunnel s open n the front and in the back.	Le RM-tube est ouvert devant et derrière.	RM-Tomograf jest z przodu i tylu otwarty.	El túnel de RM es abierto adelante y atrás.	Tüpbborunun arkasi ve önü aciktir.
Sie bekommen genügend Luft und Licht.	There is enough air and light in.	Il y a assez d'air et de lumière.	Otrzyma Pani/Pan wys-tarczajaca duzo powietrza i swiatla.	Hay suficiente aire y luz.	Siz yeteri kadar hava ve isik alirsiniz.
Es gibt ein lautes Klopfen.	There will be a loud knocking noise.	Ça fait un bruit de marteau.	Bedzie slychac glosne pukanie.	Habra un ruido duro de golpeteo.	Yüksek sesli takirtilar olacak.
Bitte gehen Sie in Kabine Nummer …	Please, enter cabin number …	Allez dans la cabine numero …, s'il vous plaît.	Prosze isc do kabiny …	Por favor entre en la cabina número …	Lütfen kabine girin …
(Wo) Haben Sie Schmer-zen?	(Where) Does ist hurt?	(Où) Avez vous mal?	Gdzie Pania (Pana) boli?	Dónde tiene usted dolores?	Agrilariniz nerede?

Deutsch	Englisch	Französisch	Polnisch	Spanisch	Türkisch
Zeigen Sie mir die Stelle.	Please show me the position/point.	Montrez moi l'endroit.	Prosze pokazac to miejsce.	Enséneme el sitio.	Yerini bana gösterir misiniz?
Machen Sie den Oberkörper frei. Lassen Sie die Hose an.	Please, take off your shirt. Leave your pants on.	Enlevez le haut. Gardez le pantalon.	Prosze sie rozebrac do pasa i pozostac. W spodniach.	Quítese la camisa/blusa! Deje los pantalones puestos.	Üst kisminizi soyunun. Pantolonuzu cikarmayiniz.
Ziehen Sie auch die Hose aus.	Please, take off your pants, too.	Enlevez aussi le pantalon.	Prosze zdjac rowniez spodnie.	Quítese tambien los pantalones.	Pantolonuzu da cikarin.
Warten Sie bitte in der Kabine.	Please, wait within the cabin.	Attendez dans la cabine.	Prosze poczekac w kabinie.	Por favor, espere en la cabina.	Lütfen kabinde bekleyin.
Zahnprothese, Hörgeräte, Haarnadeln, Kämme, Ohrringe, Halsketten, Brille bitte ablegen.	Please remove dental prosthesis, hearing aid, hair pins, combs, ear rings, necklaces, glasses.	Enlevez appareil dentaire, appareil auditif, peigne (barette), boucles d'oreilles, collier, lunnette.	Prosze usunac protezy dentystyczny, kolczyki, lancuszki i ewentualnie aparat sluchowy. Klamry oraz inne ozdoby do wlosow prosze rowniez odlozyc.	Por favor quítese prótesis dental, prótesis acústica, horquillas,peinillas, pendientes, collares, anteojos.	Takmadisi, Kulakliklari, Taraklari, Küpeleri, Kolyeleri, Gözlügü lütfen cikarin.
Tragen Sie einen Herzschrittmacher?	Do you have a pace maker?	Avez vous un Pacemaker?	Posiada Pani/Pan stymulator serca?	Tiene Usted un marcapasos?	Kalp pili tasiyormusunuz?
Bitte alle metallischen Gegenstände ablegen.	Please, remove all kind of metallic materials.	Enlevez toutes les pièces métalliques s'il vous plaît.	Prosze usunac wszystkie objekty z metalu.	Por favor quítese todos los objetos metálicos.	Lütfen bütün metalik esyalari cikarin.
Haben Sie Metall im Körper?	Do you have metallic implants within your body?	Avez vous des pièces métalliques dans le corps?	Isnieja jakiekolwiek implantaty z metalu u Pani/Pana?	Tiene algún metal en su cuerpo?	Vücudunuzda metal den parca tasoyor musunz?
Leiden Sie unter Platzangst?	Do you suffer from claustrophobia?	Est ce que vous etes claustrophobe?	Cierpi Pani/Pan na klaustrofobie?	Sufre Usted de claustrofobia?	Sizde dar yer korkusu varmi?
Legen Sie sich auf den Untersuchungstisch, mit dem Kopf hierher.	Please, lay down onto the examination table, head this direction.	Allongez vous sur la table d'examen avec la tete par ici.	Prosze polozyc sie na stole rentgenowskim z glowa w tym kierunku.	Acuestese sobre la camilla con la cabeza aquí.	Muayene masina uzanin, kafanizi buraya.
Legen Sie sich auf den Bauch (Rücken).	Please lay down onto your abdomen/belly (back).	Allongez vous sur le ventre (dos).	Prosze polozyc sie na brzuchu (plecach).	Acuestese boca abajo (boca arriba).	Karin üzer uzanin (sirt).
Legen Sie sich auf die linke/rechte Seite.	Please lay down on your left/right side.	Allongez vous sur le coté gauche/droit.	Prosze polozyc sie na lewej/prawej stronie.	Acuestese en el lado izquierdo/derecho.	Sol tarafiniza uzanin/ sag tarafi.

Deutsch	Englisch	Französisch	Polnisch	Spanisch	Türkisch
Drehen Sie sich langsam nach links (rechts).	Please turn slowly to your left/right.	Tournez vous lentement vers la gauche/droite.	Prosze obrocic sie pomalu w lewo/prawo.	Voltéese lentamente al lado izquierdo/derecho.	Yavasca sola dönün/saga.
Tief einatmen und die Luft anhalten.	Please, breathe in deeply and hold.	Inspirez fort et retenez la respiration.	Gleboko nabrac powietrza i nie oddychac.	Inspire hondo y contenga el aire.	Derin nefes alin ve nefesinizi tutun.
Einatmen!	Breathe in!	Inspirez!	Nabrac powietrze!	¡Inspire!	Nefes alin.
Ausatmen!	Breathe out!	Expirez!	Wypuscic powietrze!	¡Espire!	Nefes verin.
Weiteratmen!	Breathe on!	Respirez normalement!	Dalej oddychac!	¡Respire normalmente!	Devam edin.
Einatmen, ausatmen und die Luft anhalten.	Breathe in, out and hold.	Inspirez, expirez et retenez votre respiration.	Wdech, wydech i nie oddychac prosze.	Inspire, espire, contenga el aire.	Nefes alin, nefes verin ve nefesiizi tutun.
Nicht atmen, nicht bewegen.	Don't breathe, don't move.	Ne respirez plus et ne bougez plus.	Prosze nie oddychac i sie nie ruszac.	No respire, no se mueva.	Nefes almayin, hareket etmeyin.
Nicht schlucken.	Don't swallow.	N'avalez plus.	Prosze nie przelykac.	No trage.	Yutkunmayin.
Der Arzt gibt Ihnen jetzt eine Spritze.	The doctor will give now an injection.	Le médecin va vous faire une piqure maintenant.	Lekarz da teraz Pani (Panu) zastrzyk.	El médico le va a poner una inyección.	Doktor simdi size igne yapacak.
Keine Angst, es tut nicht weh.	Don't be afraid, it doesn't hurt.	N'ayez pas peur, cela ne fait pas mal.	Prosze sie nie bac, to nie boli.	No tenga miedo, no duele.	Korkmayin, acitmaz.
Trinken Sie dieses Kontrastmittel.	Please, drink this contrast material.	Buvez ce produit de contraste.	Prosze wypic ten srodek cieniujacy.	Tome este medio de contraste.	Bu kontrastmadesini iciniz.
Sie bekommen Kontrastmittel in eine (Arm-) Vene gespritzt.	You will receive an injection of contrast material into a vene (of your arm).	Vous allez recevoir du produit de contraste en intraveineux.	Otrzyma Pani/Pan srodek cieniujacy dozylnie.	Usted recibirá una inyección en la vena (cubital).	Size simdi igneyle damardan Kontrastmadesi ejekte edilecek.
Sie bekommen ein heißes Gefühl im gesamten Körper, das ist normal.	You will feel a hot sensation in your body, that is normal.	Vous allez avoir une sensation de chaleur dans tout le corps, c'est normal.	Bedzie uczucie goraca w calym ciele, to jest zupelnie normalne.	Tendrá una sensación de calor en todo el cuerpo, eso es normal.	Bütün vücudunuzda sicaklik hissedeceksiniz, bu normaldir.
Haben Sie irgendwelche Allergie?	Do you have any allergies?	Avez vous des allergies?	Sa znane jakiekolwiek alergie u Pani/Pana?	Tiene alguna alergia?	Herhangi bir allerjiniz var mi?
Haben Sie Asthma?	Do you suffer from asthma?	Etes vous asthmatique?	Cierpi Pani/Pan na astme?	Sufre Usted de asma?	Asthma niz varmi?

Deutsch	Englisch	Französisch	Polnisch	Spanisch	Türkisch
Haben Sie eine Nieren-/Schilddrüsen-Erkrankung?	Do you have a disorder of your kidneys/thyroid?	Avez vous une maladie rénale ou thyroïdienne?	Sa znane choroby nerek lub tarczycy?	Padece Usted de alguna enfermedad de rinones o de tiroides?	Böbrek/Guatr hastaliginiz var mi?
Haben Sie schon mal Kontrastmittel bekommen?	Did you ever receive contrast material?	Avez vous déjà reçu du produit de contraste?	Otrzymala Pani/Pan kiedykolwiek juz srodek cieniujacy?	Ya ha recibido medio de contraste alguna vez?	Daha önce size Kontrastmadesi verdiler mi?
Haben Sie es gut vertragen?	Did you tolerate contrast material?	L'avez vous bien supporté?	Czy dobrze zostal srodek cieniujacy tolerowany?	Lo ha tolerado bien?	Size iyi geldi mi?
Haben Sie etwas gegessen/getrunken? Wann zuletzt?	Have you been eating or drinking? When was that?	Avez vous mangé/bu quelque chose? quand pour la dernière fois?	Czy cokolwiek Pani/Pan jadla/jadl lub pila/pil? Kiedy poraz ostatni?	Ha comido/bebido algo? Cuando por última vez?	Birşeyler yediniz mi/ictiniz mi? Ne zaman?
Danke, wir sind fertig.	Thank you, we are finished.	Merci, nous avons fini.	Dziekuje jestesmy juz gotowi z badaniem.	Gracias, hemos terminado.	Teşekkürler, bitirdik.
Ziehen Sie sich wieder an.	Please, put your clothes on again.	Habilliez vous.	Prosze sie ubrac.	Por favor, vistase.	Tekrar giyinebilir siniz.
Sie müssen noch auf die Bilder warten.	You have to wait for your prints/images.	Vous devez encore attendre les clichés.	Musi Pani/Pan jeszcze poczekac na wydruk zdjec.	Usted tiene que esperar las radiografias/las copias.	Daha filimleri beklemeniz lazim.
Sie können wieder auf die Station zurückgehen.	You can go back to your ward.	Retournez dans votre service.	Prosze wrocic spowrotem na oddzial.	Puede regresar a su habitación/sección.	Tekrar istasiona gedebilir siniz.
Wir rufen den Transport, der bringt Sie zurück (auf die Station/in Ihre Klinik).	We will call the transport, they will take you back (to your ward/clinic).	Nous allons appeler les brancardiers pour qu'ils vous ramènent (dans votre service/dans votre clinique).	Zadzwonimy po transport, ktory zawiezie Pania/Pana spowrotem na oddzial.	Llamaremos el transporte, ese lo llevara de regreso a su habitación.	Transportcuyu cagiracagiz, sizi gerigötürecek (Istasiona/sizin Kliniginize).
Bitte kommen Sie morgen/übermorgen wieder.	Please, come back tomorrow/the day after tomorrow)	Revenez demain/après demain.	Prosze przyjsc ponownie jutro (pojutrze).	Por favor, vuelva manana/pasado manana.	Lütfen yarin/öbürgün tekrar geliniz.
Sie dürfen essen/trinken.	You are allowed to eat/drink.	Vous pouvez manger.	Pani (Panu) wolno jesc i pic.	Usted puede comer/beber.	Yemek yiyebilirsiniz/icebilirsiniz.

Sachwortverzeichnis

W

Y

Z